不孕不育

针灸治验精粹

李月梅⊙主编

U0214596

SPM
南方传媒

广东科技出版社
全国优秀出版社

· 广 州 ·

图书在版编目（CIP）数据

不孕不育针灸治验精粹 / 李月梅主编. —广州：广东科技出版社，2023.6

ISBN 978-7-5359-8063-2

Ⅰ. ①不⋯ Ⅱ. ①李⋯ Ⅲ. ①不孕症—针灸疗法 Ⅳ. ①R244.15

中国国家版本馆CIP数据核字（2023）第038702号

不孕不育针灸治验精粹
Buyun Buyu Zhenjiu Zhiyan Jingcui

出 版 人：严奉强
策　　划：曾永琳
责任编辑：李　芹　潘羽生
装帧设计：友间文化
责任校对：李云柯
责任印制：彭海波
出版发行：广东科技出版社
　　　　　（广州市环市东路水荫路11号　邮政编码：510075）
销售热线：020-37607413
http://www.gdstp.com.cn
E-mail：gdkjbw@nfcb.com.cn
经　　销：广东新华发行集团股份有限公司
印　　刷：广州一龙印刷有限公司
　　　　　（广州市增城区荔新九路43号1幢自编101房
　　　　　邮政编码：511340）
规　　格：889 mm×1 194 mm　1/32　印张11.875　字数258千
版　　次：2023年6月第1版
　　　　　2023年6月第1次印刷
定　　价：69.80元

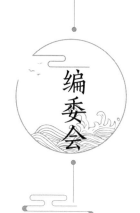

编委会

　　李月梅，中医针灸学博士，博士研究生导师，主任医师，全国名老中医赖新生教授学术继承人。现任广州医科大学附属第八医院康复科主任、学科带头人，兼任中国针灸学会会员、广东省针灸学会脊柱相关疾病副主任委员、广东省针灸学会针灸康复结合委员会副主任委员、赖氏通元疗法副主任委员、广东省针灸学会针法专业委员会常务理事、广东省科技厅项目评审专家库专家。

　　李月梅从1998年起在广州中医药大学第一附属医院从事针灸临床、教学及科研工作，具有丰富的针灸临床经验，研究方向为针灸治疗妇科疾病，尤其擅长针药结合治疗不孕不育、月经不调等妇科疾病，先后让近500名顽固性不孕症患者成功受孕，患者群遍及海内外。此外还善于亚健康

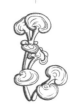

调理，以及治疗顽固性面瘫，哮喘、过敏性鼻炎、荨麻疹等过敏性疾病，配合穴位埋线进行针灸减肥、美容等。作为主要成员参与国家自然基金课题4项。主持并完成省部级课题3项，完成广州中医药大学高水平建设科研项目1项，在研广州中医药大学创新强院二期项目1项。先后主持"通元针法对排卵障碍性不孕症的规范性治疗"及"通元针法对反复种植失败患者妊娠结局的影响"的研究，已形成较为稳定的学术方向。2012年主要参与的"靳三针治疗中风后遗症的优化方案研究"及"靳三针治疗中风偏瘫操作技术规范"项目获广州中医药大学科技进步一等奖。先后3次被评为广州中医药大学一附院优秀硕士论文指导老师。主编著作1部，作为副主编编写教材性专著1部。在国家级核心期刊发表论文50余篇，在SCI发表针灸学术论著1篇。

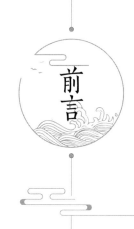

前言

　　针灸对不孕不育的诊疗源远流长，最早见于《黄帝内经》中《灵枢》针经部分。《黄帝内经》是现存最早的中医学经典专著，由《素问》和《灵枢》组成。《素问》涵盖了中医学基本思想理论，其中还包括了大量的针灸经络理论，而《灵枢》更是专门深入记述了针灸的经穴及刺法。不孕不育是一种生育障碍状态，《易经》即有"妇三岁不孕"的记载，至东周春秋战国时期，《素问·骨空论》正式提出"不孕"病名。历代医家在《黄帝内经》基础上对不孕不育的见解有诸多发挥，列"种子""求嗣""子嗣""嗣育"等专篇单独论述。

　　近年来，随着社会经济的快速发展，环境污染及生育年龄增加等因素导致不孕不育的发病呈明显上升趋势，国家卫生健康委员会于2021

年10月发布的《不孕不育防治健康教育核心信息》数据显示，我国不孕不育发病率为7%～10%。不孕患者病程长，经济负担重，不孕不育已经成为困扰许多家庭的一个重要问题，同时成为导致婚姻和家庭不和睦、不幸福的重要原因，还可能会对人类生殖繁衍造成一定的影响，严重影响着人们的身心健康、家庭稳定和事业职业的发展。针灸治疗不孕不育具有疗效显著、安全性佳、费用低等优势。现今，国际上辅助生殖机构对针灸的应用度和认可度亦越来越高。然而，多年来因种种社会经济发展的主、客观因素导致了长期的重药轻针倾向，针灸这一最具传统中医特色的治疗手段逐渐被人们忽视。针灸作为中医外治法，某种意义上也是当时的微手术，药之不及，针之所宜，针药结合方能大成。近年来随着市场化的推进，在经济利益的驱动下，传统的中医药正经历着前所未有的变革和冲击。其中最为突出的是因中药材的大量人工栽培导致中药药性品质的下降，以及业界理论的良莠不齐，其次，当今人们的体质很少纯虚纯实。这些因素使得中药汤剂的疗效已远不如前。相反，针灸无论在针具还是在理论方面均在传承中不断发展创新，显示出更好的疗效和价值。

笔者从1995年开始，作为全国名老中医师承指导老师、广东省名中医赖新生教授的入室弟子，也是其首批学术继承人，跟随赖教授学习，深得其传。尤其是在2013年作为师承博士从师跟诊中，见证并学习了大量针灸治疗不孕不育的病例。后因缘际会得以和广州中医药大学第一附

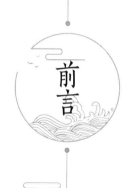

属医院陶莉莉主任合作，接诊观察了更多的临床不孕不育患者。笔者近年来带领团队出诊不孕症专科门诊，不孕症患者接诊量最高时每天40余人。先后主持高水平大学建设科研项目"通元针法对排卵障碍性不孕症的规范性治疗"、广州中医药大学创新强院项目"通元针法对反复种植失败试管婴儿妊娠结局的影响"，取得了较好的学术成果，已在国内外核心期刊发表相关论著20余篇。数年于一线临诊，从大量的真实病例中积累了较为丰富的临床治疗经验。

不可否认，现代医学明确病因后治好了不少的不孕不育，但对于一些病因交错、病情复杂的患者，包括针灸在内的中医药手段不可或缺。在此，笔者秉承师古不泥古的客观科学态度，系统总结各种以西医命名的妇科不孕不育的中医针灸治疗特点，分门别类进行列举和归纳。通过再现病例全程治疗，将针灸的实际应用时机、不同病种的针灸治疗特色展示给读者，旨在为提高本病的临床疗效以尽绵薄之力，为多年求孕而不果的女性借凿壁之光。

现和团队将诊间验案整理为册，以供同道共阅指正。

编者于2023年2月9日

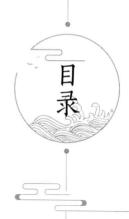

目录

1

上篇 基础篇

第一章　概　述

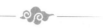

　　近年来，随着社会经济的快速发展，生活节奏加快、生活压力增加、环境污染及生育年龄增加等因素导致不孕不育的发病呈明显上升趋势。根据国家卫生健康委员会2021年10月发布的《不孕不育防治健康教育核心信息》数据，我国不孕不育发病率为7%～10%。目前不孕症的发病率仅次于肿瘤及心脑血管病变的发病率，成为影响人类身心健康的第三大疾病。

　　不孕症已成为当今医学界热门课题，而针灸在生殖领域已得到广泛应用，如在促排卵、调节卵巢功能、调整月经周期、辅助生殖技术等方面已取得颇多研究成果。不孕症，中医又称为"无子""断绪"或"全不产"，古代《针灸甲乙经》《圣济总录》《灸法秘传》《类经图翼》等记载了治疗不孕症的遣方用穴经验。如《针灸资生经》中"妇人无子篇"中曰："阴廉，治妇人绝产。若未经产者，灸三壮即有子……月事不调次，涌泉、商丘，治绝子……中极，治妇人断绪……针关元治妇人无子。"可见从上古始针灸在治疗不孕症方面就有着丰富的经验和认识。

　　针灸治疗不孕不育重在针灸理、法、方、穴、术理论的准确灵活应用。治疗上以元神为本，以任督二脉调和阴阳为总纲，以脏腑为中心来达到通调元真、补虚泻实、治病求本的目的。在妇科不孕症临床中，常以督脉及背俞穴为主通督调神，振奋神机，以促进下丘脑–垂体–卵巢轴的良性调整，以任脉及腹部募穴为主引气归元、复元养任，从而推动下焦盆腔脏腑功能正常运行，改善子宫及附件血运。临床证明，针灸治疗在整体上有助于精子、卵子的发育成熟，并可明显改善患者子宫内膜容受性。在多年的调理不孕不育诊疗中，笔者总结针灸调经种子的经验重点有以下6个方面。

（一）调理月经为先

"妇人无子，皆由经水不调，种子之法，即在调经之中"，以及朱丹溪在《丹溪心法》云"求子之道，莫先调经"，均强调了女性受孕与月经的密切关系。因此笔者认为，调理月经是根本，正常受孕需将月经周期调理正常，月经准期，则受孕机会较多。月经周期随着肾之阴阳消长、气血盈亏的变化规律可划分为行经期（月经期）、经后期（卵泡期）、经间期（排卵期）及经前期（黄体期）4个时期。根据"通元针法"的基本处方，辨证取穴，结合4个时期不同阶段的特点，顺应自然阴阳更替的规律，以达到阴阳平衡、经调孕成的目的。

（二）补肾助阳为重

临床治疗不孕症，笔者一直推崇傅山"经水出于肾""经本于肾"的观点。《素问·生气通天论》载："阳气者，若天与日，失其所则折寿而不彰。"把人体阳气比作太阳，意在突出阳气是人体生命活动之根，化生物质之源。"凡阴阳之要，阳密乃固"，只有阳气致密于外，阴精才能固守于内，阴阳才能协调平衡，此乃生命之本也。中医学认为"肾主生殖"，肾藏精，主生长发育与生殖，卵子是生殖之精，卵子发育成熟的基础条件是肾精充盛。肾精亏虚，则卵子很难发育成熟为优势卵泡，甚至停滞不前而导致无法排卵。卵子发育成熟并排出又赖于肾阳温煦鼓动，若肾阳虚，温煦鼓动无力，则卵子发育不完善，无法发育成熟为优势卵泡，不能顺利排出，出现排卵障碍。肾阳亏虚，命门火衰，则使得脾阳不振，无法健运水谷精微，痰湿产生，以致积聚壅滞于子宫、胞脉而致卵巢增大，包膜增厚，卵子难以顺利排出。治疗时以补益肾气为法，配合益精助阳，针灸并用。

（三）兼顾疏肝理气

叶天士的《临证指南医案》中有"女子以肝为先天"的说法，提示了肝与生育的重要关系。临床上不少患者因婚后多年未育，高龄加以家庭环境及周围舆论的压力，常伴焦急、忧虑的不良情绪，导致肝郁气滞，肝郁则肾亦郁，并且肝气不舒最易克伐脾土，使精血生化乏源，给生育带来不利的影响。反观某些不孕者领养子女后，未经治疗，不久即能自然孕育，此为心情舒畅、忧急缓解，使气血调和、阴阳平衡，为受孕创造了有利条件。明代万全《广嗣纪要·寡欲篇》云"女子贵平心定意"，强调心情的怡养也是重要的一环。故针灸治疗时不忘疏肝调神，常喜选用太冲、肝俞、神门等穴。

（四）重视中西医结合

笔者尊古不泥古，善于汲取新知，中医为本，西医为辅，主张在中医辨证论治的基础上灵活运用现代医学，临床时常辨证和辨病相结合。如对于体外受精-胚胎移植（IVF-

ET）反复种植失败患者，诊治时首先需明确是种子（胚胎）原因还是土壤（子宫）原因，并客观评估患者的卵巢功能和生殖能力。如是胚胎原因则治疗上建议其在促排卵前即进行针灸调理，并重点以调神固精为主，通督调神，振奋神机，以促进下丘脑-垂体-卵巢轴的良性功能，同时配合下腹卵巢、子宫及循经穴位的刺激；还应明确卵巢功能下降的原因，如合并甲状腺功能异常的尚需配合扶突、人迎以调节甲状腺功能，严重的需配合西药治疗，往往可以间接调整卵巢功能从而提高患者促排卵时的优秀胚胎率；如是子宫内环境的原因，则应借助宫腔镜明确是否有宫腔粘连，是否有子宫内膜炎症，甚至子宫内是否有结核，以及子宫内膜厚度情况。子宫内膜炎症和子宫内结核在针灸治疗时需配合西药抗炎治疗，而子宫内膜粘连或菲薄在针灸治疗时可配合使用雌孕激素，并可根据病情选用恰当的穴位和治疗手法，如明确是轻度宫腔粘连，则临床针灸取穴以局部阿是穴、水道、归来、子宫、八髎为主，配合局部火针或浮针以加强刺激。

（五）强调针药结合

药之不及，针之所宜，针药结合事半功倍。笔者非常重视针药并用。《素问·汤液醪醴论》中有"当今之世，必齐毒药攻其中，镵石针艾治其外"的记载；在战国时期，扁鹊留下"针、灸、药三者得兼，而后可与言医"之医训；孙思邈在《备急千金要方·孔穴主对法第八》中对针药并用极为推崇："若针而不灸，灸而不针，皆非良医也……"不孕患者既有脏腑阴阳功能失调的问题，又有气血阴精不足的情况，大多是本虚标实之证，临床上针灸在调节气血经络时需注意滋养其身体的物质基础。对于气血不足型患者临床上常配合八珍汤、定经汤、归脾汤、胶艾四物汤调理，每可缩短疗程。而瘀阻胞脉的不孕患者则在针灸三阴交、血海、膈俞的基础上配合口服血府逐瘀汤。

（六）重视男女同治

生育需男精壮而女经调方能有子。随着现代观念的发展，在备孕过程中男性多会自觉配合完善相关检查。目前男性的精液检查也不容忽视，精液异常主要表现为少精子症、弱精子症、无精子症、精子发育停滞、畸形精子症和单纯精浆异常等。为了孩子的健康出生，夫妻一起努力十分重要，针灸不仅帮助解决女性不孕的问题，也能解除男性不育的困扰。通过针灸辨证施治使男性精子质量及精子活力大幅提升后往往可以收到满意的妊娠结局。

第二章　生殖脏器解剖与生理

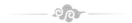

第一节　女性生殖脏器解剖与生理

一、女性生殖脏器解剖

中医关于"解剖"的描述，可追溯至《灵枢·经水》的记载："若夫八尺之士，皮肉在此，外可度量切循而得之，其死可解剖而视之。"在女性的生理结构方面，汉代《养生方》的"女阴图"是现存最早的女性外生殖器图谱。《养生方》详细记录了女性生殖脏器的名称、位置、形态及功能。不同的中医古籍中同一部位的名字并非一致，例如"胞宫"一词，在《素问·五脏别论》里称"女子胞"，在《神农本草经》里称"子宫""子脏"。

（一）外生殖器官

1. 阴户

阴户首见于《校注妇人良方》。阴户又名四边，包括阴道前庭及其两侧的大阴唇、小阴唇、阴蒂、阴唇系带、会阴。

2. 玉门

玉门又名龙门、胞门。《脉经》曾提及："已产属胞门，未产属龙门，未嫁女属玉门。"据《备急千金要方》记载"在玉泉下，女人入阴内外之际"，玉泉即尿道口，提示玉门、龙门、胞门的部位在尿道口后方，相当于外生殖器的阴道口。

（二）内生殖器官

1. 阴道

阴道一词首见于《诸病源候论》，又称产道、子肠，是连接胞宫与阴户的通道，解剖的位置与西医学一致。

2. 子门

《类经·疾病类》曰："子门，即子宫之门也。"子门首见于《灵枢·水胀》"石瘕生于胞中，寒气客于子门，子门闭塞"的记载，说明子门相当于西医学的子宫颈口的部位。

3. 胞宫

胞宫一词，始见于北宋《类证活人书》。在不同的中医古籍中，胞宫又名女子胞、子处、子宫、子脏、血室等。《类经附翼》中提及胞宫的位置（子宫）"居直肠之前，膀胱之后"，此书对胞宫解剖位置的描述与西医学对子宫解剖位置的描述有相同之处。但据《景岳全书》中记载："阴阳交媾，胎孕乃凝，所藏之处，名曰子宫，一系在下，上有两歧，中分为二，形如合体，一达于左，一达于右。"说明中医学的子宫还包括子宫实体和两侧附件（输卵管、卵巢），与西医学不尽相同。

二、女性生理特点

（一）中医认识

1. 月经

月经是指有规律、周期性的胞宫出血，因每月来潮一次，如潮水涨落，月月如期，故又称"月水""月信""月汛"。"月经"之名首见于晋代王叔和的《脉经》，明代李时珍《本草纲目》言"女子，阴类也，以血为主，其血上应太阴，下应海潮，月有盈亏，潮有朝夕，月事一月一行，与之相符，故谓之月信、月水、月经"。

1）月经的生理现象

月经是女性显著的生理特点，除妊娠期、哺乳期的生理性闭经之外，应每月按期来潮。

（1）初潮："初潮"是指第1次月经来潮，标志着青春期的到来，女子已初具生殖功能。一般初潮年龄在13～14岁之间，即《素问·上古天真论》中所谓的"二七"之年。但初潮年龄也可受到地域、气候、营养等内外因素的影响而有差异，可以提早至11～12岁，或迟至16岁。

（2）周期：月经具有明显的周期性，出血的第1天为月经周期的开始，两次月经第1天的间隔时间称为1个月经周期，一般为21～35天，平均为28～30天。月经周期的长短因人而异，但一般不应提前或推后7天以上。

（3）经期：每次月经持续的时间称为"经期"，一般为3～7天。经期第1天经量一般不多，第2、第3天经量最多，第四天后逐渐减少至完全干净。

（4）月经量、色、质：一般每月月经量为30～80 mL，因个人体质不同而有一定的差异。经色多为黯红，初时较浅，继而逐渐加深，将净时又呈淡红。经质不稀不稠，不凝固，无血块，无臭味。

（5）经期表现：临经前或行经初期，可伴有轻微的少腹胀、腰酸、胸乳略胀，或情绪不稳定，这是由于经前冲任气血充盛，气血变化较剧烈，子宫血流量增加，气机易于郁滞，一般经后自然缓解，不影响生活、学习和工作，不作病论。

（6）绝经：女性一般到49岁左右月经自然闭止，称为"绝经"或"断经"。以停经1年以上的最后一次月经为标志。绝经年龄一般在45～55岁，受体质、营养等因素影响，也可早至40岁，晚至57岁。

此外，在《脉经》中提到几种特殊的月经现象，在身体无病的前提下，如月经2个月1至者称"并月"；3个月1至者称"居经"或"季经"；1年1潮者称"避年"；终生不行经而能受孕者称"暗经"；受孕之初，仍按月行经而无损于胎儿的，称为"微经""盛胎""垢胎"。

2）月经的产生机制

《素问·上古天真论》曰："女子七岁，肾气盛，齿更发长。二七而天癸至，任脉通，太冲脉盛，月事以时下，故有子。"这是对月经产生机制的基本叙述，可以明确月经的产生是女性发育成熟的标志，是肾、天癸、冲任、胞宫相互调节，并在脏腑、气血、经络的协调作用下，胞宫定期藏泄的结果。

（1）脏腑与月经。

脏腑的正常功能活动是人体生命活动的根本，脏腑是气血生化之源。

肾为先天之本，元气之根，主藏精，主生长、发育与生殖。《傅青主女科》谓"经水出诸肾"，因肾藏先后天之精，精是构成人体的基本物质，也是生殖的基础，精能生血，血能化精，精血同源而互相滋生，成为月经的物质基础。精又能生气，肾精所化之气为肾气，肾气盛衰，主宰天癸的至与竭，肾气包括肾阴与肾阳，肾之阴阳，既要充盛又要相对平衡协调，才能维持机体的正常。肾阴，是人体阴液的根本，对脏腑起濡润、滋养的作用；肾阳为人体阳气的根本，对脏腑起温煦、生化的作用，因此肾是人体生长、发育、生殖的根本。此外，"胞络者，系于肾"，肾藏精、生髓，脑为髓海，肾与脑相通，共主人体生理活动，包括月经的生理活动。

肝藏血，主疏泄，喜条达。肝具有藏血和调节血量的功能，脏腑所化生之气血，除营养周身以外，则储藏于肝，其有余部分，在女性则下注血海而为月经。肝的藏血功能与疏泄作用相互协调，则肝气条达，血脉流畅，经候如常。此外，肝肾同源，肾藏精，肝藏血，肾精充，则肝有所养，血有所充，肝血满盈，则肾精有所化生，精血互生滋养，经血源源不断。又肾司封藏，肝主疏泄，一藏一泄，经水行止有度，胞宫藏泄有期。

心主血脉，心有推动血液在经脉内运行的作用。《素问·评热病论》指出"胞脉者属心而络于胞中"，心气下通，血脉流畅，入于胞脉，则胞宫具有行经、胎孕之功能；又心主神明，女性的精神、意识和思维活动对月经及胎孕的生理功能起着协调作用。此外，心肾相交，水火相济，是维持阴阳平衡的重要因素。

脾主运化，为气血生化之源，为后天之本；脾主中气，其气主升，具有统摄血液，固摄子宫之权。脾气健运，血循常道，血旺而经调。胃主受纳，为水谷之海，乃多气多血之腑。足阳明胃经与冲脉会于气街，故有"冲脉隶于阳明"之说。胃中水谷盛，则冲脉之血盛，月事以时下。此外，肾为先天之本，脾为后天之本，先天与后天相互资生。肾阳温煦脾阳，维持脾胃的运化。

肺主一身之气，居上焦，朝百脉而输布精微，体内精、血、津液皆赖肺气运行，下达胞宫而成为经、孕、产、育的物质基础；肺主治节，心主血，共同调节气血之运行。

（2）天癸与月经。

天癸，男女皆有，是促进、影响人体生长、发育、生殖的一种阴精。天癸来源于先天肾气，靠后天水谷精气的滋养、支持逐渐趋于成熟，此后又随着肾气的虚衰而竭止。天癸虽禀受于父母先天之气，但要在肾气旺盛时期，肾中真阴不断充实，在后天水谷之精的滋养下化生并成熟泌至。对女性来说，在"二七"之年，天癸使任脉所司的精、血、津液旺盛、充沛、通达，并使冲脉在其作用下，广聚脏腑之血而充盛，冲任二脉相滋，血海满溢，月经来潮，并有孕育功能。到了"七七"之年，天癸竭，则月经亦随之停止来潮。故天癸主宰月经的潮与止，是月经产生的动力。

（3）经络与月经。

冲脉，冲有要冲之义。其经络循行起于小腹内，下出于会阴部，上行于脊柱之内，其外行者经气冲穴与足少阴交会，沿腹部两侧，上达咽喉，环绕口唇。因胃为水谷之海，冲脉又与胃经之气冲穴相交会，受后天水谷精微的供养；与肾经相并，又受先天肾气的资助，先天之元气与后天水谷之精气皆汇于冲脉，对妇女生理起着重要的作用。冲脉能调节十二经的经气，以资助十二经脉的活动。《灵枢·逆顺肥瘦》篇曰："夫冲脉者，五脏六腑之海也……其上者，出于颃颡，渗诸阳，灌诸经……其下者，并于少阴之经，渗三阴……渗诸络而温肌肉。"说明冲脉与三阴三阳取得联系，以调节、滋润和温养十二经。故《黄帝内经》称冲脉为"十二经之海"，王冰说"冲为血海"。妇女以血为本，月经以血为用，冲脉盛，月事以时下。

任脉，任有任养、担任之义。其经络循行起于小腹内，下出于会阴部，向前上行于毛际，沿着腹内，向上经过关元等穴，到达咽喉部，再上行环绕口唇，经过面部进入目眶下。任脉通过经络与全身阴脉会于膻中穴，主一身之阴经，为阴脉之海。凡精、血、津、液都属任脉所司。任脉为妇女妊养之本，起于胞中，故王冰说"任主胞胎"。只有任脉之气通，才能促使月经的来潮和孕育的正常。

督脉，有总督之意。其经络循行起于小腹内，下出于会阴部，向后行于脊柱内，上达项后风府穴，进入脑内，上至颠顶，沿前额下行鼻柱。因督脉行人身脊背之后，上至头面，诸阳经与之交会，故有"阳脉之海"之称。又因其贯脊属肾，肾为先天之本，元气之根，所以督脉又能维系一身元气。任脉行人身之前，主一身之阴，任督二脉交会于龈交穴，循环往复，维持着阴阳脉气的相对平衡，并调节月经的正常来潮。

带脉，始于季肋，绕身一周，如束带焉，故名带脉。

其功能约束诸经，使经脉气血循行保持常度。冲、任、督三脉同起于胞中，一源而三歧，皆约于带脉，借十二经脉与脏腑相通，冲脉主血海，任脉为担任，带脉主约束，督脉为总督，各司其职，调节着月经的产生和维持其正常生理现象。

3）月经的周期节律

月经具有周期性、节律性，是女性生殖生理过程中，阴阳气血消长、胞宫藏泄节律性变化的体现。月经周期一般可划分为4个阶段，即月经期、经后期、经间期和经前期。

（1）月经期：胞宫血海由满而溢，泄而不藏排出经血，月经来潮是新周期开始的标志，呈现出"重阳转阴"的特征。

（2）经后期：月经干净至经间期前，此期血海空虚渐复，胞宫藏而不泄，呈现阴长的动态变化。

（3）经间期：也称"氤氲之时"，或称"的候""真机"期。此期正值两次月经中间，经过经后期的蓄养，阴精渐充，冲任气血旺盛，是重阴转阳、阴盛阳动之际，正是种子时候。

（4）经前期：重阴转阳之后，阳长较快，呈现阴消阳长渐至重阳。由于胞宫、胞脉、冲任等气血盈满，阳气阴血皆充盛，为育胎做好准备，如真机期阴阳交媾，胎元已结，则藏而不泄，育胎生长。如未结胞胎，孕育未成，则胞宫行泄，血室重开，经血下泄，进入下一个月经周期。

2. 带下

带下一词，首见于《素问·骨空论》。带下有广义、狭义之分。广义的带下泛指女子经、带、胎、产等诸病。

狭义的带下是指从女性阴道中流出的一种黏腻液体，又有生理和病理之别。本部分论述生理性带下的现象及其产生机制。

1）带下的生理

生理性带下是健康女性阴道排出的一种阴液，具有润泽与充养阴道和阴户的作用，并能抵御病邪侵入。其无色无臭，黏而不稠，量不多。《景岳全书》云："盖白带出于胞中，精之余也。"生理性的带下像月经一样具有周期性的改变，在月经前期冲任血海将满之时，以及妊娠期血聚冲任以养胎元之际，其量明显增多，如雾露之溉，润泽丰厚；至经间期氤氲之时，阴生阳长冲任阴血正盛，带下量亦明显增多；绝经后，肾精渐衰，天癸已竭，则带下量减少。

2）带下的产生机制

（1）脾肾与带下：带下为津液的一种，由肾精所化，是肾精下滑之液。肾精充盛后，在肾气和天癸的推动下，由任带司约，达于胞中，润泽阴窍；脾主运化，行津液，布精微，脾气转输运化津液，使津液输布全身而灌溉脏腑形体和诸窍，其渗于前阴空窍者，与精之余和合而为带下。

（2）任、督、带三脉与带下：任脉源于胞中，为阴脉之海，主一身之阴精，凡人体精、血、津、液都由任脉主司；督脉为阳脉之海，对任脉总司的精、血、津、液起温化作用，若失去督脉的温化，任脉所司之阴精、津液就变为湿浊。带脉主司约束，通于任督，使任脉所主之阴精不致滑脱而下，带液量分泌有常。故只有任脉、督脉、带脉功能正常，相互协调才能带下如常。

3. 妊娠

妊娠，指从受精卵形成到胎儿及其附属物娩出的生理过程。"妊娠"一词始于《金匮要略》，亦称"怀孕""重身"或"怀子"。

1）妊娠的临床表现

妊娠初始，月经停止来潮，脏腑、经络之血下注冲任，以养胎元。因此妊娠期间整个机体出现"血感不足，气易偏盛"的特点。由于血聚于下，冲脉气盛。肝气上逆，胃失和降，妊娠初期多有食欲欠佳、恶心作呕、饮食偏嗜、晨起头晕、肢倦神疲等早孕反应，随着妊娠进展，这些症状多能自行消失。同时，孕妇自觉乳房胀大，或胀痛，或刺痛，乳头乳晕着色加深，尤以妊娠8周后乳房增大明显。妊娠4~5个月后，出现胎动，胎体逐渐增大，小腹随之膨隆。妊娠6个月以后，胎体渐大，阻滞气机，水道不利，常可出现轻度水肿。妊娠末期，胎头入盆以后，压迫膀胱与直肠，部分孕妇可见小便频数、大便秘结等症状。

2）妊娠脉象

妊娠后六脉平和滑利，按之不绝，尺脉尤甚。结合临床观察，妊娠3~4个月以后，孕妇全身血流量和心搏出量均比未孕时明显增加，故其脉象较数。但早期妊娠时其脉象不一定都出现滑脉，故不可单凭脉象来诊断妊娠，必须结合妊娠试验，或血清人绒毛膜促性腺激素（hCG）测定，以及B超检查等来明确诊断。

3）胎儿发育情况

古人对胎儿发育情况也有详细的观察，徐之才《逐月养胎方》记载："妊娠一月名始胚，二月始膏，三月始胞，四月形体成，五月能动，六月筋骨立，七月毛发生，八月脏腑具，九月谷气入胃，十月诸神备，日满即产矣。"

（二）西医认识

1. 卵巢

1）卵巢的功能及周期性变化

（1）卵巢的功能：卵巢为女性的性腺，主要功能为产生卵子排卵并分泌雌性激素，分别称为卵巢的生殖功能和分泌功能。

卵巢的周期性变化：卵泡自胚胎形成后即进入自主发育和闭锁的轨道，此过程不依赖促性腺激素。胚胎6～8周时，原始生殖细胞不断有丝分裂，细胞数增多，体积增大，称为卵原细胞（oogonium），约60万个。自胚胎11～12周开始卵原细胞进入第1次减数分裂，并静止于前期双线期，称为初级卵母细胞（primary oocyte）。胚胎16～20周时生殖细胞数目达到高峰，两侧卵巢共含600万～700万个（卵原细胞占1/3，初级卵母细胞占2/3）。胚胎16周至生后6个月，单层梭形前颗粒细胞围绕着停留于减数分裂双线期的初级卵母细胞形成原始卵泡（primordial follicle），这是女性的基本生殖单位，也是卵细胞储备的唯一形式。胎儿期的卵泡不断闭锁，出生时约剩200万个，儿童期多数卵泡退化，至青春期只剩下约30万个。从青春期开始到绝经前，卵巢在形态和功能上发生周期性变化称为卵巢周期（ovarian cycle）。

（2）卵泡的发育和成熟：进入青春期后，卵泡由自主发育推进至发育成熟的过程依赖促性腺激素的刺激。生育期

017

每月发育一批（3～11个）卵泡，经过募集选择，其中一般只有一个优势卵泡可达完全成熟，并排出卵子。其余的卵泡发育到一定程度通过细胞凋亡机制而自行退化，称卵泡闭锁。女性一生中一般只有400～500个卵泡能发育成熟并排卵，仅占总数的0.1%左右。卵泡的发育始于原始卵泡到初级卵泡的转化。原始卵泡发育远在月经周期起始之前，从原始卵泡至形成窦前卵泡需9个月以上的时间，从窦前卵泡发育到成熟卵泡经历持续生长期（1～4级卵泡）和指数生长期（5～8级卵泡），共需85天，实际上跨越了3个月经周期。一般卵泡生长的最后阶段正常需15天左右，是月经周期的卵泡期。

根据卵泡的形态、大小、生长速度和组织学特征，可将其生长过程分为以下几个阶段。

原始卵泡由停留于减数分裂双线期的初级卵母细胞被单层梭形前颗粒细胞围绕而形成，直径30～60 μm。

窦前卵泡（preantral follicle）：原始卵泡的梭形前颗粒细胞分化为单层立方形细胞之后，成为初级卵泡（primary follicle）。与此同时，颗粒细胞合成和分泌糖胺聚糖，在卵子周围形成一透明环形区，称透明带（zona pellucida）。颗粒细胞的胞膜突起可穿过透明带与卵子的胞膜形成缝隙连接，这些胞膜的接触为卵子的信息传递和营养供给提供了一条通道。最后初级卵泡颗粒细胞的增殖使细胞的层数增至6～8层（600个细胞以下），卵泡增大，形成次级卵泡（secondary follicle）。颗粒细胞内出现卵泡刺激素（follicle-stimulating hormone，FSH）、雌激素（estrogen，E）和雄激素（androgen，A）三种受体，具备了对上述激素的反应性。

卵泡基底膜附近的梭形细胞形成两层卵泡膜，即卵泡内膜（theca interna）和卵泡外膜（theca externa）。卵泡内膜细胞出现黄体生成素（luteinizing hormone，LH）受体，具备了合成甾体激素的能力。

窦状卵泡（antral follicle）：在雌二醇（E_2）和卵泡刺激素（FSH）的协同作用下，颗粒细胞间积聚的卵泡液增加，最后融合形成卵泡腔，卵泡增大直径达500 μm，称为窦状卵泡。窦状卵泡发育的后期，相当于前一卵巢周期的黄体晚期及本周期卵泡早期，血清FSH水平及其生物活性增高，超过一定阈值后，卵巢内有一组窦状卵泡群进入了"生长发育轨道"，这种现象称为募集。约在月经周期第7天，在被募集的发育卵泡群中，FSH阈值最低的一个卵泡，优先发育成为优势卵泡，其余的卵泡逐渐退化闭锁，这个现象称为选择。月经周期第11~13天，优势卵泡增大至18 mm左右，分泌雌激素量增多，使血清雌激素量达到30 pg/mL左右。不仅如此，在FSH刺激下，颗粒细胞内又出现了促黄体生成素受体及催乳素（prolaltin，PRL）受体，具备了对促黄体生成素、催乳素的反应性。此时便形成了排卵前卵泡。

排卵前卵泡，为卵泡发育的最后阶段，亦称格拉夫卵泡。卵泡液急骤增加，卵泡腔增大，卵泡体积明显增大，直径可达18~23 mm，卵泡向卵巢表面突出。

排卵：卵细胞和它周围的卵丘颗粒细胞一起被排出的过程称排卵（ovulation）。排卵过程包括卵母细胞完成第1次减数分裂和卵泡壁胶原层的分解及小孔形成后卵子的排出活动：排卵前，由于成熟卵泡分泌的雌二醇在循环中达到对下丘脑起正反馈调节作用的峰值（$E_2 \geqslant 200$ pg/mL），促使下丘脑促性腺激素释放激素（gonadotropin releasing hormone，GnRH）的大量释放，继而引起垂体释放促性腺激素，出现LH/FSH峰。LH峰是即将排卵的可靠指标，出现于卵泡破裂前36小时。LH峰使初级卵母细胞完成第一次减数分裂，排出第一极体，成熟为次级卵母细胞。在LH峰作用下排卵前卵泡黄素化，产生少量孕酮。LH/FSH排卵峰与孕酮协同作用，激活卵泡液内蛋白溶酶活性，使卵泡壁隆起尖端部分的胶原消化形成小孔，称排卵孔（stigma）。排卵前卵泡液中前列腺素显著增加，排卵时达高峰。前列腺素可促进卵泡壁释放蛋白溶酶，有助于排卵。排卵时随卵细胞同时排出的还有透明带、放射冠及小部分卵丘内的颗粒细胞。排卵多发生在下次月经来潮前14日左右。卵子可由两侧卵巢轮流排出，也可由一侧卵巢连续排出。卵子排出后，经输卵管伞部捡拾、输卵管壁蠕动以及输卵管黏膜纤毛活动等协同作用通过输卵管并被运送到子宫腔。

黄体形成及退化：排卵后卵泡液流出，卵泡腔内压下降，卵泡壁塌陷，形成许多皱襞，卵泡壁的卵泡颗粒细胞和卵泡内膜细胞向内侵入，周围由结缔组织的卵泡外膜包围，共同形成黄体（corpus luteum）。卵泡颗粒细胞和卵泡内膜细胞在LH排卵峰的作用下进一步黄素化，分别形成颗粒黄体细胞及卵泡膜黄体细胞。黄体细胞的直径由原来的12～14 μm增大到35～50 μm。在血管内皮生长因子（VEGF）作用下颗粒细胞血管化。排卵后7～8天（月经周期第22天左右），黄体体积和功能达到高峰，直径为1～2 cm，外观黄色。正常黄体功能的建立需要理想的排卵前卵泡发育，特别是FSH刺激，以及一定水平的持续性LH维持。

若排出的卵子受精，黄体则在胚胎滋养细胞分泌的人绒毛膜促性腺激素（hCG）作用下增大，转变为妊娠黄体，至妊娠3个月末才退化。此后胎盘形成并分泌甾体激素维持妊娠。

若卵子未受精，黄体在排卵后9～10天开始退化，黄体功能限于14天。黄体退化时黄体细胞逐渐萎缩变小，周围的结缔组织及成纤维细胞侵入黄体，逐渐由结缔组织所代替，组织纤维化，外观色白，称白体（corpus albicans）。黄体衰退后月经来潮，卵巢中又有新的卵泡发育，开始新的周期。

2）卵巢性激素

卵巢性激素主要是雌激素和孕激素及少量雄激素，均为甾体激素。卵泡膜细胞为排卵前雌激素的主要来源，黄体细胞在排卵后分泌大量的孕激素及雌激素，雄激素（睾酮）主要由卵巢间质细胞和门细胞产生。卵巢性激素分泌的周期性变化如下。

（1）雌激素：卵泡开始发育时，雌激素分泌量很少；至月经第7天卵泡分泌雌激素量迅速增加，于排卵前达高峰；排卵后由于卵泡液中雌激素释放至腹腔使循环中雌激素暂时下降，排卵后1～2天，黄体开始分泌雌激素使循环中雌激素又逐渐上升，在排卵后7～8天黄体成熟时，循环中雌激素形成又一高峰。此后，黄体萎缩，雌激素水平急剧下降，在月经期达最低水平。

（2）孕激素：卵泡期卵泡不分泌孕酮，排卵前成熟卵泡的颗粒细胞在LH排卵峰的作用下黄素化，开始分泌少量孕酮，排卵后黄体分泌孕酮逐渐增加至排卵后7～8天黄体成熟时，分泌量达最高峰，以后逐渐下降，到月经来潮时降到卵泡期水平。

（3）雄激素：女性雄激素主要来自肾上腺。卵巢也能分泌部分雄激素（包括睾酮、雄烯二酮和脱氢表雄酮）。卵巢内泡膜层是合成与分泌雄烯二酮的主要部位，卵巢间质细胞和门细胞主要合成与分泌睾酮。排卵前循环中雄激素升高，一方面可促进非优势卵泡闭锁，另一方面可提高性欲。

2. 子宫

子宫内膜的周期性变化，主要包括子宫内膜的组织学和生物化学的相应性变化。子宫内膜从形态学上可分为功能层和基底层。子宫内膜功能层是胚胎植入的部位，受卵巢激素变化的调节，具有周期性增殖、分泌和脱落性变化；基底层在月经后再生并修复子宫内膜创面，重新形成子宫内膜功能层。据其组织学变化将月经周期分为子宫内膜增殖期、子宫内膜分泌期、月经期3个阶段（以一个正常月经周期28天为例）。

1）子宫内膜增殖期

增殖期为月经周期第5～14天。与卵巢周期中的卵泡期相对应。在雌激素作用下，内膜表面上皮、腺体、间质、血管均呈增殖性变化，称增殖期。该期子宫内膜厚度自0.5 mm增生至3～5 mm。

2）子宫内膜分泌期

子宫内膜分泌期一般为月经周期第15～28天，与卵巢周期中的黄体期相对应。黄体分泌的孕激素和雌激素使增殖期内膜继续增厚，腺体更加增长弯曲，出现分泌现象；血管迅速增加，更加弯曲；间质疏松并水肿。此时内膜厚且松软，含有丰富的营养物质，有利于受精卵着床发育。

3）月经期

月经期为月经周期第1～4天，为子宫内膜海绵状功能层从基底层崩解脱落期，这是孕酮和雌激素撤退的最后结果。经前24小时，内膜螺旋动脉节律性收缩及舒张，继而出现逐渐加强的血管痉挛性收缩，导致远端血管壁及组织缺血坏死、剥落，脱落的内膜碎片及血液一起从阴道流出，即月经来潮。

3. 月经周期

月经周期的调节主要涉及下丘脑、垂体和卵巢。下丘脑分泌GnRH，通过调节垂体促性腺激素的分泌，调控卵巢功能。卵巢分泌的性激素对下丘脑、垂体又有反馈调节作用。下丘脑、垂体与卵巢之间相互调节、相互影响，形成一个完整而协调的神经内分泌系统，称为下丘脑-垂体-卵巢轴（hypothalamic-pituitary-ovarian axis，HPO）。除下丘脑、垂体和卵巢激素之间的相互调节外，抑制素-激活素-卵泡抑制素系统也参与对月经周期的调节。HPO的神经内分泌活动受到大脑高级中枢的影响，其他内分泌腺与月经亦有关系。

4. 相关激素

1）下丘脑促性腺激素释放激素

下丘脑弓状核神经细胞分泌的GnRH是一种十肽激素，直接通过垂体门脉系统输送到腺垂体，调节垂体促性腺激素的合成和分泌。GnRH的分泌特征是脉冲式释放，脉冲频率为60～120分钟，其频率与月经周期时相有关。正常月经周期的生理功能和病理变化均伴有相应的GnRH脉冲式分泌模式变化。GnRH的脉冲式释放可调节LH/FSH的比值。脉冲频率减慢时，血中FSH水平升高，LH水平降低，从而LH/FSH比值下降；频率增加时，LH/FSH比值升高。

下丘脑是HPO的启动中心，GnRH的分泌受垂体促性腺激素和卵巢性激素的反馈调节，包括起促进作用的正反馈调节和起抑制作用的负反馈调节。反馈调节包括长反馈、短反馈和超短反馈三种。长反馈指卵巢分泌到循环中的性激素对下丘脑的反馈作用；短反馈是指垂体激素对下丘脑GnRH分泌的负反馈调节；超短反馈是指GnRH对其本身合成的负反馈调节。这些激素反馈信号和来自神经系统高级中枢的神经信号一样，通过多种神经递质（包括去甲肾上腺素、多巴胺、内啡肽、5-羟色胺和褪黑激素等）调节GnRH的分泌。去甲肾上腺素促进GnRH的释放，内源性阿片肽抑制GnRH的释放，多巴胺对GnRH的释放则具有促进和抑制双重作用。

2）腺垂体生殖激素

腺垂体的促性腺激素细胞分泌卵泡刺激素（FSH）和黄体生成素（LH）。它们对GnRH的脉冲式刺激起反应，自身亦呈脉冲式分泌，并受卵巢性激素和抑制素的调节。

（1）FSH是卵泡发育必需的激素，其主要生理作用包括：①直接促进窦前卵泡及窦状卵泡颗粒细胞增殖与分化，分泌卵泡液，使卵泡生长发育；②激活颗粒细胞芳香化酶，合成与分泌雌二醇；③在前一周期的黄体晚期及卵泡早期，促使卵巢内窦状卵泡群的募集；④促使颗粒细胞合成分泌胰岛素样生长因子（insulin-like growth factor，IGF）及其受体、抑制素、激活素等物质，并与这些物质协同作用，调节优势卵泡的选择与非优势卵泡的闭锁退化；⑤在卵泡期晚期与雌激素协同诱导颗粒细胞生成LH受体，为排卵及黄素化做准备。

（2）LH的生理作用包括：①在卵泡期刺激卵泡膜细胞合成雄激素，主要是雄烯二酮，为雌二醇的合成提供底物；②排卵前促使卵母细胞最终成熟及排卵；③在黄体期维持黄体功能，促进孕激素、雌二醇和抑制素A的合成与分泌。

3）催乳素

催乳素（prolactin，PRL），具有促进乳汁合成的功能。其分泌主要受下丘脑释放入门脉循环的多巴胺（PRL抑制因子）抑制性调节。促甲状腺激素释放激素（thyrotropin releasing hormone，TRH）亦能刺激PRL的分泌。由于多巴胺与GnRH对同一刺激或抑制作用常同时发生效应，因此，当GnRH的分泌受到抑制时，可出现促性腺激素水平下降，而PRL水平上升，临床表现为闭经泌乳综合征。另外，由于TRH升高，可使一些甲状腺功能减退的妇女出现泌乳现象。

4）卵巢性激素

（1）雌激素：雌激素对下丘脑产生负反馈和正反馈两种作用。在卵泡期早期，一定水平的雌激素负反馈作用于下丘脑，抑制GnRH释放，并降低垂体对GnRH的反应性，从而实现对垂体促性腺激素脉冲式分泌的抑制。在卵泡期晚期，随着卵泡的发育成熟，当雌激素的分泌达到阈值（≥200 pg/mL）并维持48小时以上，雌激素即可发挥正反馈作用，刺激LH分泌达高峰。在黄体期，协同孕激素对下丘脑有负反馈作用。

（2）孕激素：在排卵前，低水平的孕激素可增强雌激素对促性腺激素的正反馈作用。在黄体期，高水平的孕激素对促性腺激素的脉冲式分泌产生负反馈抑制作用。

第二节　男性生殖脏器解剖与生理

一、男性生殖脏器解剖

古时用"朘"指代男性儿童的性器官，《说文解字》说"朘，赤子阴也"，有时又指成年男性性器官，如马王堆出土医书《十问》中有"人气莫如朘精"的记载。后世有将男性性器官统称"外肾"者。男子外肾包括阴茎、阴囊、睾丸、精室、子系等。

（一）外生殖器官

1. 阴茎

阴茎在古代医书中的称谓有"茎""玉茎""茎物""溺茎""阳物""玉荚""赤子""势""阳峰""阴干""阳"等，如《玄女经》说"女或不悦，其质不动，其液不出，玉茎不强"。古人认为阴茎是由众多的"筋"所组成，故又称之为"宗筋"。

2. 龟头

古代医书称龟头为"阴头"，如《金匮要略》有"阴头寒"。阴头中间的开口处为前尿道口，是精液和尿液排出的外口，古医书称为"马口"。由于男性尿道具有排精、排尿的双重功能，故古人将其称为"精道""溺道"或"水道"。

3. 阴囊

阴囊，首见于晋代，也称"肾囊""脬囊"或"睾囊"。"囊"是形容其状似囊袋而能盛物，阴囊状似囊袋，悬垂于人体会阴之处，内盛睾丸等组织，其外壁皮肤伸缩性强，可随外界温度和体内温度变化而伸缩。

（二）内生殖器官

1. 睾丸

马王堆医书《五十二病方》中称睾丸为"卵"。其后的《黄帝内经》沿用这一称谓，亦以"睾""丸""阴卵"等名冠之。"睾丸"之名则为金元医家张子和所创。古人认识到睾丸与"肾脏"有密切联系，故将睾丸称为"外肾"。睾丸位于阴囊之内，左右各一，状如雀卵，产生生殖之精。

2. 精室

精室又名精房或精宫，为男性生殖之精藏蓄之处所。明代《类经附翼》认为其居于"直肠之前，膀胱之后"。《医学衷中参西录》指出精室通于肾，位大肠膀胱之间。因此，精室可与现代解剖学上的附睾、精囊腺等某些实体器官相对应，或理解为附睾、精囊腺、输精管壶腹、前列腺以及尿道球腺等器官主要功能的概括。

3. 子系

子系，顾名思义，指维系肾子（即睾丸）的组织，故又叫"睾系"或"阴筋"。古人认为睾丸系带是由"筋"组成的柔软的束状组织，故以"系"或"筋"为名。如从现代解剖学看，睾系相当于精索。子系之功能，一是悬挂睾丸，二是肾等脏腑的气血精微物质以此为通道供给睾丸营养，三是生殖之精以此为通道排入女性体内而生育。

二、男性生理特点

男性有睾丸、阴茎、前列腺等器官，具备了生精、藏精、排精、种子四大生理功能。

（一）中医认识

中医对男性生理特点的认识是通过"肾主生殖"等有关理论来阐述的。中医学认为肾藏精，主生殖，在男性生长发育和生殖生理方面起着重要作用，肾的功能正常决定了男性生理功能的正常发挥，而肾功能的正常必赖于其他脏腑功能的正常与协调。肾的阴阳失调，或其他脏腑功能失常与肾的协调功能受到破坏，均可影响到男性的生理功能。

《黄帝内经》对男性的生理特点做过高度的概括，如《素问·上古天真论》说："丈夫八岁，肾气实，发长齿更；二八肾气盛，天癸至，精气溢泻，阴阳和，故能有子；三八肾气平均，筋骨劲强，故真牙生而长极；四八筋骨隆盛，肌肉壮满；五八肾气衰，发堕齿槁；六八阳气衰竭于上，面焦，发鬓斑白；七八肝气衰，筋不能动，天癸竭，精少，肾脏衰，形体皆竭；八八则齿发去。肾者主水，受五脏六腑之精而藏之，故五脏盛，乃能泄；今五脏皆衰，筋骨解堕，天癸尽矣，故发鬓白，身体重，行步不正而无子耳。"该书以8岁为一个年龄周期记述了男性在生长、发育、生殖功能成熟和衰退的生理变化过程中的特点，突出反映了肾气、天癸、精三者在人体生理活动和生殖功能方面的重要作用。

中医学认为，男子生殖系统的发育及生精、种子等功能与肾气密切相关，而肾气之盛衰又与天癸之至与竭有直接关系。肾气虚可导致天癸迟至或天癸早竭，天癸迟至则性功能不得成熟，天癸早竭则性功能过早衰退。肾气虚者性功能多低下，或引起无精子、无精液、不育等病症。男子到了16岁前后的青春期，肾气始盛，天癸充盈，发育迅速，尤其是性器官和性征的发育最为明显，性功能和生殖能力趋于成熟，并开始出现排精现象，初步具备了生育能力。24～30岁是男性发育的鼎盛时期，此时肾气充实，天癸充足，为最佳生育年龄，故《周易》谓"男子三十而娶"。56岁左右，肾气始衰，天癸渐竭，性功能和生殖能力逐渐衰退。约65岁开始，性能力明显下降，一般不再有生育能力。个别善于养生、先天禀赋充足者或许有生育可能，因其"道者，能却老而全形，身年虽寿，能生子也"。

男性天癸是促进男性机体生长发育、生殖功能旺盛、精液精子的产生、第二性征的维持以及种子生育的一种物质，而非男子之精。天癸孕育于胚胎时期，贮藏于肾，并受肾气盛衰的影响和后天水谷精微之充养。"二八"以后，天癸充，精满溢泻，初具种子能力；"七八"以后，天癸衰、精少，种子能力减退。天癸在心肾等脏腑及经络、气血功能的协同作用下发挥其生理功能。天癸的产生、成熟、竭尽及量之多少，可从机体的生理病理等方面反映出来，提示某些疾病的病因病机。

生殖之精的生成与排泄是男性特有的生理特点之一。生殖之精的生成以脏腑、经络、气血的功能正常及其协调作用为基础，以肾气的强弱和天癸的至竭为决定性因素，也即生殖之精生成的多少直接受肾气、天癸的控制。心主调神，肾主藏精，肝主疏泄，脾主统摄，肺朝百脉，诸脏功能正常并协同作用，维持着排精功能的正常进行。"肾者作强之官，伎巧出"的功能正常，有了量足、质高的生殖之精，男性便具备了种子功能。

综上所述，肾主宰着人体的生长、发育、衰老过程和生殖活动，男子一生的自然盛衰现象正是肾气自然盛衰的外在表现。中医学还精辟地揭示男子性能力和生殖能力的基础是肾气、天癸和生殖之精三大物质。三大物质之间既相互区别，又紧密联系。天癸来源于先天之精气，靠后天水谷滋养；肾气的充实促使天癸充盛，随着天癸的充实，精室产生成熟精子而精液溢泻。三者之中，天癸是促进男性性能力和生殖能力旺盛的关键物质，性能力和生殖能力随着天癸的盛衰而发生变化。因此，男性的生理特点的维持是以肾主生殖为中心，以肾气、天癸、精三大物质为基础，以肾气-天癸-精为主轴的功能活动正常并协同作用的运动变化过程。中医学的这种认识较为正确地揭示了男性性生理的发生机制和变化过程，西医学对男性性生理的研究结果与此有相似之处。

（二）西医认识

从现代医学看，判断男性生殖功能因素主要包括精子数量，精子产生所需要依赖的睾酮激素，输送精子需要的性功能等。

1. 精子数量

精子主要在睾丸的生精小管上皮产生，睾丸在进入青春发育期和性成熟期以后，会源源不断产生精子，因此每次射精的精液当中一般会有上千万甚至上亿的数量。

2. 精子产生需要依赖睾酮激素的分泌

男性睾丸产生精子需要依赖睾酮激素的大量分泌，睾酮激素会和雄激素结合球蛋白结合，发挥生理效应，如果睾酮水平下降或不足，就会影响精子产生。

3. 精子输送需要良好的性功能

精子输送需要良好的性功能，精子在睾丸中产生，在附睾中成熟，精子成熟以后，需要在性生活当中通过射精动作射出体外，如果有勃起功能障碍、射精功能障碍等疾病，就有可能导致精子射出障碍，同样会影响生育功能。

4. 男性生殖功能的影响因素

男性生殖功能受到年龄因素、生活习惯因素、环境因素等影响比较大，如年龄增大会影响精子的生成，平时吸烟、酗酒、熬夜会影响精子生成和功能，长期接触化学品、放射线等也会影响精子生成。

综上，男性生殖功能是生殖器官通过中枢神经系统，在下丘脑-垂体-性腺轴的内分泌调节控制下完成的一系列生殖生理活动，包括精子发生、精子成熟、精子排出、精子获能和授精。

第三章　不孕不育的病因病机

第一节　女性不孕症的病因病机

一、西医病因

女性因素不孕症的病因主要包括排卵障碍和盆腔因素两方面，通过影响卵母细胞的生成、发育、排出、运送、受精，或胚胎的早期发育、着床等过程，进而导致不孕。

1. 排卵障碍

排卵障碍常见的原因有：

（1）下丘脑性闭经或月经失调，包括：①进食障碍性闭经；②过度肥胖和消瘦，以及过度运动；③特发性低促性腺激素性闭经；④卡尔曼综合征、药物因素等。

（2）垂体性闭经或月经失调，包括特发性高催乳素血症、垂体腺瘤、希恩综合征、空蝶鞍综合征等。

（3）卵巢性闭经或月经失调，包括：①早发性卵巢功能不全，有染色体和基因缺陷的遗传因素，自身免疫性疾病，手术和放射治疗、化学治疗导致的医源性因素等；②多囊卵巢综合征，表现为稀发排卵或月经稀发、临床和（或）生化高雄激素血症、代谢紊乱等临床特征；③特纳综合征（Turner syndrome），为45-X及嵌合型染色体异常；④先天性性腺发育不全；⑤功能性卵巢肿瘤，异常分泌雄激素和雌激素的内分泌性肿瘤。

（4）其他内分泌疾病，包括先天性肾上腺皮质增生症、库欣综合征（Cushing syndrome）、肾上腺皮质功能减退症、甲状腺功能减退等。

2. 盆腔因素

盆腔因素主要是指：

（1）先天性生殖系统畸形：包括米勒管发育不全等。

（2）子宫颈因素：包括子宫颈功能不全及其他子宫颈病变等。

（3）子宫体病变：包括子宫内膜病变、子宫肿瘤、宫腔粘连等。

（4）输卵管及其周围病变：包括输卵管阻塞、输卵管周围粘连、输卵管积水、盆腔粘连等。

（5）子宫内膜异位症。

3. 原因不明不孕症

原因不明不孕症是一种生育力低下的状态，可能的病因包括隐性子宫输卵管因素、潜在的卵母细胞异常、受精障碍、胚胎发育阻滞、反复胚胎种植失败、免疫性因素等，但应用目前的检查手段无法确定。

二、中医病因

1. 生殖器畸形

明代李时珍在《本草纲目·卷五十二·人部》中提道："夫乾为父，坤为母，常理也。而有五种非男不可为父，五种非女不可为母，何也？岂非男得阳气之亏，而女得阴气之塞耶？五不女，螺、纹、鼓、角、脉也。螺者，牝窍内旋有物如螺也。纹者，窍小即实女也。鼓者，无窍如鼓。角者，有物如角，古名阴挺是也。脉者，一生经水不调及崩带之类是也。"万全在《广嗣纪要·择配篇》中也指出："骨肉莹光，精神纯实，有花堪用，五种不宜：一曰螺，阴户外纹如螺蛳样旋入内；二曰文，阴户小如箸头大，只可通，难交合，名曰石女；三曰鼓，花头绷急似无孔；四曰角，花头尖削似角；五曰脉，或经脉未及十四岁而先来，或至十五六而始至或不调，或全无。此五种无花之器，不能配合太阳，焉能结仙胎也哉！"结合现代医学，螺，应包含阴道发育异常，如阴道下段之横隔；文，类似于先天性无阴道或阴道闭锁；鼓，相当于先天性处女膜闭锁；角，女性阴蒂粗大，如两性畸形、肾上腺皮质增生症等；脉，应包含先天性无子宫、痕迹子宫等。即五不女之螺、文、鼓、角四证应属女性先天性外生殖器畸形，脉当属女性先天性内生殖器畸形。借助于现代医学超声检查，还应包含先天性输卵管缺如、输卵管发育不良、单角子宫、卵巢缺如等。

2. 内外因

（1）外邪致病：主要针对风寒湿邪三邪引起的不孕症作出的阐述。《诸病源候论》中曰："若风冷入于子脏，则令脏冷，致使无儿。"风寒之邪为阴邪，寒性凝滞，血得寒则凝结，若胞宫寒冷，则难以摄精成孕。又曰："妇人挟疾无子，皆由劳伤血气，冷热不调，而受风寒客于子宫，致使胞内生病，或月经涩闭，或崩血带下，致阴阳之气不和，经血之行乖候，故无子也。"这是内因气血虚弱加之外因风寒入侵子宫导致子宫内生病变、经带失调导致无子。宋代陈无择《三因极一病证方论》提道："凡妇人有白带，是第一等病，令人不产育，宜速治之。"湿性黏滞重浊，主下趋，易阻滞气机，阻塞胞脉而导致不孕，外湿多由气候潮湿或久居湿地感受湿邪而致。

（2）生活所伤：主要包括房事不节和饮食不节两方面。《诸病源候论》说"月水未绝，以合阴阳，精气入内，令月水不节，内生积聚，令绝子，不复产乳"。"凡月水不止而合阴阳，冷气上入脏，令人身体面目萎黄，亦令绝子不产也"，指出经血未净而交合，精气易与邪气相结，导致瘀血内生，引起不孕症。

（3）七情内伤："女子以肝为先天"，肝藏血，主疏泄。肝疏泄功能正常，则气畅血行。若忧思、郁怒，可致肝郁气滞，疏泄失常，气血不调，冲任失和，胞宫不能摄精成孕。《景岳全书·妇人规·子嗣类》中指出"产育由于血气，血气由于情怀，情怀不畅则冲任不充，冲任不充则胎孕不受"。沈尧封在《沈氏女科辑要·求子》中指出："子不可以强求也，求子之心愈切而得之愈难。"刻意求子，易生烦躁焦虑，进而导致肝气不舒，气血失和，不能受孕。

（4）奇经损伤：《素问·骨空论》云"督脉者……此为病……其女子不孕"，督脉为诸阳之会，其循行路线过阴部，与肾关系密切。《女科经纶》引朱丹溪言"妇人久无子者，冲任脉中伏热也……内热则荣血枯""冲为血海""任主胞胎"，冲任损伤必然导致妇科诸疾。

三、主要病机

1. 肾虚

肾藏精，主生殖。《素问·奇病论》言"胞络者系于肾"，中医认为人的生殖器官属于肾。《素问·上古天真论》说"女子七岁，肾气盛，齿更发长，二七而天癸至，任脉通，太冲脉盛，月事以时下，故有子"，指出肾气盛、天癸至、任通冲盛、月事时下为妊娠有子的基本条件。其中肾气盛又是天癸至的先决条件，又乙癸同源，精血同盛，则有助于任通冲盛，月事时下，则摄精成孕功能正常。若其他病理因素导致肾虚，则有可能引起不孕。肾虚不孕又有阴阳之分。肾阳虚，则宫寒不孕。《傅青主女科·种子》指出："夫寒冰之地，不生草木，重阴之渊，不长鱼龙，今胞宫既寒，何能受孕。"《圣济总录·妇人无子》云："所以无子者，冲任不足，肾气虚寒故也。"肾阴虚，致胞宫伏热，精血枯竭不孕，如《女科经纶·嗣育门》引朱丹溪语："妇人久无子者，冲、任脉中伏热也……其源必起于真阴不足，真阴不足，则阳胜而内热，内热则荣血枯，故不孕。"

2. 肝郁

情志不畅，肝郁气滞，气血失和，冲任失调，以致不孕。《素问·痿论》中"悲哀太甚，则胞络绝"，《傅青主女科·种子》中说"其郁而不能成胎者，以肝木不舒，必下克脾土而致塞，则腰脐之气必不利。腰脐之气不利，必不能通任脉而达带脉，则带脉之气亦塞矣。带脉之气既塞，则胞胎之门必闭，精即到门，亦不得其门而入矣"。肝木乘土，脾经堵塞，应之腰脐，腰脐之气不利不通任脉达带脉，带脉堵塞致胞胎之门关闭，致不能受精成孕。

3. 痰湿

若素体肥胖或脾肾不足，易致湿聚成痰，痰湿阻滞冲任胞脉，可致不孕。明代万全在《万氏妇人科》提道："唯彼肥硕者，膏脂充满，元宝之户不开；挟痰者，痰涎壅滞，血海之波不流，故有过期而经始行，或数月经一行，及为浊、为滞、为经闭、为无子之病。"《傅青主女科·种子》指出："妇人有身体肥胖，痰涎甚多，不能受孕者。"《女科经纶·嗣育门》引朱丹溪语："肥盛妇人，禀受甚厚，恣于酒食，经水不调，不能成孕，以躯脂满溢，湿痰闭塞子宫故也。"

4. 血瘀

精血瘀阻冲任胞宫，不能摄精成孕。《诸病源候论》谓"积气结搏于子脏，至阴阳血气不调和，故病结积而无子""月水不利而无子者，由风寒邪气客于经血，则令月水枯涩，血结子脏，阴阳之气不能施化，所以无子也"。瘀血既是病理产物，又是致病因素。房事不节或寒热外伤等都可导致瘀滞冲任、胞宫及胞脉而致不孕。得病日久，久病则虚，久病则瘀，亦可导致胞脉失养，冲任失调，无法摄精成孕。

第二节 男性不育症的病因病机

一、西医病因

男性因素不育症主要是由于男性性功能障碍和（或）精

液异常所致，后者包括无精子症、少或弱精子症、畸形精子症、单纯精浆异常。

（一）精液异常的分类

1. 无精子症

2～3次精液高速离心后沉淀物显微镜检查均未见精子，称无精子症。主要分为两类：原发性无精子症（生精功能障碍性无精子症）和梗阻性无精子症。

2. 少或弱精子症

连续2～3次的标准精液分析，精子数量或活动力低于参考值下限，为少或弱精子症。根据表现可分为少精子症、弱精子症、少弱精子症和隐匿精子症。隐匿精子症指精液常规检查（使用新鲜标本）未发现精子，但离心后沉淀物检查中可发现精子。

3. 畸形精子症

畸形精子症指正常形态精子所占的百分率低于正常参考值下限，推荐使用改良巴氏染色法行精子形态染色。

4. 单纯精浆异常

单纯精浆异常表现为精液中精子浓度、活动力、总数和形态正常，但精浆的物理性状、生化性质、细菌内容物异常，多为特发性的，但是与不育的发生之相关性缺少足够的证据。

（二）精液异常的原因

常见导致精液异常的原因有先天性异常、全身性因素、生殖系统病变及其他因素。

1. 先天性异常

先天性异常主要是指先天性发育畸形及遗传性疾病。前者常见的有隐睾或睾丸下降不全、先天性输精管精囊缺如、先天性睾丸发育障碍和高促性腺激素性性腺功能减退，后者主要包括染色体核型异常、Y染色体微缺失、克氏综合征及嵌合型、唯支持细胞综合征、雄激素受体基因突变和纤毛不动综合征等。

2. 全身性因素

全身性因素包括疾病相关的常见的内分泌异常，有特发性低促性腺激素性性腺功能减退、卡尔曼综合征、高催乳素血症等。免疫性不育目前临床上无明确的诊断标准。其他可能的原因还包括吸烟、过度饮酒、药物滥用、环境因素和近期内高热。

3. 生殖系统病变

生殖系统病变主要包括：①性交功能障碍和（或）射精功能障碍，如器质性和（或）心理性原因引起勃起不能或不充分、性交频率不足、不射精和逆行射精；②继发性睾丸损伤，或医源性损伤；③伴有精液参数异常的精索静脉曲张；④男性附属性腺感染，临床常合并附睾炎、前列腺炎、精囊炎等。

二、中医病因

1. 生殖器畸形

先天发育异常、性器官异常和器质性病变也是不育症常见的病因，中医早在《金丹节要》中就首次记载了"五不男"，即"天、犍、漏、怯、变"，对男性不育的病因有了较深刻的认识。其中"天"即"天宦"，是指男性先天性外生殖器和睾丸缺陷或发育异常；"漏"是指精关不固，精液滑泄外漏的现象；"犍"是指阴茎和睾丸切除者；"怯"是指阳痿不举；"变"又称"人疴"，即类似两性畸形。

2. 内外因

1）外邪致病

外邪致病包括外感六淫、邪毒内侵、药物伤害等。《灵枢·经筋》说"足厥阴之筋，其病……阴器不用，伤于内则不起，伤于寒则缩入"，外感六淫侵袭可致宗筋、精室受损，以致精少精弱。由于环境污染，近50年来男子精子的数量、质量逐年降低，使外界毒邪在男子不育病因中的比例逐渐增加。

2）生活所伤

生活所伤包括过食肥甘、恣贪酒色、房事过频、劳倦损精、药物之不良反应等。过食辛辣刺激、肥甘厚味之品，可致湿热内生，阻遏命门，可致阳痿、死精、精浊等造成不育。房事过频可致精血耗散、精少精弱。思虑过度、劳倦伤心而致心气不足，心血亏耗，气血两虚，血虚不能化生精液而精少精弱，甚或无精。

3）七情内伤

七情内伤《灵枢·本神》说"恐惧不解则伤精，精伤则骨酸痿厥，精时自下"，情志不舒，郁怒伤肝，肝气郁结，疏泄无权，可致宗筋痿不举；或气郁化火，肝火亢盛，灼伤肾水，肝木失养，宗筋拘挛，精窍之道被阻，影响生育。

三、病机

1. 肾虚

肾乃先天之本，藏精而主生殖，早在《黄帝内经》时期便形成了以肾为中心的生殖理论，肾气的"实、盛、衰"直接关乎天癸"至、竭、尽"，肾气与天癸决定了精之"溢、泻、少"，肾气充盛，则精气充实，促进天癸发育成熟，进而精液形成，阴阳合而有子。《素问·上古天真论》载"丈夫八岁，肾气实，发长齿更；二八肾气盛，天癸至，精气溢泻，阴阳和，故能有子……八八天癸竭，精少，肾脏衰，形体皆极，则齿发去"，《诸病源候论·虚劳精少候》指出"肾主骨髓而藏于精，虚劳肾气虚弱，故精液少也"，明代缪希雍《神农本草经疏》言"男子肾虚则精竭无子，肾气虚天癸绝，肾精枯竭，精室不得滋养"。不育的病位在肾，病机主要是肾阴阳不足，肾阴阳失调则精少气衰，藏泄失宜，气化障碍则可导致男性不育症。

2. 脾虚

脾居中央，灌溉四方，为后天之本，气血生化之源，化生后天之精。脾胃功能对肾精的盛衰起着直接或间接的作用。脾气散精，五脏六腑以脾输精微得以濡养，脾健则气血生，充精有源，精室盈满，精气溢泻而生子。正如《景岳全书·论脾胃》言："人之始生，本乎精血之源……非水谷，无以成形体之壮……而精血之海又必赖后天为之资。"脾虚其运化水谷功能减弱，精微不得充养肾精，则精弱。脾气虚，运血之力不足，气血不和，后天不足，生精无源诱发不育。

3. 肝郁

肝藏血，主疏泄，与气血运行关系密切，肝肾同居下焦，精血互生，乙癸同源，《素问·上古天真论》云"七八肝气衰，筋不能动，天癸竭，精少，肾脏衰"，肝肾生理上密切相关，病理上相互影响，肝郁亦可导致男性不育的发生。同时，《黄帝内经》载"前阴为肝经所主，为肝筋之所合""足厥阴肝经循阴股、入毛中、过阴器、抵少腹""肝者，筋之合也；筋者，聚于阴器"，《景岳全书》言"凡思虑焦劳，忧郁太过者，多致阳痿。凡惊恐不释者，亦致阳痿"。外生殖器为肝经所过，肝郁可致性交、射精功能等障碍，进而导致不育。

4. 湿热

若脾虚失运，以致湿邪内生，湿邪黏滞重浊，壅滞不通，郁而化热，产生湿热，湿热下注；或过食辛辣刺激、肥甘厚味之品，以致湿热内生，脾失健运，浊邪内生，阻滞气机，浊液代谢障碍，壅滞不通，郁为湿热；或因三焦水液代谢障碍，清浊不分，伏于体内日久化热；或因肾气亏虚，蒸腾气化失司，水湿泛溢，久酿而夹杂他邪为患，酿生湿热；或因肝失疏泄，气滞血瘀，代谢失常；抑或过食肥甘，饮酒无度，湿热内生。《素问·阴阳应象大论》曰："清阳出上窍，浊阴出下窍，清阳实四肢，浊阴归六腑。"湿热下注子系，影响精子的产生与发育，则致不育。

5. 瘀阻

子系位居下焦，乃经络密集之地，气血交织之所，故容易出现多虚多瘀的病理状态，肝气不舒而血行不畅容易出现气滞血瘀；湿热瘀滞，影响气血运行也易导致血瘀；脾胃虚弱导致清阳不升、浊阴不降，机体气机逆乱亦可导致血瘀，久之瘀阻络脉，多出现"久病入络"。因精血同源，故化精无源。

6. 毒、虫

"毒"主要指环境污染、环境雌激素、化学药品、汽油、农药、工业废气及辐射等。"虫"主要是指性传播疾病及微生物，包括梅毒螺旋体、淋球菌、支原体、衣原体、滴虫及结核杆菌和白色念珠菌等。毒、虫主要损害生殖器官及生精功能。

第四章　不孕不育的分类

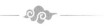

第一节　女性不孕症的分类

一、根据不孕不育病史分类

根据不孕不育病史分类为原发性不孕和继发性不孕。

原发性不孕是指一对夫妇暴露于妊娠可能（希望妊娠、未避孕、正常性生活）1年或者1年以上而未妊娠。原发性不孕发生影响因素有男性方面因素（如精液异常、免疫、性功能等），也有女性方面因素（如输卵管、子宫、阴道异常等）。

继发性不孕是指有过妊娠，暴露于妊娠可能1年或1年以上未能再妊娠（哺乳期的闭经不计在内）。其病因复杂，多认为与子宫、输卵管、免疫功能、人工流产等因素有关，有研究表明，人工流产是导致继发性不孕的主要因素。

二、根据病因分类

根据病因分为功能性不孕和器质性不孕。

功能性不孕是指各项检查无明显器质性病变者。主流观点认为这一类型的不孕症与生殖内分泌水平、免疫功能、生殖器官感染及局部微环境有关，与日常生活中饮食、情绪、环境等多种状态亦有不可分割的联系。

器质性不孕是指经检查发现有导致不孕的明确病症者，如生殖系统炎症、肿瘤、畸形等。我国古代所说的"五不女""五不男"，就属于这个范畴，民间所说的"石女""阴阳人"也属于这一类。

三、根据治疗和预后分类

根据治疗和预后分为绝对不孕和相对不孕。

绝对不孕是指夫妇一方有先天或后天生殖器官解剖生理方面的缺陷，无法纠正而不能妊娠者。相对不孕是指夫妇一方，因某些因素阻碍受孕，一旦纠正仍能受孕者。

第二节　男性不育症的分类

一、根据临床表现分类

根据临床表现可分为原发性不育和继发性不育。

原发性不育是由于某些器官的先天性畸形与发育不良导致无精症或者少精症的不育。

继发性不育是由于后天的疾病（如性功能障碍、生殖道感染等）或者外物损伤导致精子活力降低的不育。

二、根据性器官病变部位分类

根据性器官病变部位可分为前睾丸型不育、睾丸型不育和后睾丸型不育。

前睾丸型不育是指因为睾丸供给不足造成的不育，其中包括了激素或是健康问题，如多种原因造成的低促性腺素性功能减退症、未诊断及未治疗的乳糜泻，药物、酒类、吸烟、剧烈骑马或骑车、遗传异常等。

睾丸型不育是指睾丸本身、系统性疾病，或是基因问题造成的不育，如因基因及染色体问题、赘生物、隐睾、创伤、鞘膜积液、精索静脉曲张、流行性腮腺炎、疟疾、睾丸癌等问题导致的不育。

后睾丸型不育是指在精子产生后，因为男性生殖系统的问题，男性的生育力降低，这些问题可能是生殖道的缺陷，也有可能与射精相关，如输精管堵塞、感染、逆行射精、射精管梗阻、尿道下裂、勃起功能障碍等。

三、根据生育能力分类

根据生育能力分为绝对不育和相对不育。

绝对不育是指男方无精子症造成不育，这种不育可分为永久性和暂时性。前者见于先天性睾丸发育障碍或睾丸、精道严重病变者；后者多见于性生活过频导致生精功能一度衰竭，一般为精子减少而不是全无精子。

相对不育指有一定生育能力，但低于怀孕所需要的临界值。从理论上讲，只要射出体外的精液含有活动精子，就有生育可能。

第五章　不孕不育的诊断

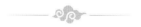

　　不孕不育是涉及男女双方的生育障碍疑难症，对该病的全面评估是最重要的，因此，应根据特定的病史、体格检查、辅助检查结果明确诊断。

第一节　女性不孕症的诊断

一、病史采集

　　初诊时应详细询问与不孕症有关的病史，包括年龄、不孕年限、月经异常情况、其他伴随症状、何时何地做过何种不孕症相关检查、有无阳性发现、有无接受何种治疗等。

（一）既往病史

　　生活节律、饮食习惯、体征变化等，有无"肝炎、结核、伤寒"等传染病病史，有无盆腔炎、性传播疾病、肾上腺疾病及甲状腺疾病等病史及治疗情况，有无盆腔或腹腔手术史、既往重病和外伤史，有无精神类药物、免疫抑制剂等慢性疾病药物长期使用史。

（二）月经史

　　初潮年龄、月经周期、经期、经量变化，是否伴发痛经及其发生的时间和严重程度，有无排卵期出血、同房后出血等异常症状。

（三）婚育史

婚育及性生活情况、避孕方法、孕产史及有无并发症。

（四）个人史

有无吸烟、酗酒、成瘾性药物滥用史、职业及特殊环境、毒物接触史。

（五）家族及遗传病史

家族有无出生缺陷及流产史，是否存在高血压、糖尿病、肿瘤等家族史，患者夫妇曾生育后代是否存在已经诊断的遗传性疾病史。

二、体格检查

（一）全身检查

全身检查主要是指体格发育及营养状况，如身高、体重、体脂分布特征、嗅觉、第二性征、有无甲状腺肿大、皮肤改变等。

（二）阴部检查

外阴发育、阴毛分布、阴蒂大小，阴部有无畸形、溃疡、赘生物，外阴皮肤和黏膜色泽有无改变等。

（三）阴道窥器检查

阴道壁、阴道穹窿黏膜色泽及皱襞是否正常，阴道分泌物的量、性质、色泽，有无异味；宫颈大小、颜色、外口形状，有无出血、赘生物等异常情况。

（四）妇科双合诊或三合诊检查

子宫位置、大小、形状、质地、活动度；附件区有无增厚、包块和压痛；直肠子宫陷凹及子宫骶韧带处有无结节和触痛；下腹有无包块、压痛和反跳痛。

三、辅助检查

（一）盆腔超声检查

1. 子宫位置、大小、形态、子宫肌层的结构、子宫内膜的厚度和分型

（1）子宫形态或结构异常，提示子宫畸形和发育异常的可能。

（2）子宫壁的占位提示子宫肌瘤或子宫腺肌瘤的可能；占位的大小及与子宫腔的关系，子宫内膜线是否变形或移位，必要时可进行三维超声、MRI或宫腔镜检查。

（3）子宫形态异常或占位提示宫腔粘连、子宫内膜瘢痕化、子宫内膜息肉或黏膜下子宫肌瘤的可能。子宫内膜随卵泡的发育逐渐增厚，在成熟卵泡阶段厚度可达到9 mm。卵泡期的子宫内膜"三线征"清晰，为A型；排卵期的子宫内膜回声增强，"三线"依稀可见，为B型；黄体期的子宫内膜呈高回声征象，为C型。

2. 卵巢基础状态的评估

（1）测量卵巢的体积、双侧卵巢内直径2～9 mm的窦状卵泡计数、优势卵泡的直径。正常双侧卵巢内直径2～9 mm的窦状卵泡总数≥9个且单侧均<12个；1侧或双侧卵巢窦状卵泡数≥12个为多囊卵巢的征象；双侧卵巢窦状

049

卵泡总数少于7个为卵巢功能减退征象，需要复查并结合其他指标综合判断。

（2）确认卵巢内是否存在异常回声，如存在则需报告其性质、大小、与邻近器官的关系。泥沙样囊液回声提示子宫内膜异位囊肿可能；持续存在或增大的囊性或实性包块提示卵巢肿瘤可能；继发于促排卵周期的包块，需要与卵泡囊肿或黄体鉴别。

3. 超声排卵监测

利用超声检查动态监测卵泡发育及排卵情况，并同时进行子宫内膜的动态监测。

4. 卵巢外有无异常回声及其性质、形状、大小

卵巢外的腊肠状或串珠状不规则无回声区、内部可见不完全分隔带状强回声提示输卵管积水可能。盆腔积液或包裹性积液提示盆腔粘连可能。此外，还需与输卵管卵巢囊肿、盆腔输卵管脓肿鉴别。

（二）激素检测

1. 卵泡刺激素

卵泡刺激素（FSH）基础水平反映了卵巢的窦状卵泡储备，>12 U/L提示卵巢功能减退，≥25 U/L提示卵巢功能不全，≥40 U/L提示卵巢功能衰竭，<5 U/L提示血值较低。

2. 黄体生成素

黄体生成素（LH）基础水平随卵巢功能减退而逐渐升高；LH/FSH比值≥2提示多囊卵巢综合征（PCOS）的可能。

3. 雌二醇

雌二醇基础水平一般不高于292.8 pmol/L（即80 pg/

mL），升高提示卵巢功能减退可能。卵泡期雌二醇水平随卵泡的生长逐渐升高，卵泡成熟时每个卵泡的雌二醇水平可达 1 098 pmol/L（即300 pg/mL）。

如果卵泡刺激素、黄体生成素、雌二醇3种激素的基础水平均偏低，提示低促性腺激素性排卵障碍；如果FSH和LH水平升高，伴雌二醇水平下降，提示高促性腺激素性排卵障碍或卵巢功能减退。

4. 催乳素

催乳素水平升高时需要排除干扰因素后复查，必要时行垂体CT或MRI检查排除垂体腺瘤。高催乳素血症伴有月经周期紊乱、闭经、卵泡发育异常、黄体功能不足时，可考虑为不孕症的原因。

5. 睾酮

睾酮水平超过医疗机构实验室正常值上限的2倍，提示卵巢或肾上腺存在分泌雄激素的肿瘤可能。

6. 孕酮

黄体期孕酮水平＞9.51 nmol/L（即3 ng/mL）提示近期有排卵；黄体中期的孕酮水平可反映黄体功能［一般＞31.7 nmol/L（即10 ng/mL）］，但准确的阈值难以确定。

7. 月经周期中期尿黄体生成素

月经周期中期尿黄体生成素水平激增间接预示排卵的发生，可动态监测，排卵多出现在LH峰后1～2天。除上述经典的内分泌指标外，抗米勒管激素（AMH）开始逐渐广泛应用于评价卵巢储备，其水平在月经周期的各时期相对稳定，与基础窦状卵泡计数有很强的相关性，但由于个体差异较大，目前并没有公认的诊断界值或参考值范围。此外，还需注意应用外源性激素（如口服避孕药、促性腺激素释放激素）、肥胖、低促性腺激素性性腺功能减退可能会影响AMH的检测结果。

（三）输卵管通畅度检查

推荐使用子宫输卵管X线造影作为输卵管通畅度的一线筛查，三维实时超声子宫输卵管造影在一定条件下可以作为诊断依据。子宫输卵管造影应在月经、短效口服避孕药使用周期或无排卵周期，阴道流血干净后3～7天进行，检查前夫妻避免性生活并排除生殖系统炎症。检查时注意观察宫腔形态，输卵管走行、形态、位置，以及盆腔内造影剂的弥散情况。子宫输卵管造影可以提示宫腔形态异常，如宫腔粘连、宫腔占位和子宫畸形等。输卵管走行僵直、显影中断、造影剂在输卵管内积聚或盆腔弥散欠佳，提示输卵管通畅度异常、梗阻和盆腔粘连的可能；造影剂在输卵管远端膨大积聚提示输卵管积水可能。但需注意子宫输卵管造影属于侵入性操作，因而并不是首选检查，其适于基于男性精液常规分析、盆腔双合诊、排卵监测或治疗性诊断未能明确不孕症病因时的诊断，或拟行人工授精的不孕症患者。

（四）其他检查

1. 基础体温测定

基础体温测定可作为年轻、试孕阶段、月经失调的女性因素不孕症患者初步自测方法，可配合其他排卵监测方法同时进行，不能单独作为本周期排卵预测的方法。

2. 腹腔镜或宫腔镜检查

腹腔镜不作为常规检查，主要适用于有阳性体征而影像学检查无法确定病因，或有其他适应证，或为明确原因不明不孕症诊断的患者。宫腔镜也不属于常规检查，而是用于影像学检查疑似或提示宫腔异常者以进一步明确诊断，可与治疗同时进行。检查应在月经、短效口服避孕药使用周期或无排卵周期，阴道流血干净后3～7天进行。

3. 其他影像学检查

其他影像学检查是指CT或MRI检查，适用于病史、体格检查和（或）基本辅助检查提示肿瘤或占位性病变等异常的患者，以明确诊断。

第二节 男性不育症的诊断

一、病史采集

男性病史的重点采集内容主要关注性生活情况，婚育史，是否存在可能影响生育能力的全身性疾病、专科疾病或其他危险因素。

二、体格检查

（一）体格发育及营养状况

包括身高、体重、血压、躯干肢体比例、嗅觉、第二性征（喉结、体毛分布、有无男性乳房女性化等）。

（二）生殖系统检查

明确有无包茎或包皮过长；有无尿道下裂、严重阴茎弯曲、瘢痕、硬化斑块、赘生物、溃疡或尿道分泌物；睾丸形状、体积和质地，有无下降不全、异位或回缩；附睾能否触及，有无囊肿、结节及压痛；输精管能否触及，有无中断、增粗、结节及触痛；有无阴囊肿块；有无精索静脉曲张及分级；腹股沟区有无疝、瘢痕或淋巴结肿大；前列腺大小、质地是否均匀，有无结节和压痛；精囊能否触及，有无压痛。

三、辅助检查

（一）精液分析

精液分析应作为男性患者的常规检查，需行2~3次精液分析，以获取基线数据。检查时间为禁欲2~7天，每次检查的禁欲时间尽可能恒定。男性的精液性状需要与临床指标结合起来加以分析、理解；无论是个体还是人群，精液的性状变化较大。因此，其检查结果并不是决定夫妇能否生育的唯一因素，这一参考值范围也只是对男性的生育状态提供参考性指导。低于参考值范围下限的男性并非绝对不育。另外，精液质量还存在地区性差异和实验室间的差异，因此，各个实验室应制定自己的参考值范围。

对于少精子症患者根据精子浓度进行分度：

（1）轻中度少精子症：连续2~3次标准的精液分析，精子浓度在（5~15）$\times 10^6$/mL之间；

（2）严重少精子症：连续2~3次标准的精液分析，精子浓度在（1~5）$\times 10^6$/mL之间；

（3）极严重少精子症：连续2~3次标准的精液分析，

精子浓度$<1 \times 10^6$/mL；

（4）隐匿精子症：新鲜标本中未观察到精子，但离心后沉淀物检查中可发现精子。

（二）激素检测

血清激素检测不是必需项目，如存在以下情况需要测定相关的生殖激素水平：①精子浓度低于10×10^6/mL；②性功能障碍；③有其他提示内分泌疾病的临床表现。生殖激素测定应至少包括FSH和睾酮。如睾酮水平降低应复查，并进一步检测LH和催乳素。

（三）生殖系统超声检查

生殖系统检查中有可疑异常发现时可行相关的超声检查，包括前列腺、精囊腺、睾丸、附睾、阴囊内血流、精索等。

（四）其他检查

1. 性高潮后尿液检查

该检查适用于性高潮后无精液排出或精液量少于1 mL的患者（排除双侧输精管发育不全或有性腺功能减退的临床表现者），以确诊是否存在逆行射精。

2. 精浆抗精子抗体的测定

考虑是否存在免疫性不育，不作为独立的诊断指标。

3. 遗传学筛查

染色体核型分析及Y染色体微缺失检查适用于无精子症或严重少精子症患者、CFTR基因筛查适用于单侧或双侧输精管缺如的无精子症患者，Kal基因筛查适用于疑似卡尔曼综合征的患者。

4. 下丘脑—垂体区域的影像学检查

该检查适用于高催乳素血症及促性腺激素分泌不足的患者。

5. 诊断性睾丸活检

该检查适用于无精子症患者，以评估睾丸的生精功能、鉴别梗阻性与非梗阻性无精子症。

第六章　不孕不育的治法

第一节　不孕不育的常用治法

一、女性不孕症的治疗

现代医学对女性起因的不孕症治疗包括以下方面。

1. 一般治疗

即控制体重、锻炼身体、改变不良生活习惯。其中对体重超重者减轻体重应至少达到5%～10%；对体质瘦弱者，应纠正营养不良与贫血；改善不良生活习惯，戒烟、戒毒、不酗酒；掌握正确的性知识，了解自己的排卵规律，性生活频率适中，增加受孕机会。

2. 药物诱发排卵

利用氯米芬、芳香化酶抑制剂、促性腺激素释放激素（GnRH）激动剂与GnRH拮抗剂模拟自然月经周期，诱发排卵。

3. 输卵管阻塞的治疗

传统的治疗方法包括输卵管通液术、通气术，这类方法比较盲目，多次使用还有可能造成宫颈损伤及感染。宫腔镜行输卵管复通术是目前比较推荐的方法，这种方法具有抗炎、松解粘连、一定程度上预防复发粘连的效果。

4. 腹腔镜治疗

这种方法适合治疗盆腔粘连、多囊卵巢综合征、输卵管因素性不孕。腹腔镜也可以作为检查方法使用，用于诊断子宫内膜异位症、输卵管阻塞或者其他不明原因的不孕。

5. 辅助生殖技术

目前，辅助生殖技术（ART）已经发展成为治疗各种疑难性不孕不育最行之有效的医疗干预手段，包括诱导排卵与宫腔内人工授精（COH+IUI）、体外受精-胚胎移植（IVF-ET）、单精子卵泡浆内显微注射（ICSI）、输卵管内配子移植（GIFI）、输卵管内合子移植（ZIFI）、宫腔内配子移植（GIUT）、腹腔内人工授精（IPI）等。实际临床中则根据患者具体情况设计个体化的方案，灵活应用。

二、男性不育症的治疗

现代医学对于男性不育症的治疗方法包括以下方面。

1. 一般治疗

一般治疗主要有心理治疗，以及避免可能引起不育的不良因素，如避免射线、吸烟、大量饮酒，避免不良生活习惯，保持充分而均衡的营养摄入、性生活健康等。海产品因含有重金属，摄入较多会降低精子活力；棉籽油中的棉酚能直接作用于睾丸，抑制精子的发生和运动，且通过破坏生精细胞影响精子的发育成熟，合理的饮食宣教也是治疗不育症的重要一环。

2. 药物治疗

男性不育症常见的药物治疗包括针对生殖系统感染的抗

感染治疗、提高精子质量的左旋肉碱治疗、抗氧化治疗、改善生殖系统微循环治疗、补充必需微量元素、中医药治疗等。

3. 手术治疗

如有精索静脉曲张、生殖器异常等需考虑手术治疗。就精索静脉曲张而言，并不是所有的精索静脉曲张都需要手术治疗，如有必要，常用的手术方式有经腹膜后精索内静脉高位结扎术、腹腔镜精索静脉高位结扎术等，还可以考虑在显微镜下行手术治疗，手术成功率一般可达到95%。

4. 辅助生殖技术

辅助生殖技术包括人工授精、试管婴儿，现在已成为治疗不育症的重要手段之一。

第二节　针灸在不孕不育诊疗中的运用

一、针灸促进不孕不育患者自然受孕的作用

成功受孕必须具备一定的条件：女方卵巢按时排出的卵子、男方正常的精子、通畅的输卵管、正常结合的受精卵及适合着床的子宫内膜条件。任何一个环节出现差错，便不能成功受孕。所以，不孕不育的因素可能在女方，也可能在男方，或是在男女双方。女性不孕因素包括盆腔问题，如各种原因引起的输卵管堵塞或积水、盆腔炎症导致的盆腔及输卵管功能和结构的破坏、子宫内膜异位症、子宫内膜炎或息肉等子宫内膜病变及生殖道发育畸形。女性不孕因素还包括排卵障碍，包括多囊卵巢综合征、卵巢功能减退、先天性性腺

发育不良和高泌乳素血症等。男性不育因素包括精液异常，如无精、弱精、少精等，同时包括性功能异常和免疫因素，包括外生殖器发育不良或勃起障碍、逆行射精、精子或精浆在体内产生抗精子抗体等。不孕不育的因素还包括不明原因不孕，属于目前检测手段无法查明的因素。所以针对自然备孕，目前的临床研究主要针对上述几个原因进行。针灸是传统医学的一部分，越来越多的研究者投入到针灸对不孕不育的研究中，以期获得良好的治疗效果。

（一）针灸对盆腔环境的影响

输卵管的通畅及适时的子宫内膜条件在自然备孕中尤为重要，输卵管具有捡拾卵子的功能，同时还是精卵结合的场所，其正常蠕动及通畅更是让受精卵成功抵达宫腔的重要因素。良好的子宫内膜容受性是受精卵成功着床的关键。盆腔炎症、子宫内膜异位症、生殖道发育异常均可导致盆腔环境的改变。有研究[1]显示针刺能通过抑制过度激活的体液免疫反应、改善细胞免疫功能来整体调节子宫内膜异位症紊乱的免疫机制，从而提高机体免疫力，改善盆腔微环境。有学者[2]认为，针刺可以改善血流动力学状态，加速盆腔血液的循环速度，促进瘀血的消散和炎症的吸收，进而改善盆腔内微环境，促进炎性组织吸收，管道通畅，以利于输卵管结构的恢复，为成功受孕提供有利条件。

（二）针灸对排卵障碍性不孕的影响

排卵障碍见于多囊卵巢综合征、卵巢早衰、卵巢功能减退及高泌乳素血症等。卵子质量和卵泡的正常成熟排出是备孕的关键。排卵障碍主要表现为生殖内分泌异常导致的月经紊乱甚至闭经，涉及下丘脑-垂体-卵巢轴调控卵泡发育、卵子成熟和排卵功能异常。故黄凯裕等[3]总结针灸促排卵的机制可能是通过调控下丘脑及垂体神经递质的释放、调控卵巢功能的活动，有效地调整机体HPO功能，进而实现促排卵效应。郑晨思等[4]将84例肾虚型排卵障碍性不孕患者随机分为腹针联合中药组、腹针组和氯米芬联合绒促组，结果显示治疗后3组均不同程度恢复排卵，针药组及腹针组治疗后子宫内膜形态与治疗前比较，差异有统计学意义（P<0.05），考虑腹针联合中药周期疗法能提高肾虚型排卵障碍性不孕患者的排卵率，改善围排卵期子宫内膜容受性以提高受孕率，且无不良反应。

（三）针灸对男性精子质量及性功能异常的影响

随着社会的发展，人们生活方式和周围环境的变化，生活压力、饮食习惯、环境污染等因素的影响，不育症患者越来越多。其中男性精子质量的异常是导致男性不育的主要原因，具体表现为无精、弱精、少精等。性功能异常包括外生殖器发育不良、勃起障碍、逆行射精等。有研究显示针药联合治疗能够改善少精、弱精子症患者的精子浓度，增加精浆中性α-葡萄糖苷酶、精浆果糖和精浆锌的分泌，提高精浆质量和精子活力。

（四）针灸对免疫因素的影响

免疫因素在不孕不育患者中占10%～30%，男性的血睾屏障被破坏或女性的血液接触男性的精子和精浆时，可引起免疫反应并产生相应的抗体，即抗精子抗体，此抗体可能会干扰精子的运动能力和穿透宫颈黏液的能力，从而导致精子黏附在宫颈黏液上难以穿过子宫进而导致不育。研究显示[5]针刺可能通过内源性阿片肽、副交感神经系统等途径介导对免疫功能的正向调节，通过下丘脑-垂体-肾上腺轴等通路介导对免疫功能的负性调节，从而对免疫功能起到双向调节作用。吴佳[6]将90例抗精子抗体阳性不孕症患者随机分成针灸组、西药组以及隔离组，结果显示，相较于西药组和隔离组，针灸组患者抗精子抗体阳性的转阴率更高（$P<0.05$）。

（五）针灸对不明原因不孕的影响

通过不孕症常规诊断和评估后仍无法确定不孕病因的不孕状态称为不明原因不孕，是一种生育能力低下的状态，占不孕症的10%～30%。目前为了避免过度治疗，对于年轻、不孕年限短的患者应当首选期待治疗6～12个月，如未妊娠再考虑行积极治疗。王杨等[7]认为针灸可以调节人体免疫功能，影响下丘脑-垂体-肾上腺轴，改变血浆β-内啡肽水平，增加子宫内膜血供，降低子宫收缩频率；同时可以提高不明原因反复种植失败患者子宫内膜胞饮突的表达，提高子宫内膜容受性，进而改善妊娠结局。

近年来，针灸作为一种治疗手段，越来越多地运用于不孕不育患者中。现代研究[8]发现，针刺作为自然、外源性的非药物疗法，具有多途径、多环节、多靶点的综合治疗作用，在不代替体内激素作用、不干扰内分泌平衡的情况下，通过多种途径刺激多巴胺系统来整体调节人体内下丘脑-垂体-卵巢性腺轴功能，实现对体内内分泌激素水平的双向调节作用，最终达到促排卵、促进子宫血液循环、改善子宫内膜容受性的目的[8]。同时有报道[9]称针灸的机制可能为调节神经内分泌因子，增加流向子宫和卵巢的血流，调节免疫因子，减轻压力、焦虑和沮丧。针刺操作安全、简便、无明显副作用，故可尝试运用于不孕不育患者自然备孕阶段。

二、针灸在辅助生殖中的作用

（一）针灸改善辅助生殖妊娠结局

辅助生殖技术的出现很大程度上帮助了不孕不育家庭实现妊娠产子的愿望，然而据2016年欧洲人类生殖及胚胎协会（ESHRE）报道，IVF-ET的临床妊娠率仅为33.8%，其中反复着床失败（repeated implantation failure）的发生率可达5%～10%。近几年，针灸等传统疗法作为一种IVF-ET失败的辅助治疗手段，其影响力逐渐增高。针灸虽有一定的操作要求，但成本低、不良反应少、效应好，现已得到国内外的普遍关注。因此针药结合手段提高辅助生殖成功率具有可行性，值得在临床上进一步推广。

1. 协调卵泡发育同步性

早有研究发现，针灸通过调节β-内啡肽、瘦素等抑制性和兴奋性神经递质释放量，调节下丘脑激素受体表达及受体敏感性，良性双向调控促性腺激素释放激素（GnRH）脉冲释放，而下丘脑受体敏感与降调节卵泡的批量发育成熟有密切关系[10]。有研究通过大鼠动物实验研究表明，针刺对卵泡的影响表现在促进卵泡发育与雌激素的分泌[11]。也有研究发现针刺及穴位封闭联合能改善多囊卵巢综合征（PCOS）患者卵巢功能，提高患者卵子成熟率、最终获卵数，同时改善患者内分泌激素水平[12]。

2. 提高配成胚胎质量

卵泡质量与精子质量是构成优质胚胎的前提。Carlini 等[13]的研究发现反复流产的夫妇中男性精液精子DNA碎片值水平与不育组相似，明显高于正常生育的对照组。王瑾等[14]发现采取针灸治疗后的患者，其获卵率、优质胚胎率均高于非针灸组，可见，对IVF者采取针灸治疗，可在一定程度上提高卵子质量和子宫内膜的容受性，从而改善体外受精-胚胎移植结局。

3. 改善子宫内膜容受性

有研究发现，临床通过接受针刺与艾条灸神阙穴，患者子宫内膜在种植窗口期出现大量胞饮突，胞饮突的生长发育间接提示子宫内膜容受性的改善[15]。有研究提出针灸能改变围着床期子宫内膜血流指标，从而提高患者围着床期子宫内膜容受性[16]。陶颖等[17]发现用经皮穴位电刺激（transcutaneous electrical acupoints stimulation，TEAS）刺激八髎穴，能促进盆底神经传导，促进盆腔血运。八髎穴与足少阴肾经互为表里，并与足厥阴肝经、足少阴脾经、足少阳胆经互为会结。其解剖位置恰好对应骶后孔，刺激部位有骶神经穿过，神经冲动传入第1至第4骶神经（Sacral nerve，S）节段，与支配膀胱的盆神经节段接近，因此刺激八髎穴能有效改善子宫动脉血流情况，同时可加速局部组织血液循环，增快盆腔血流速度，最终能提高FET患者的胚胎着床率。

4. 调节月经周期

中医有道"种子必先调经"，月经不调是卵泡发育异常的反映，因此月经不调在很大程度上与不孕症有密切关系。

李晨辉等[18]的研究发现，患者经过针刺治疗后月经恢复时间更短且排卵率更高，表明针刺联合耳穴贴压可通过改善卵泡发育而促使月经周期恢复。在一项严格的大数据分析中，通过文献筛选最后纳入的1 805例患者进行分析，治疗组予针刺干预，统计结果发现针刺治疗组疗效优于对照组，进一步说明针刺治疗月经不调有效[19]。

（二）针灸联合辅助生殖技术的机制探讨

对于不孕患者而言，并不是经过辅助生殖技术的支持便能顺利妊娠产子，试管移植失败与宫腔环境、卵泡质量、胚胎数、免疫学等方面均有关系。目前西医对试管失败的治疗以对因治疗为主，但对于如顽固性子宫内膜薄、卵巢早衰等疾病及卵泡"高排低配"现象，临床疗效往往欠佳，而且在降调过程中，还容易诱发卵巢过度刺激综合征、围绝经期综合征、黄体囊肿、黄体功能不足等不良事件。西医长期使用外源性激素一定程度上抑制患者自身性腺轴功能，造成患者对激素敏感度降低，甚至引起性腺退化，使其临床应用受到诸多限制。除此，不孕症患者长期处于焦虑、抑郁等不良情绪的慢性刺激下，导致其交感神经兴奋，儿茶酚胺类物质大量产生引起子宫收缩，对于胚胎成功种植着床造成恶性循环。

针灸治疗不孕症在古籍中早已频频记载，如《针灸甲乙经》所述"妇人无子，及少腹痛，刺气冲主之"。《针灸易学》道："妇人不生长子女者，针合谷，行六六三十六数；针三阴交，行九九八十一数。此泻气补血法也。灸中极一穴，多灸百病皆除。又至经至之日，再灸子宫二穴，其穴在中极两旁各开三寸，重灸即孕矣。"可见针灸治疗不孕，具有悠久的历史。针灸除了被广泛认可的经济、副作用小、安全性高等优点，其遵循的中医系统理论并不单纯对患者某个病因进行治疗，而是整体观念与局部的结合，在联合辅助生殖技术治疗不孕患者过程中，多基于"冲为血海"理论，以补肾为本，结合健脾、疏肝、活血、利水等。或运用针灸"调理冲任脏腑气血"，使"肾-天癸-冲任-胞宫"轴阴阳平衡，恢复脏腑功能，使患者气血调和、冲任充盛、血海通畅，进而使胞宫易于受"精"而成孕。或以冲任脉穴位为主，足少阴肾经、足太阳膀胱经穴位为辅，在补肾调冲的同时兼顾健脾宁心、疏肝理气。或根据女性生理周期的分期结合肾虚肝郁的证型特点，拟定内关、公孙为主穴，从调养冲脉气血入手，冲脉气血充盈，血海充盛，则上"渗诸阳，灌诸精"，以濡养肝脏而能养血抑气解郁，下者并入少阴而益肾填精助孕。除了传统针灸疗法，经皮穴位电刺激的作用原理与其相似，早在20世纪90年代提出过：针刺效应理论是由刺激信号通过周围神经系统介导传入而引起中枢神经系统反应的结果，即应用现代物理学研究技术，将针刺效应进行了量化再施予患者的一项物理治疗。对比针刺，其创伤小，不良反应较少，操作更简单，因此是一种被更多的患者接受的无创辅助治疗。

针灸等传统疗法对提高试管患者子宫内膜容受性、增加胚胎着床率、提高妊娠率有较为明显的作用。其主要中医机制为调整"肾－天癸－冲任－胞宫"轴，使患者肾气充盈，天癸以时下，冲任气血调和，最终胞宫得以濡养，因而产子。针灸对性腺轴有双向调节作用，其使得患者体内激素达到平衡，对于局部的内膜生长，血流及胞饮突的增多有良性作用。西医目前只是针对性去除辅助生殖患者病因，已有一定成效，但若能配合针灸疗法，将有利于提高胚胎种植率，进而解决一直以来IVF成功率较低的难题。

（三）针灸在辅助生殖中的应用总结

1. 可大大提高获卵数及优胚率

临床证明通过任督二脉主穴配合头皮针，卵巢、子宫及相关经脉穴位的针灸在促进女性卵泡生长、提升卵子质量及男性精子质量方面均有较好疗效。

2. 明显改善宫腔血运

针灸（温针、火针、督脉灸、暖宫助孕封包等）可改善"宫寒"，通过调整盆腔血运使子宫内膜厚度、子宫内膜容受性均得到大幅提升，从而使胚胎更易着床。

3. 多环节提升反复胚胎种植失败患者的成功率

对于胚胎无明显异常而反复种植失败者，在宫腔镜诊治的基础上，可重点调理女方子宫内膜容受性，包括内膜厚度、宫腔内膜血流灌注、三维超声下的内膜蠕动等。多取关元、中极、气穴、大赫、水道、归来、子宫、气冲等下腹穴位及八髎、十七椎的腰骶部穴位，配合涌泉、大敦、隐白等井穴针刺；加下腹隔盐灸、隔附子饼灸、隔肉桂粉灸，关元、中极火针，下腹浮针；另外对于反复着床失败，需重视"调神"，百会、印堂、本神、安眠、神门亦为常用穴。

4. 改善反复胎停或流产等患者的妊娠结局

对于反复早期胎停、反复生化妊娠者，需仔细辨清男女双方病症所在，夫妻同治，治法上总以补肾健脾、活血养精为先。临床取穴除重点针刺卵巢、子宫、五枢、维道等穴外，需配合肝俞、肾俞、脾俞、足三里、三阴交、气海、太溪等穴位以补肝肾、健脾益气血。调理疗程以2～3个月或更长为宜。

三、针灸治疗不孕不育的注意事项

（一）注重辨证

辨表里寒热。随病变进展，正确把握表里寒热辨证规律对于选择针灸方法十分重要。凡属寒证者，应多选任脉及三阴经穴，久留针，针灸并用。凡属热证者，应进一步辨虚实，实热证多取督脉及三阳经穴，针入疾出，只针不灸，或放血，拔罐。辨虚实，把握针灸的度与量。

（二）临床上辨证与辨病相结合，辨病为先

辨病有助于明确诊断，防止误诊或漏诊；有助于正确判断病位，利于治疗；有助于明确病理分期，选择最佳治疗时机，并利于判断疾病预后。如：通过现代技术诊断确实双侧输卵管已堵塞者，则应尽快让患者行宫腹腔镜或试管，不可徒劳继续针灸以浪费患者的时间和金钱；而化验发现卵巢储备已严重下降者则需与时间赛跑，建议尽快试管等辅助生殖手段，同时配合适当的针灸调理。试管期间还需明确患者的用药方案，如用促排药反应及移植前用抗凝药情况。根据实际情况调整针灸方案。

（三）针灸治疗不孕症应客观评估

临床上尽管针灸治疗确实使大量患者最终得偿所愿，

但以某些个例的成功推断为一类疾病的治疗效果亦是不客观的。随着现代科技的发展，尽可能应用循证医学证据的方法进行系统客观评价，才能找到真正的规律性依据。

（四）临床治疗需结合地域气候特点

岭南气候特点，年轻不孕患者多见湿热证，临床上治疗不可太过滥用补法，针灸以通为用，除三阴交、阴陵泉、行间等穴外，常可配合八髎穴、中膂俞、白环俞以清热祛湿、畅通局部气血以行冲任功能。

（五）治疗时需结合患者体质特点

久病体质较差或年龄较大患者，切忌急攻或盲目多穴位针刺。应先调神、理气血，针刺、艾灸、中药辨证调理相结合。温补肾阳，滋养阴血为要。待其精神状态好转再进行针对性治疗。

第三节　通元针法在不孕不育中的应用

一、通元针法概述

通元针法的核心要义在于平衡阴阳，是全国名老中医赖新生教授40余年临床经验的总结。笔者在继承赖老"通元针法"基础上，结合女性生理周期及体质特点，拟定了女性不孕针灸基础方，处方核心要义在于平衡阴阳，即在整体调节（通督调神，引气归元）的基础上，配合局部取穴、辨证取穴、分期取穴，从而改善生殖功能。其处方均以"通督调神，引气归元"，"通督调神"即以督脉和膀胱经背俞穴为主，督脉贯脊入脑而下络肾经，膀胱经与肾经互为表里经，从而达到通调元神、温补肾阳之目的；"引气归元"即以任脉和胃经募穴为主，任脉起于胞宫而联络肾经，脾胃为后天之本、气血生化之源，从而达到引气归元、滋养肾阴之目的。

通元针法的处方局部取穴以卵巢、子宫、次髎、生殖区为主，卵巢、子宫穴为治疗不孕不育的经验效穴，为卵巢及子宫的体表投射处，局部刺激能增加子宫局部血供，并可发挥抗炎的作用，从而提高子宫内膜容受性；生殖区为经外奇穴，能调节下丘脑–垂体–卵巢轴的功能，从而调节激素水平；次髎可改善盆腔血供，为调理月经、不孕的要穴，整体和局部配合，从而充分发挥针灸的疗效。其处方佐以辨证取穴，临床上不孕患者或以肾虚为主，或以肝郁为主，或以痰湿为主，此时需结合患者体质辅以相应穴位，配合君臣穴位改善患者不适症状。其处方配合分期取穴，女性患者随着月经周期的变化而出现阴阳消长和气血盈亏的变化，此时需在卵泡期、排卵期和黄体期辅以不同的穴位以顺应这种变化。部分反复着床失败患者由于长期不孕，精神压力较大、激素水平紊乱，常常出现焦虑、抑郁等情绪，行针者通常会辅以心理疏导，并建议患者配合运动，以期达到更好的治疗效果。

疾病发生的根本原因在于阴阳失衡，"通元针法"通过调节不孕患者阴阳失衡的状态，并配合局部取穴、辨证取穴、分期取穴，进而改善妊娠结局。以督脉为主的头部及背部膀胱经五脏背俞穴以贯脊入脑而通督调神，调节五脏气血功能，以任脉为主的六腑腹部募穴，以司导周身上下阴阳气机而引气归元，改善生殖功能。

二、通元针法的应用

（一）通元针法选穴

采用"通元针法"基本处方结合辨证施治，按月经周期分期配穴。

A组穴：强间、脑户、大椎、百会、心俞（双）、膈俞（双）、肝俞（双）、肾俞（双）、次髎（双）、委中（双）、涌泉（双）（灸法）。

B组穴：百会、生殖区（双）（经外奇穴，位于额角发际处向上引一条平行于前后正中线的2 cm长直线处）、印堂、中脘、天枢（双）、关元、中极、卵巢（双）（定位：在下腹部，脐中下3寸，前正中线旁开3.5寸）、子宫（双）（定位：在下腹部，脐中下4寸，前正中线旁开3寸），交替刺激血海（双）、足三里（双）、三阴交（双）。

同时结合患者体质，辨证取穴：肾阳虚配腰阳关，肾阴虚配太溪（双），肝郁配太冲（双），湿热加阴陵泉（双），痰湿加丰隆（双），精神焦虑失眠者配内关（双）、神门（双）、四神聪。并结合月经周期分期施治。卵泡期，A组穴加用水泉（双）、脾俞（双）；B组穴加用内关（双）、公孙（双）、太溪（双）、然谷（双）。排卵期，A组穴加用阳陵泉（双）、白环俞（双），B组穴加用合谷（双）、承浆（双）、足临泣（双）。黄体期，A组穴加用命门（毫火针点刺）；B组穴加用大赫（双）、合谷（双）、太冲（双）。

（二）通元针法的操作

针刺前需排空膀胱，腹部及肢体可适当根据受试者体形胖瘦选取进针深度。针刺A组穴时患者取俯卧位，针刺B组穴时患者取仰卧位，使用不锈钢一次性针灸针，用体积分数为75%的酒精常规消毒皮肤，采取飞针法进针。百会、印堂、四神聪选取1寸针灸针（0.30 mm×15 mm）呈15°刺入8 mm，百会朝后顶方向平刺，四神聪朝百会方向平刺，印堂朝鼻根方向平刺；合谷、太溪、太冲、水泉、内关、然谷、公孙、承浆、足临泣、命门、大椎、神门选取1.5寸针灸针直刺10 mm；心俞、膈俞、肝俞、脾俞选取1寸针灸针沿脊柱方向呈45°角刺入15 mm，中脘、天枢、气海、中极、关元、卵巢、子宫、肾俞、腰阳关、血海、足三里、三阴交、委中、大赫、阳陵泉、阴陵泉、丰隆选取1.5寸针灸针（0.30 mm×40 mm）直刺25 mm；次髎、白环俞用1.5寸针灸针直刺30 mm。操作手法以平补平泻为主，得气后留针30分钟。

（三）通元针法注意事项

（1）过于紧张、饥饿及饱腹状态下及剧烈运动后，一般不建议针灸。

（2）有出血性疾病或者有出血倾向的患者、皮肤有感染或者肿瘤的部位不建议针灸。

（3）针刺有可能会出现晕针、滞针及局部血肿等情况。晕针的表现是突然出现精神疲倦、头晕目眩、心慌气短、恶心欲呕、面色苍白、出冷汗等，应立即停止针灸随即静卧，送服温水或糖水。针刺期间过于紧张或者改变体位可能造成滞针，应保持原有姿势，放松肌肉，由医生处理。若出现针后局部肿胀疼痛、皮肤青紫、大块血肿，医生使用体积分数为75％的酒精棉球按压局部，待无出血、肿块扩大情况后，嘱患者回家将土豆切薄片贴敷于局部，小块青紫待其自行消退即可。

（4）嘱初次接受针刺的患者尽量放松，以利于施针。针进皮肤后一般患者会感到针下有酸、麻、胀、重，或热、凉、痒、抽搐、蚁行等感觉，部分穴位有时可有不同程度的触电感或其他针感传导及扩散等现象，这是正常的针刺反应，中医称之为"得气"。

（5）针灸留针时应闭目养神，看书、看报、看手机、聊天等会降低针灸的疗效。

（6）针孔处皮肤应保持洁净，建议针刺后2小时内避免碰水，以防感染。运用火针、挑刺、刺血等方法治疗的部位，建议治疗当天避免碰水。糖尿病患者皮肤容易感染，更应保持局部皮肤的洁净。

第四节　针灸特色疗法及中医外治法

针灸治疗除普通毫针外常配合火针、穴位埋线、艾灸、穴位注射、穴位敷贴等特色疗法综合治疗不孕不育。下面详细介绍临床中常与通元针法配合使用的针灸特色疗法的作用、操作要点、主治功效及注意事项。

一、火针刺法

火针，古称"燔针"。火针刺法古称"焠刺"，是将特制的金属针烧红，迅速刺入一定部位、腧穴，进而达到防病治病目的的一种治疗方法，是针灸的一种。通元火针是建立在通元针法这一理念基础上取穴，运用火针疗法技术进行针刺的治疗方法，通过调节不孕患者异常机体状态，进而改善不孕患者宫腔状态，以达影响患者妊娠结局的目的。

（一）通元火针的作用

1. 祛寒除湿，温经止痛

通元火针可温通经脉，鼓动人体阳气，行气活血，使脉络调和，气机疏利，津液运行，疼痛自止，对于寒凝气滞血瘀型痛经及宫腔粘连具有较好的疗效，正所谓"离照当空，阴霾自散"。

2. 助阳化气，消癥散结

癥结即肿物或包块在体内或体表的积留，通元火针治疗能行气活血、助阳化气、疏利气机、运行津液则消除癥结。对于顽固性多囊卵巢综合征、卵巢囊肿、子宫肌瘤等气机不畅、痰瘀互结类妇科疾病运用火针治疗具有较好疗效。

3. 引热外达，清热解毒

根据"以热制热""火郁发之"的理论，火针可治疗因热毒内蕴所致慢性盆腔炎、反复流产等妇科疾病。

4. 补益脾气，通畅筋脉

通元火针能助阳化气，使脾胃气盛，则气血化生充足，筋脉得以润养，肌力增强，肌肉丰满，对于气血生化乏源之薄型子宫内膜具有较好疗效。

（二）通元火针的操作

（1）定穴位：拇指掐"+"字的方法定穴位。所选穴位同通元针法，但尽量选肌肉丰厚处下针，避开神经血管丰富处的穴位。

（2）消毒：体积分数为75%的酒精棉球涂局部。

（3）防止烫伤：施火针穴位及周围涂一层万花油。

（4）针体加热：酒精灯点燃，右手以握笔式持针，针尖和部分针体插入火焰中，根据针刺需要深度，决定针体烧红的长度，烧针以通红为度，针红则效力强。

（5）进针：趁着针红，用飞针方法迅速地将针准确地刺入穴位，留针3～5分钟。

（6）出针后处理：棉球按压针孔，既可减轻疼痛，又可保护针孔。

（7）医嘱：出针后部分针孔发红、发痒为对火针正常反应，一般若干小时即可消失，注意不能大力搔抓，当天不能洗澡。

（三）通元火针注意事项

（1）操作要点：红、准、快。

（2）操作注意安全，防止烧伤火灾的发生。

（3）体质虚弱者采取卧位。

（4）糖尿病者慎用火针。

（5）对于血管和主要神经分布部位亦不宜施用火针。

（6）在针刺后，局部呈现红晕或红肿未能完全消失时，则应避免洗浴，以防感染。

（7）发热的病症，不宜用火针。

使用通元火针常用于治疗顽固性多囊卵巢综合征、宫腔粘连、反复流产、薄型子宫内膜等疾病，常选取气海、关元、卵巢、子宫等腹部穴位及肾俞、腰阳关、次髎、命门等背部穴位，对患者的整体机能状态起良性调节作用。

二、穴位埋线

穴位埋线是针灸疗法的发展和延伸，把中医经络理论与现代医疗技术相结合，将可吸收性外科缝线置入穴位内，通过以线代针，可吸收外科缝线在体内软化、分解、液化和吸收，对腧穴产生机械速效刺激（针刺、放血效应）及生物、化学持久刺激（组织损伤的后作用、留针、埋针、组织疗法效应），最终起到预防及治疗疾病的一种新兴方法。它秉承了针刺"静以久留"的观点，长期刺激穴位，起到了行针、留针的作用，是一种多应用在慢性病、虚弱疾病的治疗手段，具有操作便捷，缩短针灸治疗的耗时（1次操作时间大约10分钟），间隔时间长，降低患者就诊次数，节约时间成本（因病因人而异，至少间隔7天），增加疗效的持续性等独特优势，弥补了传统针刺就诊次数多，耗时长，疗效持续短等缺点。

（一）穴位埋线疗法的作用

1. 调节脏腑，平衡阴阳

《灵枢·根结》所谓："用针之要，在于知调阴与阳。调阴与阳，精气乃光，合形与气，使神内藏。"穴位埋线疗法具有良性的双向调节功能，对各个脏腑阴阳都有调整、修复和平衡的作用。对于不孕患者阴阳失衡的状态具有调整作用，同时对各种类型不孕均有积极作用。

2. 疏通经络，调和气血

穴位埋线疗法亦具有疏通经络、调和气血的作用，这主要依靠其所具有的针刺效应。《灵枢·九针十二原》中说："欲以微针通其经脉，调其气血，营其逆顺出入之会。"这种作用常具体体现在穴位埋线疗法对疼痛性疾病的治疗上，一般说来，疼痛与经络闭塞、气血失调有关，有"痛则不通，通则不痛"之说，所以疏通经络、调和气血就可达到"通则不痛"的目的。不孕患者大多经络不通、气血失调，埋线通过疏通经络、调和气血从而达到治疗不孕的目的。

3. 补虚泻实，扶正祛邪，调节免疫

《灵枢·九针十二原》曰："凡用针者，虚则实之，满则泄之，菀陈则除之，邪胜则虚之。"《灵枢·经脉》也说"盛则泻之，虚则补之"，说明病邪盛者宜"泄之""除之""虚之""泻之"；虚弱者宜"实之""补之"。穴位埋线疗法也具有补虚泻实的作用，这个作用是与其短期速效和长期续效的特点分不开的。据测定，埋线疗法有提升免疫球蛋白作用，说明其具有提高免疫功能、补虚扶正的作用。对于多囊卵巢综合征、慢性盆腔炎、免疫性不孕等具有较好的疗效。

（二）穴位埋线疗法的操作

穴位埋线疗法始于20世纪60年代，大致经历了形成、发展和基本成熟3个阶段，临床操作先后出现了切埋法、割埋法、结扎埋法等手术式埋线法，缝合针、注射针、腰穿针等刺入式埋线法，埋线针埋线和特殊手法刺入式埋线等方法。目前临床上最常用的是注射针埋线法。具体操作如下。

　　患者取适当体位，充分暴露操作部位，准备针具和线体（图6-1），局部穴位用安尔碘消毒，术者清洗双手，打开一次性无菌埋线盒，用无菌镊子夹取1 cm长的可吸收性外科缝线，装入6号一次性无菌注射针头前端内（图6-2），针头外留出0.5 cm，根据进针部位不同，左手拇、食指绷紧或提捏起进针部位的皮肤，右手持针，迅速透皮，根据患者体形及穴位解剖特点，深入到适当的深度（图6-3）。在获得针感后（有针感最佳，不能获得针感者不强求），将可吸收性外科缝线置入皮下组织或深层肌层内，退出注射针后，立即用棉签按压针孔15～30秒以防出血。一般来说，埋置的深度为1.5～2.0 cm，四肢末端由于肌肉菲薄，埋线较困难。部分穴位下方有大的血管或神经，对于此类穴位应该注意深度，或者避开血管或神经，以防造成损伤。

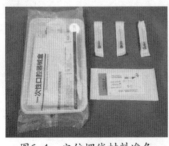

图6-1　穴位埋线材料准备

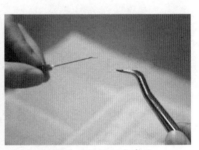

图6-2　穴位埋线穿线

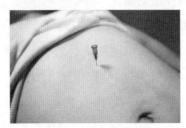

图6-3　穴位埋线操作

（三）埋线后的不良反应及注意事项

1. 常见的不良反应及处理

1）出血和血肿

对于出针后出血者，应立即用棉签或干棉球压迫止血，术后局部皮肤或皮下出现青紫或血肿者，轻者可不予特殊处理，严重者可先行冷敷，24小时后以热敷祛瘀。

2）感染

埋线操作过程中一般不会出现感染，一旦操作不当引起局部感染时，轻者予局部抗感染治疗，重者使用抗生素或深处化脓者切开排脓。

3）过敏

埋线后局部出现红肿发热、瘙痒、皮疹，甚至线体排异，给予抗过敏治疗。

2. 注意事项

（1）埋线治疗当天禁拔罐，不能进行剧烈运动，以防止线体溢出，埋线4小时内不得触水，以防感染。

（2）埋线治疗需要根据患者的病情和体质，采用适当的刺激方式和强度。

笔者所采用的穴位埋线是在通元针法的基础上，结合适宜埋线部位取穴，以长时间刺激穴位的一种外治法。"穴位埋线"基本处方：肝俞、肾俞、次髎、中脘、天枢、关元、中极、卵巢/子宫交替刺激、足三里。笔者认为穴位埋线主要针对肥胖患者（多囊卵巢综合征多见）及无法维持1周3次左右针灸治疗频率的患者，此时，在通元针法的基础上结合穴位埋线以增加对穴位的持续刺激时间，从而达到更好的疗效。

三、艾灸疗法

艾灸疗法主要包括温针灸、隔物灸及雷火灸，下面为艾灸疗法的作用及其具体操作、注意事项。

（一）艾灸疗法的作用

1. 温经通络

对寒凝血滞、经络痹阻所致的痛经、经闭、不孕等具有较好的疗效。

2. 温肾健脾

对于肾阳虚衰、脾虚不运之卵巢功能早衰、反复流产、多囊卵巢综合征等妇科疾病效果较佳。

（二）艾灸疗法的应用

1. 温针灸

温针灸是在毫针针刺后，在针尾加置艾炷，点燃后使其热力通过针身传至体内，以防治疾病的一种方法。

1）温针灸疗法的具体操作

（1）一切准备工作均同毫针针刺疗法。

（2）按照针刺疗法将针进到一定深度，施用手法，使患者取得酸麻沉胀的感觉，留针不动。

（3）在针尾装裹如枣核大或小枣子大的艾绒，点火使燃。或剪一段艾卷长约2cm，插入针尾，点火加温（图6-4）。

（4）一般温针燃艾1~3炷，使针下有温热感即可。

（5）留针15~20分钟，然后缓慢起针。

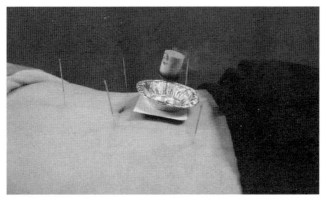

图6-4 温针灸气海

2）温针灸的注意事项

（1）针尾上装裹好艾绒以免燃烧时艾团和火星落下，造成烧伤。

（2）如用银针治疗，因银针导热作用强，装裹的艾团宜小。

（3）点燃艾绒时，应先从下端点燃，这样可使热力直接向下辐射和传导，增强治疗效果。

（4）如有艾火落下，可随即将艾火吹向地下，或直接熄灭。同时嘱咐患者不要随意更改体位，以免针尾上装裹的艾绒因体位变动落下，加重烧伤，同时也为了防止造成弯针事故。为了防止可能发生的烧伤，可在温针的周围皮肤上垫上纸垫等。

（5）其他注意事项可参看毫针疗法和艾灸疗法。

3）温针灸经验

治疗不孕症温针灸通常选取中脘、气海、关元、卵巢、子宫、肾俞、次髎、腰阳关等穴位以温经通络，活血行气。

2. 隔物灸

隔物灸也叫间接灸、间隔灸，是利用药物等材料将艾炷和穴位皮肤隔开施灸的一种操作技术。隔物灸可以避免灼伤皮肤，还能借间隔物的药力和艾炷的特性发挥协同作用，以取得更佳效果。

1）隔物灸的具体操作

（1）艾炷制备。

艾绒制备：取陈艾叶经过反复晒杵，筛拣干净，除去杂质，令软细如棉，即称为艾绒。

艾炷制备：将艾绒做成圆锥形状之小团，称为艾炷，艾炷燃烧一枚，称为一壮。

（2）间隔物制备。

根据病情制作不同的间隔物，如姜片、蒜片、食盐及药饼等，并在其上用针点刺若干小孔。

（3）具体操作。

A. 隔姜灸

选取整块新鲜生姜，纵切成2～3 mm厚度的姜片，在姜片上用针点刺小孔若干。施灸时，将一底面直径约10 mm、高约15 mm的圆锥形艾炷放在姜片上，从顶端点燃艾灶，待快燃烧尽时在旁边接续一个艾炷。艾灰过多时及时清理。注意艾灸过程中要不断地移动姜片，以局部出现大片红晕潮湿，患者觉热为度。

B. 隔盐灸

一般用于神阙穴灸，用食盐填平脐孔，上放底面直径10 mm、高15 mm的圆锥形艾炷，从顶端点燃艾炷，待快燃尽时再接续一个艾炷（图6-5）。艾灰过多时及时清理。以腹腔觉热为度。

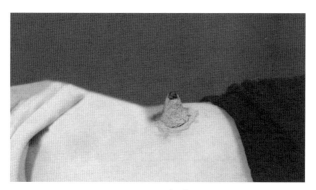

图6-5　隔物灸神阙穴

2）隔物灸注意事项

（1）凡实证、热证、阴虚发热以及面部大血管附近，孕妇胸腹部和腰骶部，均不宜施灸。

（2）艾绒团必须捻紧，防止艾灰脱落烧坏衣物或烫伤皮肤。

（3）施灸后局部皮肤出现微红灼热，属于正常现象。如灸后出现小水疱，无须处理，可自行吸收。如水疱较大，可用无菌注射器抽去疱内液体，覆盖消毒纱布，保持干燥，防止感染。

（4）熄灭后的艾炷，应装入小口瓶内，以防复燃。

3）隔物灸应用经验

笔者常选用粗盐、附子粉、肉桂粉等作为介质，以关元、神阙及肾俞等穴为主以发挥温经散寒、扶阳补气等作用。

3. 雷火灸

雷火灸又叫雷火神针，是以中医经络学说为基础，借助特制的含多种中药成分的艾条燃烧时产生的热力、红外线辐射力和药化因子、物理因子，经脉和腧穴的循经感传，发挥温通经络、活血化瘀、祛风除湿、消肿止痛、扶正祛邪等作用，达到治疗疾病的目的。

1）雷火灸的具体操作

（1）备齐用物至床边，核对、解释。

（2）协助患者取适当体位，充分暴露施灸部位，注意保暖，必要时遮挡。

（3）定穴：根据病证选择腧穴或施灸部位。

（4）施灸：将雷火灸条插入手柄，点燃雷火灸条，对准施灸部位，距离皮肤2～3 cm进行熏烤，使用温和灸。

（5）以患者感到温热、局部皮肤稍起红晕为度。

（6）观察局部皮肤情况及病情变化，随时询问患者有无不适。

（7）灸25～30分钟为宜。

（8）清洁局部皮肤。

2）雷火灸的注意事项

（1）注意休息，慎防风寒。

（2）饮食均衡，治疗期间禁食生冷、辛辣食物，忌烟酒。

（3）疗法用于补时，应不超半小时，否则随着渗透加深、药量增大，而起到泻的作用。

（4）勿穿过紧、不透气的衣服。

（5）雷火灸后不可以抓贴穴位的皮肤，以免损伤皮肤而感染。

（6）治疗时，火头应保持红火，与皮肤保持适当距离，随时注意观察患者反应，以患者能忍受为度，以避免灼伤；雷火灸后可能出现皮肤发红、瘙痒及起疱等现象，若起水疱，可用烫伤膏涂抹患处，水疱较大者，可先用消毒针各个挑破，排尽疱液，再涂以安尔碘收敛防感染。须防止局部起疱或发疱过大，可先在局部穴位处涂擦石蜡油或植物油少许，也可适当缩短熏的时间。若皮肤发红或瘙痒一般会自行消失，偶见皮肤色素沉着，一般2～3个月可明显减退，若出现其他不适，应就诊。

（7）治疗后，请勿即刻洗澡，否则影响疗效。

3）雷火灸应用经验

笔者将雷火灸应用于妇科疾病，常用于痛经、慢性盆腔炎、子宫内膜异位症、不孕症、辅助生殖中薄型子宫内膜等疾病的治疗。

四、暖宫助孕封包及热罨包

中药封包疗法及热罨包是将加热好的中药药包置于身体的患病部位或身体的某一特定位置如穴位上。通过药物的热蒸汽使局部的毛细血管扩张血液循环加速，利用其温热达到温经通络、调和气血、祛湿祛寒目的的一种外治方法。

暖宫助孕封包的药物组成：当归30 g、艾叶30 g、干姜30 g、附子10 g、吴茱萸10 g、白芥子30 g、乳香10 g、肉桂10 g、大黄20 g、川芎10 g。中药热罨包药物组成：花椒10 g、干姜10 g、苍术10 g、当归10 g、小茴香10 g，加粗盐。

（一）暖宫助孕封包及热熨包的作用

封包及热熨包内选用具有活血化瘀、温经止痛作用的药物成分，通过远红外线、磁场共同作用将包内中药活化物质转化为离子状态，通过皮肤作用于患病部位，可以调和气血、祛风散寒、解除疼痛。主要用于治疗痛经、月经不调、盆腔炎等妇科疾病，胃痛、腹痛等由于风寒之邪导致的疼痛等，以及防病保健、治病强身。

（二）暖宫助孕封包及热熨包操作

（1）备齐用物携至床旁做好解释工作。

（2）协助患者取舒适体位，暴露中药封包及热熨包部位，再次检查局部皮肤情况。

（3）将加热后的药包用治疗巾包好敷于施术部位。

（4）协助患者整理衣着取舒适体位。

（5）30分钟后清理用物。

（三）暖宫助孕封包及热熨包注意事项

（1）在治疗之前嘱患者排空小便，注意保暖。

（2）热敷时间为每天1次，每次30分钟，过久会引起皮肤局部组织变色。

（3）掌握药包温度，温度一般控制在38～42 ℃之间，以防止烫伤，若患者感到局部疼痛或者出现水疱应停止操作，进行适当处理。

（4）治疗过程中应注意巡视，注意患者的主观感受，特别是对感觉迟钝的患者要注意观察治疗局部皮肤反应。

五、穴位贴敷疗法

穴位贴敷疗法是以中医经络学说为理论依据，把药物研成细末，用水、醋、酒、蛋清、蜂蜜、植物油、清凉油、姜汁、药液甚至唾液调成糊状，或用呈凝固状的油脂（如凡士林等）、黄醋、米饭、枣泥制成软膏、丸剂或饼剂，或将中药汤剂熬成膏，或将药末撒于膏药上，再直接贴敷穴位、患处（阿是穴），药物透过皮肤吸收而作用到局部和全身的、用来治疗疾病的一种无创痛穴位疗法。

（一）穴位贴敷疗法的作用

1. 局部穴位经络刺激效应

穴位贴敷疗法是将药物敷在特定的部位即腧穴的一种治疗方法。穴位循行分布于十四经脉之上，为经气游行出入体表之所在，贴敷之药物对皮肤局部穴位的刺激效应可以和经络调气血，激发脏腑功能。

2. 贴敷药物局部透皮吸收效应

敷贴药物，切近皮肤，彻于肉理，如同内服药物在肠胃内分清别浊，能将药之气味透过皮肤直到经脉摄于体内，融化于津液之中，具有内外一贯之妙，正如《理瀹骈文》所说的"切于皮肤，彻于肉理，摄于吸气，融于津液"。随其用药，能祛邪，拔毒气之外出，抑邪气以内消；扶正，通营卫，调升降，理阴阳，安五脏，挫折五郁之气，而资化源。药气速达经脉，摄于体内而达到病所，从而达到调节不孕患者脏腑气血阴阳之效。

基于以上两点，穴位贴敷疗法可收到穴效、药效的双重效应。

（二）穴位贴敷疗法的具体操作

（1）根据患者病情，按疾病不同选择相应的穴位。

（2）以患者舒适、医者便于操作的治疗体位为宜。

（3）应选择清洁卫生的环境。

（4）用体积分数为75％的酒精或0.5％～1％碘伏棉球或棉签在施术部位消毒。医者双手应用肥皂水清洗干净。

（5）将已制备好的药物直接贴压于穴位上，然后外覆医用胶布固定；或先将药物置于医用胶布粘面正中，再对准穴位粘贴。

（6）成人每次贴药时间为4～6小时，具体贴敷时间根据患者皮肤反应而定。同时考虑患者的个人体质和耐受能力。

（三）穴位贴敷疗法的注意事项

（1）刺激性强、毒性大的药物，贴敷腧穴不宜过多，贴敷面积不宜过大，贴敷时间不宜过长，以免刺激过大或发生药物中毒。

（2）对于体弱者一般不贴敷刺激性强、毒性大的药物。同时注意使用药量不宜过大，贴敷时间不宜过久，并在贴敷期间注意病情变化和有无不良反应。

（3）治疗期间禁食生冷、海鲜及辛辣刺激性食物。

（4）敷药后尽量减少出汗，注意局部防水。

（5）本疗法会出现局部皮肤色素沉着、潮红、微痒、烧灼感、疼痛、轻微红肿、轻度出水疱等反应，可自然吸收，无须特殊处理。

（6）贴敷后部分患者如出现范围较大、程度较重的皮肤红斑、水疱、瘙痒现象，应立即停药，进行对症处理。极少数过敏体质者及对某种贴敷药物出现全身性皮肤过敏者，应及时到医院就诊。

（四）穴位贴敷应用经验

助孕方穴位贴敷药物组成：当归30 g、艾叶30 g、干姜30 g、附子10 g、吴茱萸10 g、白芥子30 g、乳香10 g、肉桂10 g、大黄20 g、川芎10 g。助孕方烘干研成细末，用姜汁和蜂蜜调成糊状，制成1 cm×1 cm大小规格的药饼，再用透气胶布贴敷至相应穴位，药物直接刺激穴位，通过透皮吸收，使药物通过经络途径吸收。常根据患者情况选取肝俞、脾俞、肾俞、中脘、气海、关元、卵巢、子宫、天枢、足三里等穴位，每次6～8个穴位，每次留置时间3～4小时，隔天贴敷1次。

六、中药灌肠疗法

中药灌肠疗法是根据传统医学与现代医学理论而发展起来的一项新的临床给药技术，是将药液或药物装入灌肠袋，通过直肠给药来达到治疗疾病目的的一种新的临床给药技术，是除口服和注射之外的第三种重要给药途径，是中医内病外治法之一。

（一）中药灌肠疗法的作用

中医学理论中，肺与大肠相表里，直肠吸收药物后，通过经脉上输于肺，再通过肺的宣发作用输布全身，从而达到治疗的目的。

现代医学研究发现，直肠黏膜血液循环旺盛，吸收能力强。药物通过直肠吸收后，一是通过直肠中静脉、下静脉和肛管静脉，绕过肝脏直接进入大循环，既防止和减少药物在肝脏中发生变化，又避免了胃和小肠对药物的影响；二是通过直肠上静脉，经门静脉进入肝脏代谢后，再循环至全身；三是通过直肠淋巴系统吸收后，通过乳糜池、胸导管进入血液循环。由此可见，直肠滴入给药有利于药物治疗作用的发挥，也突出了中医辨证论治的特点。

直肠邻近盆腔生殖脏器，可将药物最大限度地吸收到靶向器官。

药物在直肠保留吸收过程可通过邻近淋巴及血液循环直达子宫、附件等盆腔妇科生殖器。针对病灶治疗更为直接。

养膜灌肠方：肉苁蓉20 g、当归20 g、紫河车15 g、紫石英30 g、桂枝10 g、香附10 g、乌药10 g、益母草15 g、淫羊藿15 g。此方针对薄型子宫内膜患者。

慢盆灌肠方：大黄15 g、毛冬青30 g、银花藤30 g、黄芩20 g、败酱草15 g、当归15 g、熟附子10 g。此方针对慢性妇科炎症患者。

（二）中药灌肠疗法的操作

（1）保留灌肠前，嘱患者排便，以清洁肠道，便于药物吸收，尽量不采用大量刺激性药物，以免刺激肠蠕动，使药液不易保留。

（2）测量药液温度，39～41 ℃，倒入灌肠筒或输液瓶内，挂在输液架上，液面距肛门30～40 cm。

（3）摆好体位，根据病变部位取左侧或右侧卧位，臀下垫一次性治疗巾，并用小枕抬高臀部10 cm左右，暴露肛门。

（4）润滑肛管前端，与输液器连接，排气后夹紧输液管，轻轻插入肛门10～15 cm，用胶布固定，松开活塞，调节滴速，每分钟 60～80滴。压力要低，以便药液的保留，保留时间越长越好，有利于肠黏膜的充分吸收。

（5）待药液滴完时夹紧输液管或灌肠筒的连管，拔出肛管放入弯盘。用卫生纸轻揉肛门部。

（6）整理床铺，协助患者取舒适卧位，嘱咐患者尽量保留药液1小时以上。

（7）整理用物，洗手，记录。

（三）中药灌肠的注意事项

（1）在保留灌肠操作前，应了解病变的部位，以便掌握灌肠的卧位和肛管卧位插入的深度。

（2）灌肠前，应嘱患者先排便。肛管要细，插入要深，压力要低，药量要少。

（3）肠道病变患者在晚间睡前灌入为宜，并减少活动。

（4）药液温度要适宜，一般为39～41℃，虚证可为41～42 ℃。

（5）灌肠筒要清洁消毒处理，肛管可用一次性的，一人一用，用后按《医疗废物管理办法》规定处理。

（6）肛门、直肠和结肠等手术者或大便失禁、下消化道出血者，妊娠妇女患者禁用灌肠治疗。

七、穴位注射疗法

穴位注射疗法，又称"水针疗法"，是以中西医理论为指导，依据穴位作用及药物性能，在穴位内注入药物的治疗方法。它可将经络穴位刺激和药物的性能相结合，发挥其综合效应，故对不孕症有特殊的疗效。

（一）穴位注射疗法在治疗不孕中的应用

1. 穴位和药物协同作用

穴位注射能充分发挥穴位和药物的共同治疗作用，以达到调整功能、松解粘连、改善盆腔血液循环、增加排卵率及提高妊娠率的效果。

2. 可根据病情选用相应的药物

如人胎盘注射液可补肾填精，并对慢性妇科炎症粘连具有辅助治疗作用；黄芪注射液具有补气作用，对脾胃虚弱、气血不足型月经失调有效；而丹参注射液则能养血、活血、凉血，宁心安神，尤其适用于盆腔气滞血瘀所致的月经失调、痛经及虚烦失眠患者。

3. 可根据病情选用相应穴位

不同穴位具有不同的治疗效应。临床上可根据实际病情配合辨证选穴。如选取血海、足三里穴可益气活血，养血调经；选肾俞、志室可补肾益精血；选次髎、子宫穴可活血化瘀、调理冲任。

（二）穴位注射疗法在不孕中的操作

1. 操作前准备

（1）针具：根据所选穴位及用药量的不同选择合适的一次性无菌注射器和针头。所选择的注射器及针头包装应无破损，针身应光滑，无弯曲，针尖应锐利，无倒钩。

（2）药物及剂量：根据不孕患者情况选取人胎盘注射液、丹参注射液、当归注射液、黄芪注射液中的1～2种。

每次使用剂量2～4 mL，每穴1～2 mL，每次选2穴。如经后期，可选取人胎盘注射液或者黄芪注射液，经前期选取丹参注射液，排卵期可选择黄芪注射液或者人胎盘注射液等。

（3）体位：选择患者舒适、适当体位，便于医者进行操作的体位。

（4）穴位：根据不孕患者具体情况辨证选穴，如子宫、归来、足三里、血海、次髎、肾俞、脾俞、肝俞等穴位。每次选取1～2个穴位，上述穴位交替使用。

（5）消毒：医者应使用抗菌洗手液清洗双手或免洗手消毒凝胶清洗双手，患者注射区域局部用安尔碘消毒2遍，按照无菌原则，自局部中心向外旋转涂擦5 cm×5 cm的范围。

2. 施术方法

1）取药及穿刺进针

从包装袋中取出注射器，将注射器里的空气排尽，可采用适当的持针方式、进针方式及进针角度。进行穴位注射，常用执笔式持针、舒张进针手法以及针体与皮肤呈90°的直刺法或者针体与皮肤呈45°斜刺法进针角度（图6-6）。

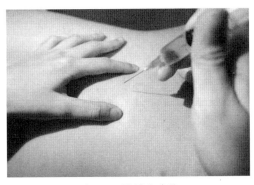

图6-6 斜刺法进针

2）调整得气

针刺入皮下组织，然后缓慢推进或上下提插，探得酸、胀等"得气"感应为佳。如"得气"感不强或不明显，建议将针退到浅层，调整针刺方向再次深入，直至患者出现酸、胀等得气之感。

3）注射药物

患者产生得气反应后，回抽针芯，如无回血，即可将药物缓慢推入。根据多年的临床经验，如注射黄芪注射液，由于穴位注射时痛感相对较强，痛阈较低的患者可选择缓慢将药物推入，从而减轻痛感；如腹部的穴位子宫、卵巢穴等，由于临近下腹部，脂肪层薄，痛感较明显，可缓慢将药物推入。

4）出针

出针时先将针退至浅层，再缓慢出针。出针后按压针孔以防溢液或出血，可用无菌棉签按压1分钟。

5）疗程

隔天注射1次，反应强烈者亦可隔2～3天注射1次。10次为1个疗程，经期停用。

（三）穴位注射疗法的注意事项

（1）严格遵守无菌操作，防止感染。使用前应注意药物的有效期，不要使用过期药物。注意检查药液有无沉淀变质等情况，如已变质应停止使用。

（2）注射时如下针回抽有血，必须避开血管后再重新注射。

（3）如孕妇的下腹、腰骶部和三阴交等孕妇禁针穴位，不建议穴位注射。

八、拔罐疗法

拔罐疗法是以罐为工具，利用燃火、抽气等方法产生负压，使之吸附于体表，造成局部瘀血，以达到通经活络、行气活血、消肿止痛、祛风散寒等作用的疗法。拔罐疗法在中国有着悠久的历史，早在成书于西汉时期的帛书《五十二病方》中就有关于"角法"的记载，角法就类似于后世的火罐疗法。而国外古希腊、古罗马时代也曾经盛行拔罐疗法。

（一）拔罐疗法的作用

1. 行气活血，舒筋活络

人体在火罐负压吸拔的时候，皮肤表面有大量气泡溢出，从而加强局部组织的气体交换。负压使局部的毛细血管发生通透性变化和毛细血管破裂，少量血液进入组织间隙，从而产生瘀血，红细胞受到破坏，血红蛋白释出，出现自体溶血现象。对于不孕患者而言，拔罐在机体自我调整中产生行气活血、舒筋活络等功效，起到一种良性刺激促进局部血运的作用。

2. 温经散寒，清热解毒

拔罐疗法对局部皮肤有温热刺激作用，以大火罐、水罐、药罐最明显。温热刺激能使血管扩张，促进以局部为主的血液循环，改善充血状态，加强新陈代谢，使体内的废物、毒素加速排出，改变局部组织的营养状态，增强血管壁通透性，增强白细胞和网状细胞的吞噬活力，增强局部耐受性和机体的抵抗力，对不孕患者则起到温经散寒、清热解毒等作用，从而达到促使疾病好转的目的。

3. 调节作用

拔罐疗法的调节作用是建立在负压或温热作用的基础之上的，首先是对神经系统的调节作用，由于自体溶血等给予机体一系列良性刺激，作用于神经系统末梢感受器，经向心传导，达到大脑皮层；加之拔罐法对局部皮肤的温热刺激，通过皮肤感受器和血管感受器的反射途径传到中枢神经系统，从而发生反射性兴奋，借以调节大脑皮层的兴奋与抑制过程，使之趋于平衡，并加强大脑皮层对身体各部分的调节功能，使不孕患者皮肤相应的组织代谢旺盛，吞噬作用增强，促使机体恢复功能，阴阳失衡得以调整，使疾病逐渐痊愈。

其次是调节微循环，加快新陈代谢。微循环的主要功能是进行血液与组织间物质的交换，其功能的调节在生理、病理方面都有重要意义。且还能使淋巴循环加强，淋巴细胞的吞噬能力活跃。此外，由于拔罐后自体溶血现象，随即产生一种类组织胺的物质，随体液周流全身，刺激各个器官，增强其功能活力，这有助于不孕患者机体功能的恢复。

笔者通常选取不孕患者背部膀胱经及腰骶部穴位及腹部穴位拔罐，以达到疏通经络、行气活血、改善盆腔循环的目的。

（二）拔罐疗法的操作

用镊子夹住略蘸酒精的棉球纱布，一手握罐体，将棉球或纱布点燃后立即伸入罐内闪火即退出，速将罐扣于应拔部位。

（三）拔罐疗法的注意事项

（1）拔火罐时切忌火烧罐口，否则会烫伤皮肤；留罐时间不宜超过20分钟，否则易使皮肤起水疱损伤皮肤。

（2）皮肤过敏、溃疡、水肿及心脏、大血管部位，孕妇的腰骶、下腹部，均不宜拔罐。

九、耳穴压豆疗法

耳穴压豆疗法是耳针疗法的一种，是中医常用外治法之一。该疗法是以中医理论为基础，将坚硬且平滑的籽粒、药丸、磁珠等（临床上多用王不留行）贴压在耳郭上的穴位或反应点上，并用手按压刺激，使局部产生热、麻、胀、痛等感觉，最终起到防治疾病作用的一项中医护理适宜技术。通过刺激耳部穴位可以产生内调脏腑、宣通气血、协调阴阳的整体效果。

（一）耳郭与经脉的关系

从历史文献中可以看到，耳与经脉是有着密切关系的，早在马王堆帛书《阴阳十一脉灸经》中就提到了与上肢、眼、颊、咽喉相联系的"耳脉"。到了《黄帝内经》时期，不仅将"耳脉"发展成了手少阳三焦经，而且对耳与经脉、经别、经筋的关系都做了比较详细的记载。在十二经脉循行中，有的经脉直接入耳中，有的分布在耳郭周围。如手太阳小肠经、手少阳三焦经、足少阳胆经等经脉、经筋分别入耳中，或循耳之前、后；足阳明胃经、足太阳膀胱经则分别上耳前，至耳上角；手阳明大肠经之别络入耳合于宗脉。六条阴经虽不直接入耳或分布于耳郭周围，但均通过经别与阳经相合。因此，十二经脉均直接或间接上达于耳。所以《灵枢·口问》说："耳者，宗脉之所聚也。"《灵枢·邪气脏腑病形》亦说："十二经脉，三百六十五络，其血气皆上于面而走空窍，其精阳气上走于目而为睛，其别气走于耳而为听。"对于不孕患者而言，耳部的子宫、盆腔、内分泌、肝、肾等相应穴位具有疏通经络、调节相应脏腑的功能，从而达到调冲任助孕的目的。

（二）耳郭与脏腑的联系

耳与五脏六腑的关系十分密切，是机体体表与内脏联系的重要部位。在经典著作中，有关耳与脏腑的关系论述很多。如《素问·金匮真言论》说："南方赤色，入通于心，开窍于耳，藏精于心。"《灵枢·脉度》亦说："肾气通于耳，肾和则耳能闻五音矣。"《难经·四十难》也说："肺主声，故令耳闻声。"后世医著在论述耳与脏腑的关系时更为详细，如《备急千金要方》中说"神者，心之脏……心气通于舌，非窍也，其通于窍者，寄见于耳，荣华于耳"；《证治准绳》也说："肾为耳窍之主，心为耳窍之客。"《厘正按摩要术》中进一步将耳背分为心、肝、脾、肺、肾五部，其言"耳珠属肾，耳轮属脾，耳上轮属心，耳皮肉属肺，耳背玉楼属肝"。以上这些论述，体现了耳与脏腑在生理方面是息息相关的。因此贴压耳穴可调节不孕患者脏腑和器官功能活动，从而治疗疾病。

（三）耳郭与神经的关系

耳郭的神经很丰富，有来自脊神经颈丛的耳大神经和枕小神经；有来自脑神经的耳颞神经、面神经、舌咽神经、迷走神经的分支以及随着颈外动脉而来的交感神经。分布在耳郭上的四对脑神经及两对脊神经和中枢神经系统均有联系，如分布在耳郭的耳颞神经属三叉神经下颌支的分支，除司咀嚼运动和头面感觉外，还与脊髓发生联系；面神经除司面部表情肌运动外，还管理一部分腺体—延髓发出的迷走神经和舌咽神经，对呼吸中枢、心脏调节中枢、血管运动中枢、唾液分泌中枢（呕吐、咳嗽中枢）等都有明显的调节作用。来自脊神经的耳大神经、枕小神经除管理躯干、四肢、骨关节肌肉运动以外，还支配五脏六腑的运动。由脑、脊髓部发出的副交感神经和脊髓胸、腰部发出的交感神经（分布在耳郭上的迷走神经属副交感神经，交感神经在耳郭上伴动脉分布）所组成的内脏神经，对全身的脏器几乎有双重支配作用，两者互相抵抗，而又互相协调，共同维持全身脏腑和躯干四肢的正常运动。

从耳郭神经分布看出，耳郭与全身有密切联系：从耳郭神经分布的显微观察，可以看出耳郭和神经系统有密切联系。神经进入耳郭后，从表皮至软骨膜中会有各种神经感受器：游离丛状感觉神经末梢、毛囊神经感觉末梢及环层小体；耳肌腱上和耳肌中存在有单纯型和复杂型丛状感觉神经末梢、高尔基腱器官及肌梭。由于耳郭含有浅层和深层感受器，在耳穴治疗中如手法行针、耳穴按压、电脉冲、激光、磁力线等不同刺激方法出现的"得气"，可能是兴奋了多种感觉器尤其是痛觉感觉器，接受和传递各种感觉冲动汇集到三叉神经脊束核。然后，由该核传递冲动至脑干的网状结构，从而对不孕患者的各种内脏活动和各种感觉机能的调节起到重要的影响。

耳穴压豆对经络、脏腑及神经均有调节作用，具有较好的抗焦虑效果。目前很多不孕患者由于长期不孕，面临较大的心理及社会压力，常出现焦虑、失眠等情况，常选取肝、脾、肾、交感、神门、内分泌、子宫、卵巢等耳穴，以期达到安眠、助孕的目的。

（四）耳穴压豆疗法的操作

选准穴位处先以体积分数为75%的酒精棉球或安尔碘擦耳郭皮肤，再用干棉球擦净，用镊子夹起中间粘有王不留行籽的小方胶布，置于所选之穴区，并将其粘牢压紧（图6-7）。待各穴贴压完毕，即予以按压，直至耳郭发热潮红。按压时注意将拇指、食指分置耳郭内外侧，夹持压物，先作左右圆形移动，找到敏感点后，即采用一压一放式按压法，反复对压，每穴持续30秒左右。按压的强度当根据患者自我感受而定，不可太过用力，慢性病及年老体弱者当轻刺激。每贴压耳豆1次，夏季可在耳上放置2～3天，冬季可留置5～7天，每天自行按压5～7次，贴压10次为1个疗程。休息1周，再进行下一疗程。一般两耳轮换贴压。

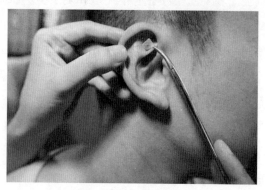

图6-7　耳穴压豆操作

（五）耳穴压豆疗法注意事项

（1）有皮肤过敏者可选用脱敏胶布。

（2）按压时不可采用使劲搓动压豆的方法，否则易引起皮肤破损，造成感染。当皮肤出现破损时应取下压物，局部涂以消炎软膏，在治疗感染期间暂停耳穴压豆。

（3）单穴疼痛过重时，可放松胶布或取下耳豆，以免造成其他不适。耳郭有炎症、溃疡或皮损者，不宜采用贴压法。

下篇　治验篇

第七章　女性不孕症相关疾病治验

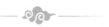

第一节　盆腔炎

一、定义

盆腔炎（pelvic inflammatory disease，PID）是指女性骨盆腔的器官受到感染的一组疾病，包括子宫、输卵管，甚至可影响到周边的组织，好发于正值生育年龄且有过性经验的女性。炎症可局限于一个部位，也可同时累及几个部位，因炎症所在的部位、范围大小及严重程度可有不同的临床表现。PID若延误治疗，除了可发展成慢性盆腔炎外，亦会对女性的生殖器官造成长远的影响，包括输卵管阻塞导致不孕、输卵管妊娠及出现炎症反复发作等后遗症。严重的PID甚至可引起弥漫性腹膜炎、败血症、感染性休克等并发症，危及生命。

二、诊断

（一）临床表现

PID轻症患者一般无症状或症状轻微，目前尚无单一的病史、体征或实验室检查可以准确诊断PID。

（1）下腹痛：下腹持续性疼痛，活动或性交后加重。

（2）发热：体温＞38.5℃。

（3）阴道分泌物增多、质稠、色黄。

（二）辅助检查

（1）妇科检查：阴道可见脓臭分泌物；宫颈举痛或充血，或见脓性分泌物从宫颈口流出；子宫体可增大，压痛明显，附件区也压痛明显，甚至触及包块；伴腹膜炎时，下腹部有压痛、反跳痛及腹肌紧张；盆腔脓肿形成位置较低者则后穹窿饱满，有波动感。

（2）血常规检查：白细胞总数及中性粒细胞数增高。

（3）红细胞沉降率：红细胞沉降率＞20 mm/h。

（4）宫颈管分泌物检查：可做病原体检测、培养及药敏试验。

（5）超声检查：可见盆腔积液或包块。

（6）后穹窿穿刺：若B超检查显示直肠子宫凹陷积液，穿刺抽出脓液。

（7）腹腔镜检查：输卵管表面明显充血，输卵管管壁水肿，输卵管伞端或浆膜面有脓性渗出物。

（三）诊断标准

美国疾病控制与预防中心（Centers for Disease Control and Prevention，CDC）建议的盆腔炎诊断模式是病史加上病理学检查，并排除其他非PID的诊断。根据2010年美国CDC的诊断标准，符合最低诊断标准，即可给予经验性抗生素治疗。附加标准可增加诊断PID的特异性，符合特异标准基本可诊断PID。

（1）最低标准：子宫压痛或附件压痛或宫颈举痛。

（2）附加标准：①口腔温度≥38.3℃；②子宫颈或阴道脓性分泌物；③阴道分泌物显微镜检查有白细胞增多现象；④红细胞沉降率升高；⑤C-反应蛋白水平升高；⑥实验室检查证实有宫颈淋病奈瑟菌或沙眼衣原体感染。

（3）特异性诊断标准：①子宫内膜活检组织学证实子宫内膜炎；②阴道超声或磁共振检查显示输卵管增粗，输卵管积液，伴或不伴有盆腔积液、输卵管或卵巢肿块；③腹腔镜发现PID征象。

三、鉴别诊断

（一）急性阑尾炎

急性阑尾炎痛多局限于右下腹，有麦氏点压痛、反跳痛，而PID痛在下腹部，病位较低，且常伴月经不规则等症状。两者均可出现发热、腹痛、血常规中白细胞升高，临床上可做腰大肌和闭孔内肌试验以鉴别诊断。

（二）异位妊娠

异位妊娠典型症状包括下腹部疼痛、阴道不规则出血，与PID症状相似，但异位妊娠者检查血、尿hCG为阳性，且阴道后穹窿穿刺可吸出不凝血。

（三）卵巢囊肿蒂扭转

卵巢囊肿蒂扭转患者突然发生一侧下腹剧痛，逐渐加重，常伴恶心、呕吐甚至休克症状，但较少出现阴道流血。多有附件包块的病史，通过妇科检查及超声检查可做鉴别。

四、治疗

（一）西医治疗

抗生素药物治疗是盆腔炎的标准治疗方式。若症状较严重或服药后未改善，则需要住院以抗生素针剂来治疗，甚至接受手术治疗。抗生素治疗可清除病原体，改善症状及体征，减少后遗症。

（二）中医治疗

1. 病机分析

盆腔炎根据其临床症状可归属于中医"癥瘕""不孕""妇人腹痛"范畴。笔者认为急性盆腔炎主要是由于经期或产后、妇科术后血室正开，正气虚弱，湿浊热毒等乘虚而入，邪与气血搏结于冲任、胞宫，血分蕴热，或热毒、湿毒蕴结而发。病机属虚实夹杂，多责之于冲任与肝、脾、肾。急性盆腔炎若未彻底治愈，迁延日久，则转为慢性盆腔炎，风寒湿热之邪乘虚内侵，与气血搏结、反复进退，缠绵难愈；或素体气虚，无力推动血行，瘀滞于下焦；或七情内伤，气机不畅，瘀血内停，脉络不通。

2. 治则治法

急性期治疗以清热化湿，活血行气为原则；慢性期则以活血化瘀止痛为主。

3. 中药治疗

（1）中药内服：急性期热毒炽盛可予五味消毒饮合大黄牡丹汤加减，湿毒蕴结证可予仙方活命饮加薏苡仁、冬瓜仁等。慢性期湿热瘀结予当归芍药散加减，气滞血瘀证予膈下逐瘀汤加减，寒湿凝滞证予温经汤加减，气虚血瘀证予理冲汤加减。

（2）中药保留灌肠：桃红四物汤、复方大黄灌肠液、毛冬青灌肠液等灌肠。

4. 针灸治疗

以通元针法为主，湿热蕴结加蠡沟、阴陵泉；气滞血瘀加太冲、血海；肾阳虚加命门；肾阴虚加太溪；气虚加脾俞；寒凝加足三里、关元温针灸等。

中医在治疗盆腔炎上有一定经验，针刺、中药的疗效备受肯定。在急性发作时除了协同抗菌以外，也可降低抗生素导致的肠胃不适副作用。对于反复难愈的慢性盆腔炎，可以预防及减少炎症的发生，并改善疼痛与不孕。

五、病案

余某，女，35岁，2018年3月15日初诊。

主诉：未避孕未孕3年。

现病史：患者平素月经周期规律，经期5～7天，月经量中，色暗红，血块（＋），痛经（＋），经前双侧乳房胀痛。既往盆腔炎病史，时有下腹部疼痛，规律服用中药，欲针灸配合中药治疗前来就诊。症见：左下腹部疼痛，腹部偶有坠胀感，腰酸，四肢不温，失眠多梦，纳可，二便调。舌红，苔薄白，脉沉弦。

西医诊断：①原发性不孕；②盆腔炎。

中医诊断：全不产。

证型：肾虚血瘀。

治法：补肾益气，活血化瘀。

处方：根据"通督调神，引气归元"原则，按照月经周期制订针刺方案，每次治疗交替使用腹部、背部穴位针刺。主穴取百会、印堂、中极、子宫、血海、三阴交、天枢、关元、卵巢、脾俞、肾俞、命门、腰阳关；卵泡期配内关、公孙、太溪、然谷、水泉；排卵期配合谷、承浆、阳陵泉、足临泣；黄体期配合谷、太冲。针灸治疗以4周为1个疗程，每周治疗3次，月经来潮时暂停。

二诊：2018年4月19日患者表示最近精神较佳，本次月经来潮量中，色红，血块（＋），痛经及经前双侧乳房胀痛减轻，腰酸及失眠症状缓解，嘱继续进行针灸治疗。患者规律进行针灸治疗。

三诊：完成4次疗程后2018年8月2日到访诊室，表示今日查血人绒毛膜促性腺激素阳性，诊断为早孕。

2019年8月因失眠及备孕二胎再次就诊，表示已于2019年4月顺产1女婴。

六、经验

盆腔炎主要是由于六淫侵袭、饮食不节、七情内伤等导致气血失调，日久正气受损，湿浊热毒等乘虚而入，邪与气血搏结于胞宫而发。病机属虚实夹杂。盆腔炎患者自然怀孕的成功率会相较一般人低，且宫外孕可能性较高。若延误治疗易发展成慢性盆腔炎，病程长且缠绵难愈，影响患者身心健康，易酿成亚健康体质，甚至并发焦虑、抑郁等精神疾病。另外，多数盆腔炎患者抵抗力较差，免疫功能受损，长期使用抗生素易产生耐药性和药物毒副作用，造成肠道菌群失调或其他脏器受损。中医药在急性发作时除了协同抗菌以外，也可降低抗生素导致肠胃不适的副作用。对于反复难愈的慢性盆腔炎，可以预防及减少炎症的发生，并改善疼痛与不孕，具有确切的疗效和明显的优势。并且药物无法直接渗入病灶，而针灸可直接作用于病位，同时保留中医的辨证论治特色，针对不同证型的盆腔炎发挥治疗效应，调节整体。

第二节　细菌性阴道病

一、定义

细菌性阴道病（bacterial vaginosis，BV）是一种育龄期女性常见的阴道内感染性疾病，是由于阴道内乳酸杆菌减少、加德纳菌及其他厌氧菌增加而导致的以阴道内稀薄鱼腥臭味分泌物增加为主要表现的内源性混合感染。这种阴道内菌群失调的改变可能导致体内内分泌及免疫功能失调，从而继发盆腔炎、输卵管炎、不孕症等疾病。患细菌性阴道病的育龄期女性由于阴道内酸碱平衡的改变及阴道分泌物增加，在多重作用下使得精子存活率大大降低，从而导致不孕。有临床研究表明，不孕症妇女合并细菌性阴道病的概率达25%左右。

二、诊断

（一）临床表现

（1）分泌物增多，可伴有轻度瘙痒或灼热感，性交后症状加重。

（2）分泌物呈灰白色、匀质、稀薄状，有鱼腥臭味。

（3）阴道黏膜正常，无明显红肿、充血等表现。

（二）辅助检查

（1）阴道pH值：阴道分泌物pH＞4.5。

（2）胺试验：取阴道分泌物少许于玻片上，加上10%氢氧化钾溶液1～2滴，若产生烂鱼肉样腥臭气味，则为胺试验阳性。

（3）显微镜检查：线索细胞阳性，极少白细胞。

三、鉴别诊断

（一）滴虫阴道炎

滴虫阴道炎是一种常见的以性交直接传播为主的阴道炎症，以阴道分泌物增多伴有外阴瘙痒或疼痛为主要症状。分泌物特点为有异味、泡沫状、稀薄脓性。其阴道黏膜上有散在出血点，pH＞4.5，胺试验可为阳性，显微镜检查下可找到阴道毛滴虫及多量白细胞。

（二）外阴阴道假丝酵母菌病

外阴阴道假丝酵母菌病是一种病原体为假丝酵母菌的常见外阴阴道炎症，又称念珠菌性阴道炎，主要表现为外阴阴道重度瘙痒、烧灼感及阴道分泌物增多。分泌物特点为白色，质稠厚，或呈豆腐渣样。阴道黏膜可见水肿、红斑出现，pH＜4.5，胺试验为阴性，显微镜下可见芽生孢子、假菌丝及少量白细胞。

四、治疗

（一）西医治疗

西医治疗主要选用克林霉素、甲硝唑、替硝唑等抗厌氧菌药物全身或局部用药。全身用药，首选甲硝唑400 mg，口服，每天2次，共服7天；其次为替硝唑1 g，口服，每天1次，连服5天；或克林霉素300 mg，口服，每天2次，连服7天。局部用药，首选甲硝唑制剂200 mg，每晚1次，连用7天；或2%克林霉素软膏阴道涂抹，每次5 g，每晚1次，连用7天。

（二）中医治疗

1. 病机分析

细菌性阴道病属于中医"阴痒""带下病"的范畴。带脉约束纵行诸经，带脉为病不能约束，则湿热下注阴中，发为带下病。其病机总属湿邪下注，与肾、脾、肝三脏及任、带二脉有关。

2. 治则治法

治疗应以祛湿为主，兼以健脾补肾、抗菌消炎。

3. 中药治疗

（1）中药内服：可用萆薢渗湿汤或完带汤、六味地黄汤加减等。

（2）中药外用熏洗或坐浴：可选苦参、白鲜皮、蛇床子等中药组方熏洗。

4. 针灸治疗

针灸治疗以通元针法为主，配穴常取阴陵泉、三阴交、八髎、白环俞、曲骨、蠡沟、行间。

五、病案

许某，女，26岁，2018年12月26日初诊。

主诉：未避孕未孕2年。

现病史：婚后3年，丈夫体健，同居未孕2年。2018年5月行首次IVF-ET，取卵3个，配成2个，移植2个，未受孕。平素月经较规律，月经周期25～28天，经期5～7天，经量、颜色基本正常，时有血块，轻微小腹痛及腰部酸痛。带下色白、量多、质较清稀。就诊末次月经时间（LMP）是2018年12月13日，经量、颜色一般，稍感痛经，少量血块，偶有小腹坠胀感。白带常规：清洁度Ⅲ度，白细胞（+++）。症见：患者神志清，精神可，小腹微凉，腰部时感酸痛，纳眠一般，大便1天1次，质软，小便较清长。舌质淡，苔薄白，脉沉迟。

西医诊断：①原发性不孕症；②细菌性阴道病。

中医诊断：全不产。

证型：湿邪下注，伤及肝肾。

治法：健脾利湿，补益肝肾。

处方：以针灸治疗为主，配合口服甲硝唑、中药治疗。患者于2018年12月26日开始行针灸治疗，每周3次，隔天1次。采用"通元针法"，主穴选取百会、生殖区、子宫、中脘、天枢、关元、气海、水道、带脉、白环俞、足三里、三阴交、阴陵泉等。配穴选取脾俞、肾俞、肝俞、腰阳关、命门、次髎、蠡沟等。在中极、关元、子宫、肾俞、腰阳关等穴加用灸法或火针治疗，配合拔罐、耳穴压豆、穴位埋线等协同治疗。中药以完带汤、六味地黄汤等加减配合使用。按照1个月经周期为1个疗程，连续治疗3个疗程后，行自然周期取卵，取卵4个，配成3个，其中2个为优势胚胎。

二诊：2019年4月末进入移植周期，移植2个新鲜胚胎，继续行针灸治疗，治疗方案同前。

三诊：2019年5月患者告知已成功受孕。

2020年随访时告知已足月顺产1子。

六、经验

细菌性阴道病属于中医"阴痒""带下病"的范畴。《傅青主女科》曰："夫带下俱是湿症，而以带名者，因带脉不能约束……"提示带下病主要与湿邪相关。湿邪留恋，蕴结于肝肾、任督二脉，经脉气血运行不通致使带脉失去约束，《杂病源流犀烛·带脉病源流》言"中分不运……心脾上郁，肝肾下虚，邪热流连而为滞淫，必病赤白带……"带脉约束纵行诸经，若带脉为病不能约束，则湿热下注阴中，发为带下病。细菌性阴道病的病机总属湿邪下注。治疗应以祛湿为主，兼以滋养肝肾、抗菌消炎。

治疗以"通元针法"为基础，主穴选取百会、生殖区、中脘、天枢、关元、气海、水道、带脉、白环俞、子宫、足三里、三阴交、阴陵泉等。配穴有脾俞、肾俞、肝俞、次髎、蠡沟、血海等辨证选用。取生殖区、子宫调经助孕；取百会安神；取中脘、天枢可健运脾气，生化水谷精微；取关元、气海理气化湿；取带脉以固摄本经经气；取白环俞助膀胱之气化，利下焦湿邪；取水道通调水道，清利下焦湿热；

取足三里、三阴交健脾利湿；阴陵泉为除湿要穴。另外，可在中极、归来加用灸法，背部穴位可配合拔罐法，另可在气海、归来、肝俞、脾俞等穴用穴位埋线。还可于中极、水道、归来等穴加用火针。

在治疗中还可配合使用中药内服及外用治疗，如内服完带汤健脾益气、祛湿化浊，六味地黄汤滋补肝肾、利湿泄浊等。外用熏洗可选苦参、白鲜皮、蛇床子等中药组方，其中苦参可清热燥湿、杀虫利尿；蛇床子解毒止痒、祛湿清热；白鲜皮能祛风止痒、清热解毒等。另外，还可以与西药抗生素配合使用，效果更佳。

第三节　宫颈炎

一、定义

宫颈炎是常见的女性下生殖道炎症，好发于20～40岁的育龄期女性。正常情况下，宫颈具有多种防御功能，包括黏膜免疫、体液免疫及细胞免疫，是阻止下生殖道病原体进入上生殖道的重要防线，但宫颈也容易受性交、分娩及宫腔手术操作的损伤，且宫颈管单层柱状上皮抗感染能力较差，容易发生感染。宫颈炎包括宫颈阴道部炎症及宫颈管黏膜炎症。因宫颈阴道部鳞状上皮与阴道鳞状上皮相延续，阴道炎症可引起宫颈阴道部炎症。临床多见的宫颈炎是宫颈管黏膜炎。若宫颈管黏膜炎症得不到及时彻底治疗，可引起上生殖道炎症。根据该疾病的病程长短，可以将其分为急性和慢性两大类。

二、诊断

（一）临床表现

大部分患者无症状。有症状者主要表现为阴道分泌物增多，呈黏液脓性，阴道分泌物刺激可引起外阴瘙痒及灼热感。此外，可出现经间期出血、性交后出血等症状。若合并尿路感染，可出现尿急、尿频、尿痛。

（二）体征

宫颈炎患者两个特征性体征，具备一个或两个同时具备：①肉眼可见宫颈管流出或棉拭子有脓性或黏液脓性分泌物（通常被称为黏液脓性宫颈炎或宫颈炎）；②持续的宫颈管出血，易由棉棍轻柔地通过子宫颈口诱发。

（三）实验室检查

阴道分泌物显微镜检查，高倍视野下可见白细胞计数超过10个，以及衣原体和淋病奈瑟球菌。

三、鉴别诊断

（一）宫颈上皮内瘤变

宫颈上皮内瘤变是与宫颈浸润癌密切相关的一组癌前病变，常发生于25～35岁妇女间。无特殊症状。偶有阴道排液增多，伴或不伴臭味。也可以在性生活或妇科检查后发生接触性出血。检查宫颈可见光滑，或仅见局部红斑、白色上皮，或宫颈柱状上皮异位表现，未见明显病灶。

（二）宫颈癌

宫颈癌是最常见的妇科恶性肿瘤。早期宫颈癌常无明显症状和体征，随病变发展，可表现为阴道出血、阴道排液，以及根据癌灶累及范围出现不同的继发性症状，如尿频、尿急、便秘、下肢痛等。

四、治疗

（一）西医治疗

1. 药物治疗

由于大部分宫颈炎患者的发病机制是由沙眼衣原体、淋病奈瑟球菌等病原体引起，所以对于宫颈炎的治疗，主要是针对病原体进行局部治疗，如淋病奈瑟球菌阳性时，可口服头孢妥仑匹酯或左氧氟沙星；衣原体阳性时应口服阿奇霉素或多西环素，或者全身治疗。

2. 物理治疗

激光治疗、冷冻治疗、红外线凝结疗法、微波疗法和宫颈环形电切术（LEEP）及聚焦超声技术等。

3. 手术治疗

有宫颈息肉者行息肉摘除术。宫颈腺囊肿和宫颈肥大如无不适一般不需治疗；糜烂面较深广且累及宫颈管者，可考虑行宫颈锥切术。

（二）中医治疗

1. 病机分析

慢性宫颈炎致不孕症属中医"带下""不孕症"等范畴，该病的主要发病病机为禀赋虚弱、肾气不足，感受湿邪，影响任、带二脉，以致带脉失约，任脉不固而发病。湿邪的产生或因脾失健运，水湿不化；或因肝火挟脾湿下注；

或因湿热阻滞下焦，气血运行不畅，湿热互结；或因肾虚失固，封藏失司或因摄生不慎，感受外来湿邪而致发病。

2. 治则治法

以祛湿、健脾、固肾为主。

3. 中药治疗

以完带汤、萆薢渗湿汤、龙胆泻肝汤或知柏地黄汤为主加减。

可以采用中药研粉制栓剂上药法、中药研粉喷敷法、带线棉球上药法、中药研粉制膏剂外敷法等治疗。

4. 针灸治疗

针灸治疗以通元针法A组、B组穴位为主。

五、病案

夏某，女，32岁，2019年7月18日初诊。

主诉：未避孕未孕1年。

现病史：平素月经规律，量多，少量血块，偶伴痛经，腰酸感明显，平素白带量多，有少许异味。曾于外院诊断为重度宫颈炎。G0P0A0。LMP：2019年6月25日，6天干净。症见：患者诉平素怕冷，手脚冰凉。纳可，平素熬夜，寐较差，大便质地较软，小便清长，少许夜尿。舌淡红，苔薄白，脉沉细弦。2019年7月15日白带常规示：清洁度Ⅳ度，念珠菌阳性（＋）。

西医诊断：①原发性不孕；②宫颈炎。

中医诊断：全不产。

证型：脾肾两虚。

治法：健脾补肾，调经助孕。

处方：

针刺处方采用"通督调神，引气归元"。针刺穴位：

A组穴：百会、印堂、中脘、天枢、气海、关元、中极、子宫、卵巢、曲池、外关、合谷、足三里、三阴交、太冲。

B组穴：膈俞、胆俞、肝俞、脾俞、肾俞、阴陵泉。前后组穴位交替使用，配合温针灸及耳穴压豆。

2019年12月7日复诊。B超示宫内妊娠，有胎心管搏动。

六、经验

慢性宫颈炎致不孕症多由急性宫颈炎治疗不彻底，病原体隐藏于宫颈黏膜内变为慢性炎症而形成，是女性生殖器官炎症中最常见的一种。如果子宫颈受炎症长期刺激，可出现子宫颈肥大、子宫颈腺囊肿等病理变化。引起不孕症主要是由于子宫颈管内黏稠、脓性带下增多，影响精子的穿透与生存。从不孕症角度来看，慢性宫颈炎与不孕症关系密切。

因此往往治愈了慢性宫颈炎也治愈了不孕症。采用"通督养神法"调和阴阳；运用"引气归元法"以疏通经络、化痰祛瘀。子宫穴为经外奇穴，治疗妇科疾病的经验效穴，补血活血要穴，益气养血，充实胞脉。卵巢穴为经外奇穴，是治疗不孕及妇科病的经验效穴，阴陵泉利水祛湿。滑伯仁《难经本义》曰："阴阳经络，气相交贯，脏腑腹背，气相通应。"背俞所治为阳病，腹募所治为阴病，故治带下重点在祛湿、健脾、固肾。其中必须抓住禀赋虚弱、肾气不足、冲任亏损这一根本病机。

第四节　子宫内膜息肉

一、定义

子宫内膜息肉（endometrial polyp，EP）是子宫腔上皮组织的黏膜细胞异常增生所导致的良性肿瘤，有可能发生恶变，好发于35岁以上的女性。子宫内膜息肉的发生原因不明，且容易复发，过大的息肉可造成月经不规则、经血量增加等症状，严重更可能导致流产或不孕。

二、诊断

（一）临床表现

1. 子宫异常出血

月经量增多、周期缩短或经期延长等不规则子宫出血。亦有可能出现绝经后阴道流血。

2. 不孕

子宫内膜息肉异常增生充塞宫腔可妨碍精子和卵子存留、着床及胚胎发育。合并感染导致宫腔内环境的改变不利于精子和卵子的成活，若合并输卵管或卵巢炎，可引起梗阻性或无排卵性不孕。

（二）辅助检查

1. 妇科检查

子宫内膜息肉合并感染急性炎症可见宫颈充血水肿或糜烂，有脓性分泌物自宫颈管排出，触动宫颈时可有疼痛感。

慢性宫颈炎可见宫颈有不同程度的糜烂、肥大、息肉、腺体囊肿、外翻等表现，或见宫颈口有脓性分泌物，触诊宫颈较硬。如为宫颈糜烂或息肉，可有接触性出血。

2. 超声检查

超声检查是目前最常用的辅助诊断方法，可明确息肉的位置、数量、大小，同时还可观察子宫大体形态的变化。但诊断结果易受探头、憋尿等因素影响而出现误漏诊问题，一般而言阴道超声诊断符合率高于经腹超声诊断。

3. MRI检查

MRI检查具有较高的软组织分辨力，能够清晰显示子宫内膜息肉的位置、形态、单发或多发。

4. 诊断性刮宫

诊断性刮宫兼顾EP的诊断和治疗，送检操作中刮出的组织，经病理检查以做出诊断。患者复诊时，若宫腔内仍有实质回声或内膜增厚，需要接受进一步的宫腔镜检查。

5. 宫腔镜检查

宫腔镜检查为诊治EP的"金标准"，可直接观察宫腔内情况，还能在直视下对可疑病变进行活检及治疗。

三、鉴别诊断

（一）功能失调性子宫出血

由于卵巢功能失调而引起的子宫出血，简称"宫血"，多见于青春期及更年期女性。常表现为月经周期紊乱，经量过多，经期延长，甚至不规则阴道流血等，与EP的临床特征相似。

（二）黏膜下子宫肌瘤

子宫肌瘤是由子宫肌肉形成的良性肿块，生长速度缓慢，患者可出现经量过多，甚至贫血、下腹部疼痛、尿频等症状。子宫肌瘤从下层的肌肉生长，与由子宫内膜生长的息肉不一，亦因所在位置有不同的名称。其中黏膜下的子宫肌瘤在子宫的内壁生长，占据子宫内一定的空间，约占所有子宫肌瘤的5%。雌激素会刺激肌瘤的生长，当雌激素的含量在更年期后开始下降时，子宫肌瘤也会逐渐缩小。超声检查可诊断出大部分的肌瘤。宫腔镜亦可用来检查出黏膜下肌瘤，且可一并施行切除。

（三）子宫内膜癌

子宫内膜癌症状包括月经量变多、月经周期不规则、绝经后阴道出血等，部分患者会出现带血丝和异味的分泌物，也可能因为肿瘤压迫而造成下腹部疼痛。诊刮术、宫腔镜、超声检查都可协助做鉴别诊断。

四、治疗

（一）西医治疗

待炎症控制后经宫腔镜或手术切除息肉并同时进行诊刮术，组织送检。宫腔镜息肉切除术是最主要的治疗方式，小型局灶性或弥漫性息肉则可行刮宫术。术后定期复查，每3个月复查一次。

（二）中医治疗

1. 病机分析

子宫内膜息肉主要责之于瘀。气滞、痰湿、湿热、气虚等都可致瘀，气血运行不佳，瘀阻胞宫形成有形之症而发病，同时亦影响受孕概率。

2. 治则治法

活血化瘀，消瘀散结。

3. 中药治疗

主要以桃红四物汤加减、血府逐瘀汤加减为主，可口服同时可配合中药保留灌肠。

4. 针灸治疗

针灸治疗以通元针法A组、B组穴位为主，根据月经周期针药并用调经助孕，可改善宫腔内环境，有效降低息肉复发率，同时增加胚胎着床机会。

五、病案

吴某，女，34岁，2019年7月19日初诊。

主诉：未避孕未孕3年。

现病史：2017年因阴道不规则流血行宫腔镜检查，术后病理提示子宫内膜息肉。术后曾接受两次试管移植，皆未能成功着床，欲寻求中医药治疗前来就诊。患者诉年龄渐长，婚后一直未能成功怀孕，且既往有子宫内膜息肉，担心身体条件较差难以受孕，遇事较易焦虑急躁。超声检查示：内膜厚约1.0 cm，宫腔内可见1.2 cm×0.8 cm高回声团。患者平素月经周期29～37天，经期5～6天，月经量中，色暗红，血块（＋），痛经（＋），经前双侧乳房胀痛及腰痛。症见：胸闷，烦躁易怒，手脚冰冷，腰膝酸软，纳差，多梦易醒，二便调。舌暗，苔薄白，脉弦。

西医诊断：①原发性不孕；②子宫内膜息肉。

中医诊断：全不产。

证型：肾虚血瘀。

治法：补肾活血化瘀。

处方：针灸处方根据通元针法"通督调神，引气归元"原则，按照月经周期制定，穴位分仰卧位组和俯卧位组交替针刺。以调理身体，改善宫腔内环境为主，嘱放松心态以备孕。仰卧位组主穴百会、印堂、中脘、天枢、关元、归来、子宫、足三里、三阴交。俯卧位组主穴百会、后顶、心俞、膈俞、脾俞、肾俞、次髎、膀胱俞、委中、悬钟。治疗期间根据患者的月经周期及当日症状加配穴位。1周3次，1个月经周期为1个疗程，月经来潮时暂停。

二诊：2019年11月21日患者完成4次疗程后表示自我感觉身体素质改善，计划2020年2月再次接受试管移植，嘱可继续接受针灸治疗，直至成功怀孕。

三诊：2020年1月复诊，诉因停经1个月余，自测尿人绒毛膜促性腺激素阳性，现已取消试管移植计划。

六、经验

子宫内膜息肉主要责之于瘀。气滞、痰湿、湿热、气虚等都可致瘀，气血运行不佳，瘀阻胞宫形成有形之症而发病，同时亦影响受孕概率。治疗首选宫腔镜手术切除病灶，术后子宫内膜恢复平滑，胚胎着床的机会将会大增，但术后复发率较高。能否受孕取决于息肉大小及宫腔内环境，未必需要甚至反复接受宫腔镜手术，可以先向医生咨询。通过中西医结合治疗，既用宫腔镜诊治，同时根据月经周期针药并用调经助孕，可改善宫腔内环境，有效降低息肉复发率及增加胚胎着床机会。宫腔镜手术前后中医治法不一，术前多以活血化瘀为主，术后多以调补肝肾为主。针灸可有效保持宫腔较好血运，防止子宫内膜息肉复发或降低其复发的概率。

第五节　子宫腔粘连

一、定义

子宫腔粘连（intrauterine adhesion，IUA）又称阿什曼综合征，是由于各种原因所引起子宫内膜创伤进而形成粘连，临床上多表现为月经不规律（月经量少、闭经等）、周期性下腹痛、不孕或反复性流产等。

二、诊断

（一）临床表现

临床多表现为月经不规律（月经量少、闭经等）、周期性下腹痛、不孕或反复性流产等，结合辅助检查如宫腔镜检查等可明确诊断。

（二）辅助检查

子宫腔粘连的辅助诊断方式较为单一，除了询问患者病史和相关临床表现可以辅助诊断外，多依靠宫腔镜检查、经阴道超声检查、宫腔声学造影、子宫输卵管造影或磁共振等检查。

三、鉴别诊断

（一）异位妊娠子宫粘连

出现闭经及下腹痛时，应与异位妊娠鉴别。异位妊娠子宫粘连有人工流产或刮宫术史，腹痛以周期性为主，下腹部虽有压痛或反跳痛，但无内出血及休克等症状，子宫探针或宫腔镜检查多可确诊，当探测时经血排流通畅后，腹痛症状即减轻或消失。异位妊娠者出现腹痛后常有内出血症状及体征出现，后穹窿穿刺术等多可确诊。

（二）盆腔感染

人工流产或者刮宫术以后引起盆腔感染，也可以引起下腹部疼痛，但感染所引起的腹痛为持续性的钝痛，无周期性的发作史，并有发热、白细胞增多等感染的表现。子宫腔粘连所致的腹痛为周期性、痉挛性的宫缩痛，且无发热、白细胞增多等现象。

（三）子宫内膜异位症所引起的痛经

虽然也有周期性的腹痛，且呈渐进性的加重，但经血排出通畅，经血流出以后，腹痛的症状并没有减轻。子宫腔粘连所致的腹痛系梗阻性的腹痛，经扩张宫颈使经血流出以后症状即可以减轻，甚至消失。还可以从病史上来鉴别，子宫内膜异位症常表现为不孕，子宫腔粘连多发生于人工流产之后。

（四）早孕吸宫、刮宫术后闭经

首先应排除早孕。早孕一般无腹痛史，常有妊娠反应史，子宫增大与妊娠月份往往相符，尿妊娠试验阳性常可有助于诊断。

（五）闭经

子宫腔粘连后仅有单纯性闭经而无腹痛或者腹痛不明显者，应该与垂体或者下丘脑性闭经、卵巢早衰等鉴别。子宫腔粘连所致的闭经，在用黄体酮、雌激素或者人工周期治疗以后，月经仍不能恢复，而基础体温测定、宫颈黏液结晶及阴道脱落细胞涂片检查，均显示为卵巢功能正常。

四、治疗

（一）西医治疗

1. 单用雌激素或联合孕激素治疗

在临床上被广泛使用，以促进子宫内膜细胞的生长、增殖，防止宫腔出现再粘连。

2. 宫腔镜手术

宫腔镜手术是目前治疗子宫腔粘连的主流手段，它主要通过分离和切除宫腔内的瘢痕组织来恢复宫腔的内部形态，能最大限度地保护子宫内膜，保证子宫的正常生理功能。

3. 宫内节育器与宫腔支撑球囊

在宫腔内植入宫内节育器可以在某些程度上阻止宫腔创面的相互贴附，而宫腔支撑球囊置入术在此基础上又能引导排出宫腔内瘀滞的出血和炎性渗出液体，降低宫腔感染风险，进而降低再粘连形成率。

4. 生物胶类材料

透明质酸、羧甲基壳聚糖等生物胶类材料能够抑制子宫腔粘连患者宫腔内炎性细胞的激活和聚集，减少粘连部位创面渗出，抑制成纤维细胞生成，促进局部较少胶原纤维的增生，达到局部止血、减少瘢痕形成的目的，临床中常用于宫腔术后治疗。

（二）中医治疗

中医治疗子宫腔粘连，多在行宫腔镜明确诊断之后，常内外并治，在临床取得良好的疗效。

1. 病机分析

子宫腔粘连为西医病名，中医古籍未见明确阐述。子宫腔粘连实为胞宫内胞膜受损，多由宫腔手术操作等外源性损伤所致，属于外伤直损胞膜，胞膜中血脉因伤致瘀，久之气血津液失养而致胞膜粘连。其病机总属胞膜络阻、津血失养。

2. 治则治法

以活血通络、生津养血为主。

3. 中药治疗

（1）中药内服：多用丹参、牛膝、鸡血藤、蝉蜕、皂角刺、桃仁、红花等活血通络之物，配合沙参、生地黄、党参、当归等生津养血，改善宫腔局部血液循环，增强内膜组织营养，促进受损内膜再生修复，从而预防子宫腔粘连再发生。

（2）中药外治：多采用中药保留灌肠，多用复方大黄灌肠液、毛冬青灌肠液等，能使药物经直肠黏膜或直接作用于子宫内膜，吸收迅速、直达病所，有助于改善局部血液循环。

4. 针灸治疗

针灸治疗以通元针法A组和B组穴位为主，配合八髎、鼠蹊、气冲、太冲、三阴交等。

五、病案

陈某，女，33岁，2020年7月4日初诊。

主诉：未避孕未孕2年。

现病史：患者于2016年结婚，婚后性生活正常，分别于2017年12月孕8周+和2018年5月孕4周+时自然流产，后至今未避孕未孕。患者2型糖尿病病史，规律服用药物控制血糖。2019年11月查AMH 12.8 ng/L，2019年12月行宫腔镜检查提示轻中度子宫腔粘连。患者平素月经推迟，月经周期1～3个月不等，经期5～8天，月经量中，色暗红，有血块、痛经，月经期时有腰痛。症见：患者形体偏瘦，常腰酸，平素大便偏烂，纳可，眠稍差，入睡难，舌尖稍红，舌体胖大，色暗红，苔薄微黄，脉细，尺沉，稍涩。

西医诊断：①继发性不孕；②子宫腔粘连（中度）。

中医诊断：断续。

证型：肾虚血瘀。

治法：补肾活血化瘀。

处方：

（1）针刺穴位：

腹部组：百会、印堂、中脘、气海、关元、中极。双侧天枢、子宫、卵巢、大赫。配穴有双侧血海、阴陵泉、足三里、三阴交、太冲、太溪。

背部组：百会、大椎，双侧心俞、膈俞、胆俞、肝俞、脾俞、肾俞、次髎。配穴有双侧悬钟、昆仑、足三里、涌泉。

129

（2）温针灸：腹部组加气海、关元、大赫（双），背部组加肾俞（双）、次髎（双）。

（3）穴位注射：人胎盘组织液4 mL交替注射子宫（双）、肾俞（双），丹参注射液4 mL交替注射膈俞（双）、次髎（双）。

（4）中药以补肾填精、活血化瘀为法，方拟六味地黄汤加减。具体处方：

熟地黄10 g、牡丹皮15 g、茯苓10 g、山药10 g、泽泻10 g、酒萸肉10 g、牛膝15 g、盐杜仲15 g、巴戟天10 g、黄芩10 g、丹参15 g、肉桂10 g。每天1剂，水煎至200 mL，饭后温服。

针灸治疗隔天1次，背腹部组穴交替针刺，配合电针疏密波，强度以患者耐受为度，每次治疗均配合温针灸、穴位注射，经调理2个月余后，患者在医师指导下同房，顺利自然怀孕。

六、经验

子宫腔粘连之所以导致不孕，主因是患者处于阴阳失衡、气机受阻、血瘀气滞的状态。本案例患者症见形体偏瘦，常腰酸，平素大便偏烂，纳可，眠稍差，入睡难，舌尖稍红，舌体胖大，色暗红，苔薄微黄，脉细，尺沉，稍涩，月经周期不准，经色暗红、有血块，辨病为不孕病，辨证为肾虚血瘀证。《灵枢集注·背俞》有云"五脏之俞，本与太阳，而应于督脉"，通元针法重点是以督脉为主的头部及背部膀胱经背俞穴以贯脊入脑而通督调神，调节五脏气血功能；以任脉为主的腹部募俞穴以司导周身上下阴阳气机而引气归元，改善生殖功能。

第六节 慢性子宫内膜炎

一、定义

慢性子宫内膜炎是临床上育龄期女性生殖系统常见的妇科感染性疾病，该病病程长，易反复发作，严重影响患者正常生活和身体健康。正常状态时，阴道内环境呈酸性，细菌无法正常生存和繁殖，且在宫颈处有黏液可抵御病原体进入子宫腔内，起到屏障作用，当自然防御功能受损、机体免疫力下降或因分娩、流产、宫腔内手术操作及经期性生活等感染机会存在时，上述生理屏障作用明显减弱甚至消失，子宫内膜容易受病原微生物的侵袭，从而产生一系列的炎症反应，引发子宫内膜炎，处于急性期时，若治疗不及时，则导致病情反复发作，最终形成持续存在的慢性子宫内膜炎。慢性子宫内膜炎的组织病理变化为子宫内膜间质浆细胞浸润和大量炎症介质、免疫因子的渗出改变子宫内膜局部环境，使腺体萎缩及间质纤维化，导致内膜结构和功能被破坏。子宫内膜炎多因病原微生物感染引起，最常见的病原体为肠球菌、肠杆菌、链球菌、葡萄球菌、加德纳菌、支原体、解脲支原体、沙眼衣原体和淋病奈瑟球菌。其临床表现具有多样性和非特异性，大多无临床症状，但也可能会导致异常子宫出血、反复发作的盆腔疼痛、性交困难、白带增多、分泌物异味等症状，反复感染者可致不孕、复发性流产、子宫腔粘连、体外受精反复植入失败等并发症，对女性患者造成严重的身心损害。

二、诊断

（1）临床表现为腰骶酸胀并伴有盆骨疼痛不适、下腹痛，经期加重；白带增多，有臭味，质黏稠。

（2）异常子宫流血，子宫颈口可见脓血性分泌物。

（3）体温＞38℃，脉搏＞110次/mim。

（4）子宫稍大，轻轻触碰有疼痛感。

（5）病理学检查：子宫内膜间质伴有淋巴细胞和浆细胞浸润，阴道分泌物培养可发现致病菌。

同时符合上述2项及以上即可确诊为慢性子宫内膜炎。

三、治疗

由于慢性子宫内膜炎的病因不明确且诊断困难，现阶段对于慢性子宫内膜炎的治疗方案常采用诊断性治疗方法，包括全身治疗和局部治疗。

（一）口服抗生素治疗

关于子宫内膜炎的治疗，以抗生素为首要措施。现代医学往往按照药敏试验选用抗生素治疗，研究表明口服抗生素治疗可以消除慢性子宫内膜炎的间质浆细胞，改善患者的妊娠结局。但相较于急性子宫内膜炎，慢性子宫内膜炎很难找到具体病原体，对抗生素治疗不敏感，并且我国抗生素耐药率普遍高，治疗效果欠佳。

（二）子宫内膜搔刮

子宫内膜搔刮是一种改善妊娠结局的干预措施，可以改善内膜环境，有利于胚胎着床。其理论依据认为局部的损伤可以导致子宫内膜蜕膜化，从而提高种植率；创伤子宫内膜基底层，导致了细胞因子和生长激素的产生，有利于胚胎着床；人为创伤子宫内膜，可以延缓由卵巢过度刺激导致的子宫内膜发育过快，使胚胎和子宫内膜的种植窗口相对一致。但是目前子宫内膜搔刮并没有统一的操作指南。

（三）宫腔灌注治疗

宫腔灌注治疗是通过注射的方式，使药物与子宫内膜直接接触，从而改善宫腔内环境以及妊娠结局，临床常用的药物有人绒毛膜促性腺激素、集落刺激因子、富血小板血浆、生长激素及抗生素等。但宫腔灌注治疗花费较高，临床开展有限。

（四）干细胞及免疫治疗

子宫内膜间充质干细胞具有多分化潜能和组织同源性的特点，临床上用于子宫内膜过度损伤及炎症的治疗。

（五）中医治疗

1. 病因病机

慢性子宫内膜炎在中医没有确切的疾病诊断，可归入慢性盆腔炎，属中医"癥瘕""不孕"等范畴。病因病机乃经行产后胞脉空虚之时，寒湿之邪客于胞宫，阻滞胞脉，而致血行不畅，滞于下焦，淤积化热，日久而致湿热瘀结。

2. 治则治法

本病辨证应着重了解腹痛的性质、程度，结合带下特点及全身症状、舌脉象进行综合分析，以辨别虚实寒热。本病以实证或虚实夹杂证多见。一般而言，下腹及腰骶疼痛伴带下量多色黄，多属湿热瘀结，当治以清热除湿，化瘀止痛；少腹胀痛或刺痛伴乳房胀痛及经血有块，多为气滞血瘀，当治以理气行滞，化瘀止痛；下腹冷痛，得热痛缓，多为寒湿瘀阻，当治以散寒除湿，化瘀止痛；下腹疼痛伴神疲乏力、经血量多有块，则为气虚血瘀，当治以益气化瘀，散结止痛；下腹刺痛或坠痛，腰骶酸痛，经血色暗有块，脉沉涩，多为血瘀肾虚，当治以理气化瘀，补肾培元。

3. 中药治疗

湿热瘀结证，可用银甲丸加减；气滞血瘀证可用膈下逐瘀汤加减；寒湿瘀阻证，可用少腹逐瘀汤加减；气虚血瘀证，可用理冲汤加减；血瘀肾虚证，可用膈下逐瘀汤加丹参、连翘、续断、桑寄生。

4. 针灸治疗

针灸治疗应注重改善局部盆腔循环，在通元针法的基础上，于子宫、卵巢、气海、关元、肾俞、次髎等穴采用重刺激手法并加用温针灸。

四、病案

肖某，女，32岁，2020年10月8日初诊。

主诉：未避孕未孕10余年。

现病史：平素月经后期，月经周期37～60天，经期7～8天，月经量多色暗红，有血块。G0P0A0，既往多囊卵巢综合征病史。2019年3月外院查宫腔镜示：①子宫内膜炎；②右侧输卵管堵塞、左侧输卵管通而不畅。2019年9月于当地医院行试管取卵12个，配成2个胚胎，移植鲜胚失败。2020年9月12日至广州中医药大学第一附属医院生殖医学中心予拮抗剂方案取卵14个配成6个胚胎，获2个冻胚及3个囊胚，因子宫内膜炎予抗炎治疗，拟调理内膜环境后移植，遂至我科就诊。症见：神清，精神可，纳可，眠差，难入睡，体稍胖，腹部冰凉，二便调。舌淡，苔白边有齿痕，脉沉。

西医诊断：①原发性不孕；②子宫内膜炎。

中医诊断：全不产。

证型：脾肾两虚。

治法：温补脾肾。

处方：

（1）针灸治疗方案：根据患者不同月经周期阶段，给予通元针法治疗。

A组穴：天枢（双）、中脘、气海、关元、中极、百会、印堂、合谷（双）、足三里（双）、三阴交（双）、太溪（双）、太冲（双），经前期配归来（双），黄体期配子宫（双），卵泡期配卵巢（双）；

B组穴：心俞（双）、膈俞（双）、肝俞（双）、脾俞（双）、肾俞（双）、次髎（双）、秩边（双）、百会、脑户、内关（双）、神门（双）、委中（双）、三阴交（双）、太溪（双）、公孙（双）。采用飞针针法，分别采取仰卧位和俯卧位交替针刺A、B组穴位时，行相应手法后以电针仪疏密波加电，留针30分钟，主穴加用温针灸，并配合红外线灯照射，频率为"1周3次"，同时配合腰骶部拔罐治疗。

（2）耳穴压豆，选用子宫、内分泌、卵巢、肾、脾、肝，双耳交替。

考虑到患者体稍胖，针灸期间配合穴位埋线，并嘱患者运动、控制饮食以降低体重，治疗期间患者感觉睡眠改善，体重较前减轻。

二诊：2020年11月9日月经仍未至，查hCG＜0.01 mIU/mL；超声示：右卵巢大小32 mm×22 mm，右侧卵泡14 mm×8 mm，左卵巢大小28 mm×25 mm，左侧卵泡5 mm×5 mm，内膜厚11.5 mm。予达芙通10 mg，1天2次，服用5天，患者因个人原因未服药，并继续进行针灸治疗。

三诊：2020年12月5日，患者因月经未至，查hCG：3152 mIU/mL，P：23.12 ng/mL；嘱定期产检，后随访孕期顺利，足月顺产1男婴。

五、经验

该患者多年未孕，既往有多囊卵巢综合征、子宫内膜炎、输卵管通而不畅病史，四诊合参辨证属脾肾不足、瘀阻下焦。一方面需从整体观入手，运用通元针法"通督调神，引气归元"，改善整体性腺轴功能，恢复自主排卵；另一方面也需要注重改善局部盆腔循环，在通元针法的基础上，子宫、卵巢、气海、关元、肾俞、次髎等穴采用重刺激手法并加用温针灸、腰骶部拔罐后加火针、隔物灸，同时结合患者腹部脂肪较多的情况予穴位埋线并嘱患者加强运动以期改善其盆腔循环，使腹部经络通畅，清热祛瘀以消炎。针对病因复杂的不孕症，四诊八纲与现代检验互参，利用现代诊疗技术明确病因以对因治疗，衷中参西，中西医结合治疗，可显著提高患者的妊娠率，在临证中已使众多行辅助生殖技术的患者成功妊娠，其中不乏在试管过程中自然妊娠的患者。

第七节　输卵管炎

一、定义

输卵管炎是指内源性或外源性病原体感染，导致输卵管黏膜炎，表现为输卵管黏膜肿胀、间质水肿及充血、大量中性粒细胞浸润。严重者输卵管上皮发生退行性病变或成片脱落，引起输卵管黏膜粘连，进而导致输卵管管腔狭窄及伞端闭锁，造成管壁肌肉的收缩功能及上皮纤毛蠕动功能障碍，引起输卵管拾取卵子、运送精子及受精卵的过程障碍，最终导致宫外孕或者精子与卵子不能在输卵管壶腹部相遇而无法受孕的情况。轻者输卵管轻度充血、肿胀、略增粗；严重者输卵管明显增粗、变弯，纤维素性脓性渗出物增多，造成与周围组织粘连。输卵管炎症性病变主要包括感染性输卵管炎及其他伴有炎细胞浸润的非肿瘤性病变。

二、诊断

（一）临床表现

（1）轻者无症状或症状轻微。

（2）常见症状为下腹痛、阴道分泌物增多，严重者可出现发热，甚至高热、寒战、头痛等。

（3）体征轻者无异常表现，重者子宫两侧压痛明显，可触及增粗的输卵管。

（4）不孕。

（二）辅助检查

（1）宫颈或阴道异常黏液脓性分泌物、阴道分泌物涂片出现大量白细胞。

（2）实验室检查：红细胞沉降率升高、血C-反应蛋白升高，实验室证实细菌或衣原体等感染。

（3）超声或磁共振检查：输卵管增粗、输卵管积液，伴或不伴盆腔积液、输卵管肿块。

（4）腹腔镜检查：输卵管表面明显充血、输卵管壁水肿、输卵管伞端或浆膜面有脓性渗出物。

三、鉴别诊断

（一）急性阑尾炎

阑尾易发生炎症是由其自身解剖特点决定的，阑尾为细长管腔，腔内富含微生物，肠壁内有丰富的淋巴组织，容易发生感染。主要表现有腹痛、胃肠道反应及发热等症状，伴有右下腹压痛、腹膜刺激征象、右下腹肿块，跟输卵管炎相似需要相鉴别。

（二）输卵管癌

输卵管癌常有原发性或继发性不孕病史，早期多无明显症状，容易忽略，其临床表现为阴道排液、腹痛、盆腔肿块，与输卵管炎有相似之处，需要互相鉴别。

四、治疗

（一）西医治疗

对于症状明显的患者，及时予恰当的抗生素积极治疗。对于有生育要求的输卵管炎性不孕患者，可予子宫腔药物注射、输卵管造影及疏通术，严重者可介入体外受精-胚胎移植等辅助生殖技术。

（二）中医治疗

1. 病因病机

输卵管相当于古代中医文献中提到的"胞络""两歧"等。输卵管炎性不孕症在中医学方面无明确的病名，根据其临床症状可归为"不孕""断续""无子""带下病""妇人腹痛""痛经""癥瘕"等范畴。中医认为输卵管炎病因病机为寒、湿、热、瘀，致气血运行不畅，胞脉瘀阻。其发病突出一个"瘀"字，其病理为冲任瘀阻，胞络涩滞，输卵管不通，碍于受精，乃致不孕。

2. 治则治法

慢性输卵管炎中医治疗当以化瘀通络为原则。

3. 中药治疗

湿热瘀结证，可用银甲丸加减；气滞血瘀证，可用膈下逐瘀汤加减；寒湿瘀阻证，可用少腹逐瘀汤加减；气虚血瘀证，可用理冲汤加减；血瘀肾虚证，可用膈下逐瘀汤加丹参、连翘、续断、桑寄生。

4. 针灸治疗

针刺治疗以通元针法为主，A组与B组穴交替，配合八髎、秩边、子宫、水道、归来、阴陵泉、三阴交，均取双侧。

五、病案

赖某，女，38岁，2019年10月20日初诊。

主诉：未避孕未孕12年余，体外受精-胚胎移植2次均失败。

现病史：患者未避孕未孕12年余，2003年曾人工流产1次。2007年因"宫外孕"行左侧输卵管开腹切除术；2010年因"右侧输卵管阻塞"行再通术后仍通而不畅；2016年12月1日行输卵管造影提示，右侧输卵管炎，通而不畅。体外受精-胚胎共移植2次，共取卵2次，第1次于2018年8月取卵3枚，配成1枚胚胎；第2次于2019年5月取卵2枚，配成2枚胚胎。于2019年2月移植1枚胚胎，未着床；第2次于2019年7月15日移植2枚胚胎，又未着床。2019年4月性激素检查提示，FSH 6.18 IU/L，LH 7.76 IU/L；E$_2$ 11.7 pg/mL；P 0.288 ng/mL。2019年6月宫腔镜检查提示：正常宫腔。病理示：分泌早期子宫内膜，CD138（-），高倍视野下CD38阳性细胞0～3个。症见：患者形体匀称，精神可，平素月经规律，月经周期23～25天，5天净，量中，血块（-），痛经（-），纳眠可，二便调。舌淡红，苔薄白，脉弦。

西医诊断：①继发性不孕；②慢性输卵管炎。

中医诊断：断绪。

证型：肾虚血瘀。

治法：补肾益气，活血祛瘀。

处方：

（1）针刺：

A组穴：百会、四神聪、心俞（双）、膈俞（双）、肝俞（双）、脾俞（双）、肾俞（双）、八髎（双）、命门、腰阳关、足三里（双）、三阴交（双）、太冲（双）；

B组穴：中脘、天枢（双）、带脉（双）、气海、关元、中极、子宫（双）、内关（双）、阴陵泉（双）、三阴交（双）、太冲（双）。上两组穴位交替使用，进针后施以平补平泻手法，留针30分钟，隔天1次，经期停针。

（2）远红外线理疗仪（TDP）照背部或腹部。

（3）电针：于腹部双侧天枢、子宫加两组，背部双侧脾俞、肾俞加两组，疏密波，频率4 Hz，以患者自觉穴位酸胀为度。

（4）耳穴压豆：取神门、交感、肾、肝、脾、内分泌为主穴。

（5）游走罐：于后背督脉及膀胱经行游走罐。

（6）穴位注射：人胎盘组织液4 mL注射双肾俞。

（7）穴位埋线：中脘、气海、关元，双侧天枢、带脉、水道、阴陵泉、脾俞、肾俞。

二诊：2020年1月7日电话回访。患者已针刺治疗2个月，患者于2019年12月20日已移植（第3次移植）成功，现安胎待产。

三诊：2022年4月26日电话随访。患者于2020年9月成功产下1男婴，现体健。

六、经验

有研究认为针灸可促进卵巢、子宫局部供血，调节多巴胺在内的多种神经递质水平缓解压力，改善不良情绪状态。"引气归元"法使元气潜藏下焦丹田，元归本位可更好推动下焦盆腔脏腑功能运行，促进输卵管局部血液循环，促进输卵管炎症的吸收，进而提高输卵管不孕的妊娠概率。

第八节　输卵管阻塞

一、定义

输卵管阻塞是指各种原因引起的输卵管不通畅导致精子无法到达正常的受精部位或输卵管伞部无法捕获卵子的一种病理状态。输卵管阻塞部位可累及近端或中远端或整个输卵管，梗阻可分为暂时性和永久性。近端输卵管阻塞可能是输卵管黏液栓、不规则碎片堵塞、输卵管口痉挛、峡部结节性输卵管炎所致。而中远端输卵管阻塞更有可能是由于病理原因导致，如既往盆腔输卵管炎、异位妊娠、腹部手术或阑尾炎病史，根据梗阻程度可分为轻、中、重度。轻度输卵管远端梗阻腹腔镜下表现为输卵管轻度积水以及输卵管管腔扩张轻微、管壁柔软、黏膜皱襞存在且输卵管内膜丰富、周围粘连疏松的轻度损害，重度输卵管远端梗阻腹腔镜下表现为输卵管管腔明显扩张、管壁增厚纤维化、伞端纤毛缺失和管周广泛致密粘连。据研究，输卵管阻塞性不孕的发病率为20%～50%。

二、诊断

（一）临床表现

（1）轻者无症状或症状轻微。

（2）常见症状为下腹痛、阴道分泌物增多，严重者可出现发热，甚至高热、寒战、头痛等。

（3）体征轻者无异常发现，重者子宫两侧压痛明显，可触及增粗的输卵管。

（4）不孕。

（二）辅助检查

（1）宫颈或阴道异常黏液脓性分泌物、阴道分泌物涂片出现大量白细胞。

（2）实验室检查：红细胞沉降率升高、血C-反应蛋白升高、实验室证实细菌或衣原体等感染。

（3）子宫输卵管造影：提示输卵管堵塞。

（4）腹腔镜检查：注入亚甲蓝后宫角见蓝色隆起或见输卵管壶腹部隆起、无亚甲蓝流出。

三、鉴别诊断

输卵管阻塞常与急性阑尾炎输卵管癌进行鉴别诊断。

四、治疗

（一）西医治疗

对于症状明显的患者，及时予恰当的抗生素积极治疗。对于有生育要求的输卵管阻塞性不孕患者，可予子宫输卵管造影及疏通术、宫腔镜下输卵管插管术，严重者可介入体外受精-胚胎移植等辅助生殖技术。

（二）中医治疗

1. 病因病机

中医认为输卵管阻塞与输卵管炎病因病机相似，均为寒、湿、热、瘀致脏腑功能失调、气血运行不畅，胞脉瘀阻。其发病突出一个"瘀"字，其病理为冲任瘀阻，胞络涩滞，输卵管不通，碍于受精，乃致不孕。

2. 治则治法

输卵管阻塞中医治疗当以化瘀通络为原则。

3. 中药治疗

湿热瘀结证，可用银甲丸加减；气滞血瘀证，可用膈下逐瘀汤加减；寒湿瘀阻证，可用少腹逐瘀汤加减；气虚血瘀证，可用理冲汤加减；血瘀肾虚证，可用膈下逐瘀汤加丹参、连翘、续断、桑寄生。

外用：中药保留灌肠。一般选复方大黄灌肠液。

4. 针灸治疗

针刺治疗以通元针法为主，选用A组与B组穴交替，配合八髎、秩边、子宫、水道、归来、阴陵泉、三阴交，均取双侧。

五、病案

兰某，女，28岁，2019年7月10日初诊。

主诉：未避孕未孕3年。

现病史：患者平素月经尚规律，月经周期26～30天，经期5～7天，经量基本正常，色暗红，有血块，经期第1～2天时有小腹痛，经前3～5天乳房胀痛，行经末期腰部酸痛，平素易腰酸，手脚怕冷。2019年3月20日子宫输卵管造影检查示：双侧输卵管上举，左侧轻度粘连，右侧输卵管通而不畅。LMP：2019年7月3日，6天干净，经量一般，色暗红，有血块，轻度小腹痛及腰部酸痛。2019年6月24日行宫腹腔镜联合手术。症见：神志清，精神可，面色晦暗，下腹部时有坠胀感，腰酸膝软，倦怠乏力，时感焦虑抑郁，嗳气则舒，纳眠尚可，二便调。舌暗淡，苔薄白，脉弦细，尺脉沉。

西医诊断：①原发性不孕；②手术史（宫腹腔镜下输卵管疏通术后）。

中医诊断：全不产。

证型：肾阳虚兼气滞血瘀证。

治法：温补肾阳，行气化瘀。

处方：采用"通元针法"，仰卧位、俯卧位穴交替进行：

俯卧位（通督调神）：百会、脑户、大椎、心俞、膈俞、肝俞、脾俞、肾俞、次髎、命门、腰阳关、水泉、委中、涌泉等穴，配合温针灸、火针及穴位注射、拔罐、耳穴压豆疗法协同治疗。

仰卧位（引气归元）：百会、生殖区（焦氏头皮针）、印堂、膻中、中脘、天枢、关元、气海、子宫（卵巢交替）、血海、足三里、阴陵泉、三阴交、太冲、内关、公孙、太溪、然谷等穴位，配合温针灸、火针及穴位注射、耳穴压豆协同治疗。

每周3次，隔天1次，按照1个月经周期为1个疗程，1个疗程后，腰膝酸软、倦怠乏力、手脚怕冷等症状较前改善。3个疗程后患者症状较前明显改善。

二诊：2019年12月末月经未如期而至，查hCG示已受孕，2周后B超确诊为宫内妊娠，于2020年11月顺产1子，体健。

六、经验

输卵管阻塞性不孕根据其症状可将其归属于中医学的"不孕""癥瘕"等范畴，输卵管是精子和卵子结合及受精卵运送至子宫的通道，就其功能来讲，属于中医"胞脉""胞宫"的范畴。其病机总属于肾虚痰瘀，以肾虚为本，痰湿血瘀为标。

肾藏精，主人体生长发育和生殖，卵子为生殖之精所化。《素问·上古天真论》中提到"女子……二七而天癸至，任脉通，太冲脉盛，月事以时下，故有子"，提示女子孕育的条件是冲、任二脉通畅、气血充盛，月经按时来潮。任脉为"阴脉之海"，出胞宫联络肾经；督脉为"阳脉之海"，贯脊入脑下络肾经。冲、任、督脉皆起于胞中"一源三歧"而禀先天之精。任、督二脉阴阳互济，共同维持人体阴阳气血平衡，主司生殖有序。若先天不足，肾中精气亏虚不能下注胞宫，则胞宫生化不能，冲、任二脉气血失调，瘀血内生，致经水不通、卵失所养，则两精不能相合而受孕。另外，若肾中阳气亏虚，则脾阳不振，不能运化水谷精微，使得痰湿内生，阻滞胞宫、胞脉，则卵子排出及精卵结合输送受阻。治疗应当以温肾助阳、化痰利湿、活血化瘀为法。

治疗以"通督调神"为本，调和阴阳、温肾助阳，主穴选取百会、大椎、生殖区（焦氏头皮针）、印堂、膈俞、肝俞、肾俞、次髎、命门、腰阳关等穴；以"引气归元"为标，行气活血、疏通经络、化痰祛瘀。对于输卵管阻塞性不孕，尤其是慢性输卵管炎，针灸治疗能够通过改善局部微循环，明显改善血管中炎性因子的表达，有效抑制炎症发展，减轻或防止输卵管粘连。在治疗中还可结合局部热敷、西药及腔镜治疗，对改善输卵管通畅度及蠕动功能具有显著疗效。

第九节　子宫内膜异位症（子宫腺肌病）

一、定义

子宫内膜异位症（endometriosis，EMT）是指有活性的内膜细胞种植在子宫内膜以外的位置而形成的一种女性常见妇科疾病。子宫腺肌病（adenomyosis）是子宫内膜异位症的一种，是子宫内膜腺体和间质侵入子宫肌层形成弥漫或局限性的病变。子宫内膜样组织出现在子宫腔以外的身体其他部位，在性激素作用下，病灶发生周期性缺血、坏死、脱落及出血，造成局部慢性炎症反应。因此临床可能会出现异位结节、痛经、慢性盆腔痛、月经异常等表现，严重时甚至引起不孕。

二、诊断

（一）临床表现

（1）痛经：痛经是子宫内膜异位症最典型的症状，呈继发性伴进行性加重，常于月经来潮前1～2天开始，经期第

1天疼痛最剧烈，以后逐渐减轻，至月经干净时消失。严重阶段疼痛难忍，甚至止痛剂加量亦无效。

（2）不孕：子宫内膜异位症能破坏正常卵巢组织功能，致卵巢功能减退，并且引起盆腔粘连、输卵管蠕动异常，囊肿释放的炎性因子影响卵子质量及子宫内膜容受性异常等引起不孕。

（3）月经异常：以月经过多或者周期紊乱为主要表现。月经异常多数与子宫内膜异位症影响卵巢功能有关，因细胞浸润引起的卵巢功能失调，继而发生排卵障碍。

（4）性交痛：子宫直肠陷凹、直肠阴道隔的子宫内膜异位症可以引起性交痛（深部触痛）。

（5）慢性盆腔痛：内膜细胞种植在盆腔区，反复缺血坏死容易引起慢性盆腔炎。

（6）其他：月经相关或周期性消化道症状特别是肠蠕动时的疼痛，月经相关或周期性泌尿系统症状特别是周期性血尿或排尿痛，月经相关或周期性肩痛等。

（二）辅助检查

1. 触诊

触诊包括一般腹部触诊及阴道指检。腹部触诊可能触及附件区包块，阴道指检可触及压痛性结节等。

2. 实验室检查

糖类抗原125（CA125）在子宫内膜异位症患者中可升高，且随异位症期别的增加，阳性率也上升，因此对于子宫内膜异位症的诊断有一定的帮助，同时可以监测子宫内膜异位症的疗效。抗子宫内膜抗体（EMAb）是一种以子宫内膜为靶抗原，并引起一系列免疫病理反应的自身抗体，是子宫内膜异位症的标志抗体。

3. 超声检查

超声检查是妇科检查最常用的方法之一，能对异位囊肿进行定位，测量其大小、形状。子宫腺肌病时B超可见子宫均匀性增大，回声不均；子宫腺肌瘤时B超可见子宫呈不均匀增大，局部隆起，病灶内呈不均质高回声。

4. 磁共振检查

怀疑不孕症合并深部浸润子宫内膜异位症时，推荐使用磁共振检查评估病灶对肠管、膀胱、输尿管等组织的侵犯情况。

5. 腹腔镜检查

腹腔镜检查是诊断子宫内膜异位症的金标准，当腹腔镜检查发现肉眼可见病灶时即可诊断子宫内膜异位症，同时腹腔镜检查也是治疗子宫内膜异位症的手段。

三、鉴别诊断

（一）卵巢子宫内膜样囊肿

子宫内膜种植在卵巢表面形成异位囊肿，受性激素的影响，随同月经周期反复脱落出血。患者表现为痛经伴进行性加重、性交疼痛、月经失调、不孕等。阴道B超和腹部B超检查是最简便易行的诊断方法，是鉴别卵巢子宫内膜异位囊肿的重要手段，其诊断敏感性和特异性均在96%以上。

（二）腹膜型子宫内膜异位症

腹膜型子宫内膜异位症是指盆腹腔腹膜的各种内异症

病灶，主要包括红色病变（早期病变）、蓝色病变（典型病变）及白色病变（陈旧病变）。

（三）子宫腺肌瘤

子宫腺肌瘤是子宫内膜局限性地侵入肌层的良性病变，表现为继发性痛经进行性加剧、月经过多或经期延长、子宫不均匀增大。其中，弥漫性病变较为常见，此时多呈均匀性增大，一般不超过12周妊娠子宫大小。局限性指病灶在局部肌层中生长形成肿块，无假包膜，与周围的肌层无明显分界，难以将其自肌层剔出。

四、治疗

（一）西医治疗

经验性药物治疗的一线药物包括非甾体抗炎药（NSAID）、口服避孕药及高效孕激素（如醋酸甲羟孕酮等）；二线药物包括促性腺激素释放激素激动剂（GnRH-a）、左炔诺孕酮宫内缓释系统（LNG-IUS）。一线药物治疗无效改二线药物，如依然无效，可以考虑手术治疗。对于合并盆腔包块直径≥4 cm或不孕或药物治疗无效者，应手术治疗，手术以腹腔镜为首选。

（二）中医治疗

1. 病因病机

中医学古籍中没有"子宫内膜异位症"及"子宫腺肌病"的病名记载，根据其临床表现，可归属在"痛经""月经过多""经期延长""癥瘕""不孕"等病证中。本病主要病机为瘀血阻滞，多由于外邪入侵、情志内伤、房劳、饮食不节或手术损伤等原因，导致机体脏腑功能失调，气血失和，致部分经血不循常道而逆行，以致"离经"之血淤积，留结于下腹，阻滞冲任、胞宫、胞脉、胞络而发病。

2. 治则治法

活血化瘀为治疗总则，根据辨证结果，分别佐以理气行滞、温经散寒、清热除湿、补气养血、补肾、化痰等治法。

3. 中药治疗

气滞血瘀型，可用膈下逐瘀汤加减；寒凝血瘀型，可用少腹逐瘀汤加减；湿热瘀阻型，可用清热调血汤加败酱草、红藤；气虚血瘀型，可用血府逐瘀汤加党参、黄芪。

4. 针灸治疗

针刺治疗以通元针法为主，A组穴与B组穴位交替。配穴选子宫、地机、三阴交、太冲、合谷。

五、病案

陈某，女，28岁，2020年4月10日初诊。

主诉：未避孕未孕5年余。

现病史：患者2019年有过1次不良妊娠。平素月经规律，经期5天，月经第1天伴有痛经，前3天月经量多，伴有血块，月经周期35天，查AMH：2.8 ng/mL。既往有子宫腺肌病史8年。症见：患者平素怕冷，易疲惫，情绪易紧张，偶有颞侧头痛，纳可，眠一般，多梦。舌暗淡，苔白腻，脉细滑。

西医诊断：①继发性不孕；②子宫腺肌病。

中医诊断：断续。

证型：脾肾阳虚兼有血瘀。

治法：温补脾肾，活血化瘀。

处方：

（1）中药：使用《金匮要略》温经汤加减，方药组成：吴茱萸5g、麦冬10g、当归10g、白芍5g、川芎10g、党参10g、桂枝10g、阿胶10g（烊化）、牡丹皮10g、生姜5g、甘草5g、半夏10g、茯苓20g、茯神20g、白术15g。

（2）针刺处方："引气归元"组，选择百会、神庭、印堂、中脘、下脘、天枢、大横、气海、关元、中极、子宫、合谷、血海、足三里、阴陵泉、地机、三阴交、太冲等穴位，结合神阙灸、耳穴压豆、穴位注射治疗。

二诊：治疗1个月后，痛经较前明显好转，疲惫感较前减轻。

三诊：继续针药结合，巩固治疗2个月。半年后自然怀孕成功。

六、经验

临床上，本病结合病程长短及体质强弱决定祛邪扶正之先后主次，病程短，体质较强，属实证，以祛邪为主；病程较长，体质较弱，多为虚实夹杂证，或先祛邪后扶正，或先扶正后祛邪，亦可扶正祛邪并用。还应结合月经周期不同阶段治疗，一般经前宜行气活血止痛，经期以理气活血祛瘀为主，经后兼顾正气，在健脾补肾的基础上活血化瘀。同时注意辨病与辨证相结合，以痛经为主者重在祛瘀止痛；月经不调或不孕者要配合调经、助孕；癥瘕结块者要散结消癥。子宫内膜异位中医本质上也是气血的逆乱，因此治疗子宫内膜异位症患者，需顺应月经周期的阴阳气血消长规律，将月经周期分为月经期、经后期、经间期、经前期，并把中药周期疗法的理论运用到通元针法上，以激发经气的自然流转，使肾-天癸-冲任-胞宫的生殖生理环路协调平衡，充分调动下丘脑-垂体-卵巢性腺轴功能，提高卵巢对激素的敏感度，达到身体机能的阴平阳秘，带动生殖功能达到平衡状态而调经助孕。

第十节 卵巢子宫内膜样囊肿

一、定义

卵巢子宫内膜样囊肿俗称卵巢巧克力囊肿，是子宫内膜异位症的其中一种。正常情况下，子宫内膜生长在子宫腔内，受体内女性激素的影响，每月脱落1次，形成月经。如果月经期脱落的子宫内膜碎片随经血逆流经输卵管进入盆腔，种植在卵巢表面或盆腔其他部位，则形成异位囊肿。植于卵巢表面的子宫内膜组织向卵巢皮质浸润内陷，随月经周期逐渐长大形成假囊，因囊肿内含暗褐色似巧克力样糊状陈旧血性液体，故又称巧克力囊肿。

二、诊断

（一）临床表现

（1）痛经：痛经是子宫内膜异位症最典型的症状，呈继发性伴进行性加重。

（2）月经失调：多数与子宫内膜异位症影响卵巢功能有关，因细胞浸润引起的卵巢功能失调，继而发生排卵障碍。

（3）不孕：在不孕的女性中子宫内膜异位是常见诱因，其不仅对卵巢造成局部损伤导致排卵障碍，并可引起子宫内膜血流动力学紊乱阻碍受精卵着床。

（二）辅助检查

1. 妇科检查

卵巢子宫内膜异位症者，在附件区可触及与子宫或阔韧带、盆壁相粘连的囊性肿块，活动度差，往往有轻度触痛，囊肿直径一般＜10 cm。

2. B超检查

阴道B超和腹部B超检查是最简便易行的诊断方法，是鉴别卵巢子宫内膜异位囊肿的重要手段。B超检查可确定卵巢子宫内膜异位囊肿的位置、大小、形状和囊内容物、囊内有无乳头、囊性还是实性、与周围脏器特别是与子宫的关系等。

3. 实验室检查

中、重度子宫内膜异位症患者血清糖类抗原125（CA125）值可能会升高，但一般均为轻度升高，多低于100 IU/L。但CA125的特异性和敏感性均局限，且与多种疾病有交叉阳性反应，目前无任何一种肿瘤标记物为某一肿瘤专一独特所有，因此不能单独用作诊断或鉴别诊断。

4. 腹腔镜检查

腹腔镜检查是目前临床上诊断卵巢巧克力囊肿最有效的

方法。术前首先应对患者的卵巢功能进行评估，对于卵巢功能差者，应首先考虑进行体外受精治疗，积攒胚胎，保存生育力。对于卵巢功能好者，也应在术前告知术后卵巢功能受损甚至丧失的风险。

三、鉴别诊断

（一）生理性卵巢囊肿

生理性卵巢囊肿多发于排卵期的育龄妇女，患生理性卵巢囊肿的妇女一般会出现腹围增粗、腹痛、月经紊乱、压迫等症状。但大多生理性卵巢囊肿属于非肿瘤性囊肿，直径也很少超过5 cm，一般会自动消失。

（二）卵巢肿瘤

卵巢肿瘤多发于40岁及以上的妇女，月经初潮早、绝经晚、未产的妇女发病率高。良性的卵巢肿瘤包块较小，一般不产生症状，偶有患侧下腹沉坠或牵痛的感觉。恶性的肿瘤生长迅速，包块多不规则，无移动性，可伴腹水，短期内出现全身症状如衰弱、发热、食欲不振等。

（三）盆腔炎性包块

附件炎性包块多由炎症或者结核病引起，患者多有急性盆腔感染和反复发作史或者结核病史。临床表现为经期疼痛，或平素也伴有腹部隐痛，同时可能伴有发热。经抗炎或抗结核治疗有效。妇科检查时可于一侧或双侧附件区扪及不活动、界线欠清之包块，一般黏于子宫后方。如与盆腔子宫内膜异位症鉴别诊断有困难时可行B超检查或子宫输卵管碘油造影检查，进一步明确诊断。

四、治疗

（一）西医治疗

对于合并盆腔包块直径≥4 cm，或不孕，或药物治疗无效者，应手术治疗。手术以腹腔镜为首选，应尽可能切净病灶，但应权衡风险利弊。病灶切除不彻底者疼痛复发率高，但完全切除病灶可能增加手术的风险，如肠管或输尿管的损伤。

（二）中医治疗

1. 病因病机

根据其主要临床症状，可归属于中医学"癥瘕""妇人腹痛"等范畴。巧克力囊肿患者内膜组织周期性出血，在中医学中被称为"离经之血"。唐容川在《血证论》中说："虽清血、鲜血，亦是瘀血。"瘀血内停，致使气血运行不畅，不通而痛，可致痛经；瘀血停留积滞日久，易成癥瘕；瘀血阻滞冲任、胞宫，影响射精成孕，故婚久不孕。"瘀血阻滞胞宫、冲任"是其主要病机，病因多为外邪入侵、情志内伤等，导致机体脏腑功能失调，气血失和，以致"离经"之血蓄积，阻滞冲任、胞宫、胞脉、胞络而发病。

2. 治则治法

中医治疗主要在扶正祛邪、补脾扶肾的同时活血化瘀，化痰利湿。

3. 中药治疗

气滞血瘀型，可用膈下逐瘀汤加减；寒凝血瘀型，可用少腹逐瘀汤加减；湿热瘀阻型，可用清热调血汤加败酱草、红藤；气虚血瘀型，可用血府逐瘀汤加党参、黄芪。

4. 针灸治疗

治疗上予通元针法调节"肾-天癸-冲任-胞宫"生殖轴，配合督脉灸、任脉灸、平衡罐、穴位注射、火针、耳穴压豆等治疗。

五、病案

患者王某，女，29岁，2018年7月21日初诊。

主诉：未避孕未孕5年，巧克力囊肿剥除术后复发6个月。

现病史：患者5年前开始备孕，备孕期间未做相关检查及治疗，一直未怀孕，于2018年1月行子宫附件彩超提示"右侧卵巢巧克力囊肿（右卵巢液性暗区31 mm×26 mm）"，遂行腹腔镜下右侧卵巢巧克力囊肿剥除术和盆腔粘连松解术，术中提示双侧输卵管通畅，术后AMH：1.76 ng/mL，规律服用地屈孕酮10 mg，1天2次，未予GnRH。同年7月，月经周期第10天复查子宫附件彩超示"双卵巢巧克力囊肿（右卵巢液性暗区11 mm×10 mm，左卵巢液性暗区15 mm×13 mm、11 mm×9 mm、13 mm×11 mm，均内见光点），双卵巢未见生长卵泡"。由于患者巧克力囊肿复发且有强烈生育要求，特来就诊。症见：患者面色暗淡，月经周期为28～30天，月经持续7天，每次月经经量可，颜色鲜红，常伴有血块，经前下腹部有坠胀空痛感，且有腰酸现象，平素怕冷，手脚冰凉，思虑较多，易烦躁，纳一般，眠差，小便正常，大便黏腻。舌红，苔白厚腻，脉细涩。

西医诊断：①原发性不孕；②巧克力囊肿。

中医诊断：全不产。

证型：脾虚湿滞夹瘀。

治法：健脾祛湿，活血化瘀。

处方：

（1）针灸：

仰卧位以引气归元调阴：百会、天枢、气海、关元、中极、归来、子宫、足三里、三阴交、太溪；经后期，配血海、内关、公孙，经间期，配合谷、神门、太冲、卵巢；经前期，配气海、关元（温针灸）；

俯卧位以通督调神和阳：百会、心俞、膈俞、胆俞、脾俞、肝俞、肾俞、命门、次髎、委中、三阴交；经后期，配太溪；经间期，配合谷、阳陵泉；经前期，配百会、腰阳关（温针灸）。

针刺手法采用平补平泻。针刺治疗隔天进行，每周2～3次，仰卧位及俯卧位交替针刺。

（2）平衡罐：背部膀胱经及腹部引气归元交替平衡罐治疗。

（3）耳穴压豆：子宫、内分泌、卵巢、肾、脾、肝、交感、缘中，双耳交替，每次选取5～6个穴位。

（4）穴位注射：人胎盘组织液4 mL，双侧肾俞、肝俞、脾俞、足三里、次髎、子宫，每次两组穴位交替使用。

二诊（2018年9月1日）：患者LMP为2018年8月11日，月经7天净，月经量可，色鲜，伴痛经及血块，经前及经期腰酸、手脚易凉改善不明显，睡眠较前稍改善，但易惊醒，纳可，眠一般，二便调，舌红苔白腻，脉细涩。予针刺时加温针灸，仰卧组温针灸气海、关元、卵巢，俯卧组温针灸肾俞、脾俞，同时予涌泉灸引火下行，避免阳不下潜导致的虚火上炎。

三诊（2018年10月14日）：患者LMP为2018年10月5日，月经6天净，月经量可，色鲜，月经经前不适减轻，月经第1～2天仍有脐下腹部坠胀感，伴痛经，血块较前减少，手足冰凉较前改善不明显，纳可，眠一般，二便调，舌红，苔白腻，脉细涩。在上一周期加入温针灸后患者自觉大便较前成形，且胃纳改善，但肾阳虚的症状仍存在，思揣温针灸腹募穴后帮助中焦、水道通调，但温补之力不足，缘患者局部气血不通畅已多年，需加大温补之力，故在原针灸处方基础上加入督脉灸及任脉灸，并配合涌泉灸引火下行。

四诊（2018年11月24日）：患者LMP为2018年11月17日，月经7天净，月经量较多，色鲜，经期较前延长，月经时脐下腹部坠胀感及痛经较前缓解，继上次治疗配合督脉灸及任脉灸后，患者手足冰凉现象现明显好转，但睡眠易醒，多梦，舌红苔白，脉弦细，余未见明显不适。笔者分析由于任脉灸及督脉灸是温补力之大者，现患者手足回暖，可停用，睡眠多梦是内热攻窜之先兆，在针刺时加入四神聪、神门、印堂，施以平补平泻手法。配合耳穴压豆神门穴。

五诊（2019年1月5日）：患者LMP为2018年12月31日，月经6天净，月经量可，色鲜，未出现痛经及下腹坠胀感，近期易口干，纳眠可，二便调，舌红苔白，脉弦细。患者现诸症减轻，继续维持现治疗方案，嘱患者下次复诊时可复查子宫附件彩超及AMH。

六诊（2019年2月23日）：在月经周期第10天复查子宫附件彩超示"①左卵巢内液性弱回声（大小约为28 mm×16 mm），②右卵巢大小正常"；AMH为3.04 ng/mL。患者左侧卵巢巧克力囊肿较前减少，右侧卵巢巧克力囊肿已消失，且卵巢功能较前明显好转，且患者症状明显好转，鼓励患者放松心情，专心备孕。

七诊（2019年3月9日）：因上月月经未按时来潮，建议患者查hCG，结果显示患者hCG为13 031 mIU/mL，提示患者早孕。随访患者及胎儿状况稳定。

六、经验

卵巢巧克力囊肿为子宫内膜异位症之一，本病多可导致不孕，除治疗不当易伤及卵巢功能外，亦易复发使试管种植成功率相对较低。患者在备孕时配合针灸辅助治疗，不但使其卵巢保持较好状态利于获得优质胚胎，更能引气归元改善下焦盆腔血运，疏解局部粘连，使囊肿生长受限，囊肿缓慢减小，临床上配合四诊合参，辨证论治，根据其体质特点制订个性化针灸方案，往往可以收到意想不到的效果。

第十一节　薄型子宫内膜

一、定义

薄型子宫内膜（thin endometrium）是指子宫内膜的厚度低于能够获得妊娠的阈厚度，是临床常见的影响妊娠结局的疾病，约占人类辅助生殖技术周期总数的2.4%。目前的研究表明，适宜的内膜厚度与胚胎种植率及妊娠率显著相关。子宫内膜的厚度对子宫内膜的容受性具有一定的影响，子宫内膜受损和厚度变薄都会导致胚胎着床失败或妊娠后孕早期流产。目前薄型子宫内膜周期取消率高，胚胎种植率和临床妊娠率较低，流产率较高，困扰相当数量的育龄女性。

二、诊断

目前相关研究中关于薄型子宫内膜厚度的标准不统一，一般认为辅助生殖hCG扳机日或黄体中期（排卵后6～10天）子宫内膜厚度≤7 mm，即可认为是薄型子宫内膜，其主要临床特征为个体月经周期正常，但月经量过少（＜30 mL）。超声检查内膜厚度是最简便而可靠的诊断方法。

三、分类

临床分为功能性薄型子宫内膜、器质性薄型子宫内膜、原因不明薄型子宫内膜。

1. 功能性薄型子宫内膜

包括口服避孕药（CC）、促性腺激素释放激素激动剂（GnRH-a）、左炔诺孕酮宫内缓释系统（LNG-IUS）和大剂量口服孕激素、来曲唑及氯米芬导致的内膜菲薄。

2. 器质性薄型子宫内膜

包括子宫内膜病变、反复宫腔操作、子宫内膜炎、子宫内膜结核、子宫腔粘连、子宫动脉栓塞术、放射治疗、子宫肌层病变、子宫腺肌病等导致的子宫内膜菲薄。

3. 原因不明薄型子宫内膜

包括雌激素受体不足、血管生成不足或缺陷和子宫内膜血流减少等也会引起子宫内膜菲薄。年龄对子宫内膜也有一定影响，但尚无直接相关证据。

四、鉴别诊断

子宫内膜容受性包括内膜厚度、子宫内膜形态类型、子宫内膜血流、子宫内膜蠕动波和子宫动脉血流频谱。

五、治疗

（一）西医治疗

对于有生育要求的患者，首先进行原发病的治疗。子宫腔粘连患者需在宫腔镜下行子宫腔粘连分解术。急慢性子宫内膜炎则需进行抗炎治疗。雌激素周期疗法、低剂量抗凝药、重组人生长激素、子宫内膜表浅搔刮术、宫腔灌注、仿生物电刺激及盆底神经肌肉电刺激、高压氧等治疗也常根据患者情况应用，用于改善子宫内膜厚度。

（二）中医治疗

1. 病机

中医认为薄型子宫内膜的发生与子宫、胞脉、胞络、肾脏等关系密切。精血亏虚，冲任气血不足，以致胞宫难以容物。

2. 治则治法

治疗常以补肾温阳，调补气血为法。

3. 中药治疗

常用药物包括麒麟丸、金凤丸、女金胶囊等。

4. 针灸治疗

通元针法针刺引气归元、通督调神组穴，配合大赫、子宫、八髎。

六、病案

刘某，女，35岁，2020年10月12日初诊。

主诉：未避孕未孕5年。

现病史：患者2015年起未避孕至今未孕，因生育要求行IVF助孕。2020年7月15日自然周期移植胚胎后未着床，移植日内膜厚度5.8 mm。2020年9月行人工周期，因内膜4.8 mm取消胚胎移植。既往宫腔镜检查无异常。月经尚规则，周期28～30天，经期5～7天，量少，色红，无血块，伴痛经，经前乳房胀痛，LMP是2020年10月1日。症见：患者瘦小，面色晦暗，自诉平素性急，纳可，眠浅易醒，小便调，大便艰涩，2～3天1行。舌体瘦舌边红，苔薄白，脉弦细。

西医诊断：①原发性不孕；②薄型子宫内膜。

中医诊断：全不产。

证型：肝郁脾虚。

治法：疏肝理气，养血补肾。

处方：

针刺治疗以通元针法为主，主要是A组穴与B组穴交替使用：

A组穴：百会、印堂、章门（双）、期门（双）、天枢（双）、气海、关元、归来（双）、大赫（双）、血海

（双）、阴陵泉（双）、三阴交（双）、太冲（双）、合谷（双）；

B组穴：强间、脑户、肝俞（双）、脾俞（双）、肾俞（双）、大肠俞（双）、次髎（双）、委中（双）、三阴交（双）、公孙（双）。

上两组穴位交替使用，进针后施以平补平泻手法，留针30分钟，隔天1次。A组气海、关元及B组脾俞、肾俞加温针灸，配合电针及TDP照下腹部或背部。

二诊：2020年11月3日，已针灸治疗6次，月经干净后来诊，诉针灸治疗以来大便规律隔天1行，解便顺畅，本次月经量未见明显改变，痛经减轻，无明显经前乳房胀痛感。本周期自然排卵后内膜厚度5.7 mm，故未进周。考虑患者肝气得疏，冲任得养，然脾虚日久，气血生化乏源，仍需一定疗程治疗，嘱患者坚定信心，调整心情，继续针灸治疗。针刺、处方同前。出针后A组于气海、关元，B组于次髎行雷火灸悬灸，距离以患者自觉温热而不发烫为度，行灸25分钟。配合双涌泉用单孔灸盒加小艾炷施灸。

三诊：2020年12月12日，本自然周期监测内膜情况，生殖中心诉内膜形态良好，拟本周期移植。患者一般情况可，面色较前有光泽，眠好转。治疗仍以A组穴位针刺，加予针刺卵巢穴（双）、子宫穴（双），出针后毫火针针刺次髎（双）。雷火灸治疗同前。人胎盘组织液4 mL注射肾俞（双）。后随访患者诉于12月15日移植鲜胚2枚，子宫内膜厚度6.1 mm，孕双胎，但8周胎停，未查胚胎染色体。

四诊：2021年3月10日，患者胎停后情绪受打击，今重整心情复诊，拟针灸调理后继续移植。症见：神清，面色可，纳眠一般，大便2～3天1行。舌淡红，苔薄白，脉偏弦。处方：

（1）针刺：

A组：百会、印堂、章门（双）、期门（双）、天枢（双）、气海、关元、卵巢（双）、子宫（双）、血海（双）、阴陵泉（双）、三阴交（双）、太冲（双）、合谷（双）；

B组：强间、脑户、肝俞（双）、脾俞（双）、肾俞（双）、大肠俞（双）、次髎（双）、委中（双）、三阴交（双）、公孙（双）。

上两组穴位交替使用，进针后施以平补平泻手法，留针30分钟，隔天1次。A组气海、关元及B组脾俞、肾俞加温针灸，配合电针及TDP照下腹部或背部。

（2）穴位注射：丹参注射液4 mL，交替穴位注射肝俞（双）、脾俞（双）。

（3）口服逍遥丸。

五诊：2021年4月8日，已继续规律针灸治疗1个月，拟针灸调理后本周期移植。症见：患者精神可，身材较前匀称，本次月经量较前增多，无血块，无痛经，无明显经前乳房胀痛，纳可，眠多梦，二便调。治疗仍行A组穴位针刺，出针后毫火针针刺肾俞（双）、次髎（双）。雷火灸治疗同前，同时在膀胱经行游走罐。

人胎盘组织液4 mL注射子宫穴（双）。

2021年4月患者移植鲜胚1枚，移植日内膜厚度为7 mm，成功受孕，2022年1月中旬成功顺产1男婴。

七、经验

临床上因子宫内膜过薄而致移植失败的患者并不少见，子宫内膜过薄意味着种植胚胎的"土壤"养分不足，"种子"难以扎根，因而胚胎往往难以着床，或着床后难以生存。薄型子宫内膜在中医学可归属于"月经过少""闭经""不孕"等病，常以月经量少，色暗或色淡为主症。通元针法综合使用针刺、雷火灸、火针等治疗，在调理全身阴阳气血、补肾健脾益气、祛瘀生新的基础上，还可针对性地促进局部气血活动，改善子宫周围血流灌注，优化子宫内膜厚度、血流、内膜蠕动等，从而改善子宫内膜容受性。考虑到子宫内膜厚度并非胚胎移植的决定因素，部分患者在针灸治疗后子宫内膜增厚并不十分明显，但由于针灸改善了局部血供、子宫内膜形态等影响因素，提高了子宫内膜容受性，仍有助于提高胚胎着床率，在临床上帮助了相当数量的薄型子宫内膜患者顺利受孕、顺利生产，疗效确切。

第十二节 多囊卵巢综合征

一、定义

多囊卵巢综合征（polycystic ovarian syndrome，PCOS）是临床排卵障碍性不孕常见的一种疾病，是育龄妇女常见的一种复杂的内分泌及代谢异常所致的疾病，以慢性无排卵（排卵功能紊乱或丧失）和高雄激素血症（妇女体内男性激素产生过剩）为特征，主要临床表现为月经周期不规律、不孕、多毛或痤疮，是最常见的女性内分泌疾病。简单来讲就是性腺轴失调致女性卵巢生长太多幼稚不成熟小卵泡，而无成熟优势卵泡形成最终不能正常排卵并形成受精卵，从而导致不孕。

二、诊断

（1）临床表现有下列1项或多项症状：月经异常（月经稀发、闭经、功能失调性子宫出血）、不孕、多毛、肥胖等。

（2）B超显示一侧或双侧卵泡数≥10个，直径≤8 mm。

（3）基础体温（BBT）连续3个月经周期单相。

（4）LH、睾酮升高，LH／FSH≥2.3。

（5）排除其他原因的高雄激素血症。

三、鉴别诊断

（一）迟发性先天性肾上腺皮质增生

迟发性先天性肾上腺皮质增生临床症状与PCOS极为相似。患者在青春期出现月经不规律、多毛和不育，常见21-羟化酶缺乏。诊断依据是血17a-羟孕酮明显升高或ACTH试验17a-羟孕酮反应明显增高。

（二）分泌雄激素肿瘤

卵巢肿瘤如卵巢间质细胞瘤、门细胞瘤或肾上腺肿瘤。男性化表现重，雄激素水平接近男性，超声、CT或MRI有阳性发现。

（三）卵泡膜细胞增殖症

卵泡膜细胞增殖症见雄激素过高，大多数伴多毛，临床上多数发病迟缓，发病年龄大于40岁，绝经前高发，可并发糖尿病、高血压、肥胖、黑棘皮症等。也有表现为闭经、不孕、多毛、子宫内膜增生或腺癌等。本病在卵巢间质内由黄素化泡膜细胞岛形成，而PCOS则没有。氯米芬促排卵及卵巢楔形切除术对PCOS有一定疗效，而对卵泡膜细胞增殖症通常无效。主要鉴别需依靠术后病理诊断。

（四）高泌乳素血症

10%～30%的PCOS患者血清泌乳素水平轻度升高，应与其他原因引起的高泌乳素血症相鉴别。如垂体腺瘤，甲状腺功能低下，服用药物引起的高泌乳素血症。常见的垂体微腺瘤高泌乳素血症者虽然有闭经、无排卵、泌乳素增高，但FSH和LH及雌激素均低下，MRI有时可发现垂体微腺瘤。

（五）库欣综合征

库欣综合征有独特的体征，如满月脸、紫纹、高血压等，血清皮质醇增高，失去昼夜节律。

四、治疗

（一）西医治疗

多囊卵巢综合征的常规治疗虽然有现代医学的西药和腹腔镜手术等，但均存在卵巢刺激过度及术后盆腔粘连甚至卵巢早衰的风险，尤其是有很大一部分疗效还不理想。中医认为其病因病机主要涉及肾虚和痰瘀两方面，治疗大则以"补肾"为主，配合化痰活血行气。

（二）中医治疗

1. 病机

PCOS病机为本虚标实，肾虚为本，肾虚以肾阳虚为主，气机失调，痰湿病理产物为标，肾虚痰瘀引起冲任失调继而导致多囊卵巢综合征而不孕。

2. 治则治法

温肾助阳，化痰活血。

3. 中药治疗

肾虚型，可用右归丸加减；痰湿阻滞型，可用苍附导痰丸合佛手散加减；肝经郁热型，可用丹栀逍遥散加减；气滞血瘀型，可用膈下逐瘀汤加减。

4. 针灸治疗

针灸在治疗PCOS选穴多以补肝肾脾、调冲任为原则，治疗上可予通元针法通督调神，引气归元。

五、病案

张某，女，25岁，2017年10月21日初诊。

主诉：未避孕未孕5年。

现病史：2013年顺产1女，平素月经后期，需服用药物才能来潮，经期5～7天，量少，色暗红，无血块，无痛经。白带量多，色白，无异味，无外阴瘙痒。既往西医降雄治疗后，促排卵治疗效果不佳。2017年5月，行B超结果显示"左卵巢大小为3.3 cm×2 cm、右卵巢大小为3.9 cm×1.7 cm，内膜厚度为4 mm，双侧多囊样改变，双侧卵巢内见多个小无回声区，直径均小于10 mm"，诊断为多囊卵巢综合征。患者有生育要求，查性激素结果提示"LH升高"，给予达英35降雄治疗3个月后，复查性激素结果：FSH 6.73 mIU/mL、LH 7.46 mIU/mL、PRL 237.2 mIU/mL、P 1.04 ng/mL、E_2 184 pg/mL，于月经周期第5天开始进行促排卵治疗。第一个周期采用氯米芬促排，月经第10天行B超检查，示"未见生长卵泡"。第二个周期采用来曲唑促排，可见生长卵泡，但此周期联合使用"促排卵针剂"后，患者卵泡生长速度仍过于缓慢，遂至就诊要求中西医结合诊疗。症见：患者神清，精神疲乏，脸上大量斑块状痤疮。纳可，眠差，难以入睡，大便干，大便2天1行。舌淡红，舌尖有瘀斑，苔白腻，脉沉细。

西医诊断：①继发性不孕；②多囊卵巢综合征。

中医诊断：断续。

证型：肾虚血瘀。

治法：补肾活血化瘀。

处方：

（1）根据患者不同月经周期阶段，给予通元针法结合调周选穴，留针30分钟，红外线灯照射，治疗频率为1周3次。

（2）拔罐：背部膀胱经拔罐治疗。

（3）耳穴压豆：子宫、内分泌、卵巢、肾、脾、肝，双耳交替。

（4）穴位注射：人胎盘组织液4 mL，交替注射双侧肾俞、肝俞、脾俞、足三里、子宫。

治疗期间因为患者需要出差1周，配合穴位埋线加强刺激、巩固疗效。经过针灸治疗后，患者虽然月经未来潮，但明显感觉睡眠改善，痤疮减少。通过口服地屈孕酮片后，月经来潮，在B超检查排除囊肿后，于月经期第5天口服来曲唑5 mg，每天1次，连服5天，开始新周期的促排卵治疗，同时在月经干净后继续针灸治疗。第10天行B超检查示"左侧卵泡12 mm×11 mm×11 mm，右侧卵泡10 mm×9 mm×10 mm，内膜厚度6 mm"。第13天B超示"左侧卵泡11 mm×10 mm×11 mm，右侧卵泡14 mm×13 mm×14 mm，内膜厚度7 mm"。第16天B超示"右侧卵泡 21 mm×20 mm×21 mm，内膜厚度14 mm"。第17天B超示"右侧卵泡26 mm×21 mm×24 mm，内膜厚度14 mm"。第18天B超示"右侧卵巢优势卵泡消失，内膜厚度13 mm"。促排治疗期间，患者配合度高，一直坚持针灸治疗，通过中西医结合的方式，在针灸治疗的作用下成功排卵，同时按照科学指导进行同房。2017年11月30日清晨，张女士尿妊娠试验阳性，成功怀孕。

六、经验

针对顽固性多囊卵巢综合征所致的排卵障碍性不孕患者，在治愈基础性内分泌代谢疾病后，通过口服促排卵药物治疗后，出现：①卵泡无法启动，无法形成生长卵泡；②卵泡发育速度慢，无法形成优势卵泡；③子宫内膜容受性低，影响胚胎着床。出现这类的情况时，通过针灸治疗，中西医结合促排治疗效果好。对于长期的顽固性排卵障碍性不孕患者，一般针灸需治疗2～3个月经周期才能逐渐唤醒正常的性腺轴功能。以怀孕为目标的患者建议其在针灸治疗的良性调节状态下尽快配合西药促排。案例中的张女士之所以最后促排成功，得益于针灸的综合治疗和西药的高效促排卵双重作用。

用针之要，在于知调阴与阳，滑伯仁《难经本义》载"阴病行阳，阳病行阴者，阴阳经络，气相交贯，脏腑腹背，气相通应"。腹募所治为阴病，背俞所治为阳病，腹背前后相应，二者兼而取穴则阴阳二气贯通归元，从而达到阴阳平衡，谓通元法。《素问·骨空论》指出"督脉为病……其女子不孕"，《灵枢·背俞》有云"五脏之俞，皆本于太阳，而应于督脉"，督脉上属于脑而下络于肾，通元针法重点以督脉及背部膀胱经背俞穴贯脊入脑益髓而通督调神，调节五脏气血功能。《圣济总录》云"妇人所以无子者，冲任不足，肾气虚寒也"，任主胞胎，为阴脉之海，使元气潜藏守位，下源之元阴元阳方能有序生发，冲任得安，胞宫得充，经孕得调，通元针法以任脉及三阴经、六腑腹募穴为主司导周身上下阴阳气机而引气归元，改善生殖功能。临证治疗排卵障碍性不孕以"通督调神，引气归元"为治疗原则，以任督为纲而连接于肾为精气之归的经络效应，促进天癸趋向成熟，并使任、冲二脉相通，作用于胞宫，从而恢复肾-天癸-冲任-胞宫轴的功能，使月事以时下，故有子。

种子先调经，经调孕自成，月经不调是排卵不正常的反映，与不孕症有密切关系。卵泡生成和排出与月经周期息息相关，故排卵障碍性不孕患者治疗时需顺应月经周期的阴阳气血消长规律，将月经周期分为月经期、经后期、经间期、经前期，并把周期疗法的理论运用到通元针法，以激发经气的自然流转，使肾-天癸-冲任-胞宫的生殖生理环路协调平衡，充分调动下丘脑-垂体-卵巢性腺轴功能，达到身体功能及生殖功能的平衡状态而调经助孕。在月经周期中，经后期血海空虚，此时需通过肾气封藏以蓄养阴精，治宜滋肾填精、养血调冲，重用太溪、三阴交、血海，针用补法，使肾中真阴乃至天癸、冲任气血渐复元，达到重阴状态，为卵泡生长发育奠定基础；经间期冲任气血充盛，重阴转阳，乃氤氲之时，种子之"的候"，为本病治疗关键，重用子宫、卵巢补肾活血，艾灸关元、命门激发真阳萌动，促进卵子成熟，同时佐以太冲、合谷（四关）疏肝理气，配合电针强刺激，促进卵泡破裂排出；经前期为达到重阳状态，治宜调阳摄精、补益冲任，选用百会、太冲，针用平补平泻法，使气血盈满，维持黄体功能，为受精卵着床创造条件；若未孕，则在阳气鼓动下血海由满而溢，胞脉通达，经血下行，进入月经期，推陈出新，重阳转阴，针刺调气可能会干扰经期、经量，在经量多时暂不予针灸。

"针药并用"治疗排卵障碍性不孕可以扬长避短，相得益彰，是一种经济、安全、有效的治疗方法，为广大不孕患者提供了最优选的西医促排和针灸治疗方案，已经有许多不孕的姐妹圆了妈妈梦。

第十三节　未破卵泡黄素化综合征

一、定义

未破卵泡黄素化综合征（luteinized unruptured follicle syndrome，LUFS）是指卵泡发育成熟后不破裂，卵泡未排出而在原位黄素化，形成黄体并分泌孕激素，出现类似排卵的周期性变化，是无排卵性月经的一种特殊类型，也是导致不孕的原因之一。

二、诊断

（一）临床表现

临床上多表现为月经周期规律、基础体温典型或不典型双相（高温期上升缓慢、延迟、持续时间缩短），宫颈黏液显示黄体期改变，经前诊刮子宫内膜呈分泌期变化。

（二）辅助检查

（1）B超检查：卵泡增大至18～24 mm后48小时不破裂，或hCG注射48小时后B超检查卵泡仍然没有塌陷或消失，反而继续增长，子宫直肠凹未见明显液体潴留，卵泡持续存在或增大，卵泡内出现点状均匀的中强度回声，或卵泡内呈张力较大的囊实性或网格状回声。多普勒的观察提示LUFS卵泡期卵泡生长缓慢，LH峰值后卵泡壁血流量的减少等征象。在LUFS组妇女，子宫、弓形、放射和螺旋动脉的血流阻力明显升高，与孕酮水平明显呈负相关。但是因为有时排卵后卵泡壁塌陷的征象并不典型，或一时出现的新鲜血体在外观上也难以和LUFS鉴别，因此仅凭B超图像诊断可能有一定的局限性。

（2）实验室检查：血清雌二醇（E_2）、孕酮（P）及LH检测。当黄体中期，即LH峰值后第5～9天，其血清孕酮值（P）应该>10 ng/mL，如果在3～10 ng/mL水平之间，常常提示LUFS的可能。根据血清E_2、P和LH的测定，可以将LUFS分成两种类型：①成熟卵泡型的LUFS，为卵泡直径达到成熟标准后没有观察到LH峰值出现，E_2水平达到200 pg/mL，P水平<2.5 ng/mL；②未成熟卵泡型的LUFS，卵泡直径还没有达标，但是P水平已经>2.5 ng/mL。

（3）腹腔液P和E_2定量测定：成熟卵泡中含大量的雌、孕激素，卵泡破裂时释放入盆腔，使腹腔液中雌孕激素浓度明显高于血液中浓度，通常孕激素浓度含量高3倍以上。因此，于黄体早期（BBT上升2天内）行后穹窿穿刺取腹腔液或在进行腹腔镜观察排卵孔的同时取腹腔液，测雌孕激素水平与血液中浓度比较，可推断卵泡曾否破裂。

（4）腹腔镜检查：选择黄体早期做腹腔镜检查（相当于排卵后1～6天），腹腔镜能直观地看到卵巢表面排卵的破口，如未发现卵巢表面有排卵孔，结合其他临床特征可确诊。但排卵孔很容易经上皮化而修复，因而腹腔镜检查假阳性率较高。如果能在卵泡内抽吸到滞留的卵子，就可成为LUFS诊断的确凿证据。但是因为技术上的原因，在腹腔镜下抽吸卵泡的成功率是比较低的。

目前常用的LUFS诊断标准为腹部B超连续监测卵泡，卵泡达成熟标准（18～24 mm），72小时内仍不缩小或持续增大；基础体温双相；宫颈黏液检查显示黄体期改变，子宫内膜有分泌期表现，但黄体期较短；血清孕酮水平升高。

三、鉴别诊断

LUFS主要与正常排卵周期鉴别。并要注意鉴别是否有盆腔内膜异位症、慢性盆腔炎（粘连）等合并症存在。

四、治疗

LUFS发病隐匿，患者常因不明原因不孕就诊而被发现，生育要求常是该病患者寻求治疗的初衷，故该病的治疗主要着眼于提高患者排卵率及妊娠率。

（一）西医治疗

（1）期待疗法：对于第一次发现LUFS的患者，由于残留的黄素化囊肿可在下次月经来潮后自然消失，可暂不予治疗，采取B超下连续观察直至LUFS消失。

（2）药物治疗：目前临床上主要应用氯米芬、来曲唑等促卵泡生长，在卵泡成熟后适时应用人绒毛膜促性腺激素、人绝经期促性腺激素等药物促使卵泡排出，并在排卵后以孕激素提供黄体支持。

（3）超声引导下卵泡穿刺术加人工授精。

（4）腹腔镜手术适应于局部机械性因素所致LUFS。

（5）体外受精和胚胎移植技术适应于反复发生LUFS而应用其他方法治疗无效的患者。

（二）中医治疗

1. 病机

肾藏精，主生殖发育，肾精充盛是排卵的前提，冲任气血调和是排卵的条件，肾中阴阳适时转化是排卵的关键，肾气旺盛是排卵的动力。肾阳主动，肾阳不足，重阴不能让位于阳，或阳不足以推动转化，导致精卵无力排出，发生原位黄素化。肝肾同源，乙癸同源，两者一开一合、一泄一藏，互通互用。肝主疏泄，阴精充足而利于外泄，促使卵泡成熟破裂，卵子排出。肝藏血，肾藏精，精能生血，血可化精，精血同源。肾精肝血，一荣俱荣，一损俱损，休戚相关，同为月经和胎孕排卵提供物质基础。肝郁耗伤肾阳，阳气者得温则运则强，得滞则凝则弱，肝郁气滞，闭阻肾阳，肾阳之气衰退，无力推动卵子排出；肾精不足，肝血亏少，天癸乏源，冲任气血不足，胞宫、胞脉失养，致排卵障碍；同时成熟卵泡不破裂，必瘀滞胞宫、胞脉，血瘀于内，阻碍"的候"肾中阴阳转化、卵子排出，久而成癥，加重病情。

2. 治则治法

卵泡期以补肾疏肝健脾、调理冲任为主。排卵期以破血利水、补肾温阳为主。

3. 中药治疗

常用当归、赤芍、白芍、熟地黄、丹参、牡丹皮、红花、薏苡仁、熟附子、山药、淫羊藿、紫石英等。

4. 针灸治疗

1）针刺

通元针法引气归元组、通督调神组交替，隔天1次，1个月经周期为1个疗程。经前期，配命门、太冲；经后期，配太溪、内关；排卵期，配子宫、气海、足三里、志室。肾阳虚加腰阳关，肝郁加曲泉，血瘀加血海，痰湿加阴陵泉、丰隆。

2）灸法

主穴：神阙、气海、关元、命门、十七椎。

于月经第10天开始，每穴加温针灸或雷火针艾条悬灸20分钟，直到月经来潮，或可加督脉灸，隔附子饼灸。

3）火针疗法

主穴：气海、关元、子宫、卵巢。

穴位及周围涂一层万花油，左手持点燃的酒精棉球，右手以握笔式持专用火针（或毫针），针体插入火焰，根据针刺需要深度，决定针体烧红的长度，烧针以通红为度，针红则效力强。趁着针红，用飞针方法迅速地将针准确地刺入穴位，留针3～5分钟。

4）耳穴压豆疗法

主穴：子宫、卵巢、内分泌、神门、交感。

配穴：肝郁、血瘀加肝，肾虚加肾。

王不留行籽贴压，每次5～6个穴位，双耳交替，每天按压3次，2～3天更换1次。

5）穴位埋线

主穴：气海、卵巢、子宫、归来、肾俞、带脉。

配穴：足三里、腰眼。

用7号或8号注射器针头，将1 cm长的消毒一次性羊肠线穿入针芯后，刺入穴位所需深度，每次8～10穴，每7～10天治疗1次。

6）穴位敷贴

主穴：肾俞、肝俞、脾俞、心俞。

配穴：子宫、三阴交。

药物：当归30 g、艾叶30 g、干姜30 g、附子10 g、吴茱萸10 g、白芥子30 g、乳香10 g、肉桂10 g、大黄20 g、川芎10 g。以上药物研成细末，加生姜和少许蜂蜜调成糊状，制成1 cm×1 cm大小药饼，用透气胶布固定在相应穴位，每次3～4小时，隔天1次。

7）穴位注射

主穴：肾俞、次髎、子宫。

经后期选人胎盘组织液，排卵期选丹参注射液，经前期选黄芪注射液，每次选2穴，每穴2 mL。

五、病案

李某，女，28岁，2018年6月23日初诊。

主诉：未避孕未孕1年。

现病史：平素月经周期常推迟，LMP为2018年6月7日，经期5～7天，无痛经、腰酸及乳房胀痛，近一年来未采取避孕措施均未怀孕，专科完善相关检查诊断为"未破裂卵泡黄素化综合征"。B超检查多次提示有优势卵泡发育，但直径常长到25 mm以上均不破裂排出。症见：患者神清，精神可，无口干口苦，纳可，眠差，二便调。舌淡红，苔薄白，脉沉细无力。

西医诊断：①原发性不孕；②未破裂卵泡黄素化综合征。

中医诊断：全不产。

证型：肾阳亏虚。

治法：温补肾阳。

处方：

建议在肌内注射hCG治疗的同时配合针灸治疗。2018年6月25日取穴印堂、关元、中极、子宫（双）、卵巢（双）、合谷（双）、三阴交（双）、太溪（双）、太冲（双）。2018年6月26日取穴百会、膈俞（双）、肝俞（双）、脾俞（双）、肾俞（双）、命门、腰阳关、合谷（双）、三阴交（双）、太溪（双）。配合温针灸关元、气海、卵巢、肾俞及耳穴压豆疗法。

2018年6月27日卵泡监测提示"左侧优势卵泡已消失，盆腔少许积液"。2018年7月11日性激素二项检查：hCG 150.4 IU/L；孕酮141.29 nmol/L。患者顺利受孕。

六、经验

笔者采用"通督"调和阴阳、温肾助阳，主穴选取脾俞、肾俞、肝俞、命门、腰阳关等；运用"引气归元法"以调和气机、疏通经络、活血祛瘀，主穴选取关元、气海、中极等。并选百会、印堂调神。神气充足，脏腑功能旺盛而协调。

中脘、气海、关元为引气归元的一组腹部穴位，中极为任脉与足三阴经、冲脉、任脉相交会穴，可调理冲任脉，且为子宫局部解剖的临近位置，与子宫穴、卵巢穴共同起到局部治疗作用，促进盆腔、卵巢局部血运循环，促进卵子顺利排出。肝俞、脾俞、肾俞通督调神背俞穴。温针灸气海、关元、肾俞更是加强了温肾助阳的功效。配穴取合谷、太冲、三阴交则起到疏肝调畅气机、活血化瘀，以助力"的候"时肾中阴阳顺利转化，卵子排出。

第十四节　黄体功能不足

一、定义

黄体功能不足是指卵巢排卵后形成的黄体发育不足或内分泌功能不全，使孕激素合成、分泌不足或孕激素对子宫内膜的作用不足导致分泌期子宫内膜发育缓慢甚至不发育，出现排卵性功能失调性子宫出血，且不利于受精卵着床，进而导致不孕或习惯性流产。黄体功能不足在育龄期女性中患病率为5%左右，在不孕妇女中占10%左右，在复发性流产中可高达60%左右，是严重威胁女性生殖及身心健康的疾病之一。

二、诊断

（一）临床表现

（1）月经周期缩短或月经频发，经前淋漓出血，经量多少不一，经期延长。

（2）不孕或流产。

（二）辅助检查

（1）内分泌检查：月经第18～28天测血液内孕激素，其含量低于正常值表明黄体功能不足；基础体温上升第7天孕激素<19 ng/mL。

（2）超声监测排卵：一般从排卵后到来月经的时间为14天左右，黄体功能不足者<12天。

（3）体温监测：基础体温黄体期<11天；黄体期温差<0.3℃；移行期（低温到高温）>3天；高温相波动>0.1℃。

（4）子宫内膜诊刮术：基础体温上升第9天子宫内膜活检显示分泌期子宫内膜，部分腺体分泌欠佳或反应不良。

三、治疗

（一）西医治疗

1. 促卵泡发育

针对病因促进卵泡的发育和排卵。随着卵泡的发育，来源于卵泡颗粒细胞的大黄体细胞和卵泡膜细胞的小黄体细胞也在不断增生，优势卵泡破裂塌陷，逐渐形成由这两种细胞组成的黄体，黄体分泌孕酮，若卵泡的发育或质量不佳，其形成的黄体功能必然受到影响。现在临床常用的促排卵药物有氯米芬、来曲唑、性腺激素等。

2. 促进月经中期黄体生成激素（LH）峰的形成

在卵泡成熟的时候，给予肌内注射人绒毛膜促性腺激素5 000～10 000 U，来促进月经中期LH峰的形成，从而达到不使黄体过早衰退或者提高其分泌孕酮的功能。

3. 黄体功能补充或刺激疗法

一般选择排卵后或者基础体温上升时开始，每天肌内注射黄体酮10 mg，连续10～14天，通过补充黄体酮来改善黄体功能。因为肌内注射黄体酮可以引起注射部位的疼痛、硬结及无菌性脓肿，临床中常用口服或通过阴道给药。

（二）中医治疗

1. 病因病机

黄体功能不足的病因病机主要有以下四种：

（1）肾虚，素体肾阴亏虚，或后天损伤肾阳，天癸乏源，冲任血海空虚，或阴虚生热，热扰血海，均不能摄精成孕。著名中医妇科学家夏桂成认为，黄体功能不足性不孕主证型多为肾阳虚，亦有少数为肾阴虚者。

（2）肝郁，若素性忧郁，或者内伤七情，情怀不畅，肝气郁结，郁郁寡欢，气机阻滞，冲任上下不能相资，难以摄精成孕。

（3）血瘀，瘀血既是病理产物，又为致病的因素，无论寒、热、虚、实还是经期房事、外伤均可导致瘀滞冲任，胞脉不通而难以成孕。

（4）痰湿，痰湿体质，或脾肾阳虚不能温脾，或劳倦思虑过度伤脾，或饮食不节伤脾，或肝木克脾，脾虚水停，阳虚温化乏力，湿聚成痰，痰阻气机，气滞血瘀，痰瘀互结，氤氲乐育之气难成。其中肾阳虚是黄体功能不足的基本病机，《素问·上古天真论》中强调了肾中精气产生的"天癸"决定了生殖功能的具备和丧失，在肾-天癸-冲任-胞宫生殖轴中有着很重要的作用。

2. 治则治法

治疗以补肾疏肝、化痰祛瘀为法。

3. 中药治疗

以补肾疏肝、化痰祛瘀为治疗原则，于经后期服用滋阴补肾药以促进卵泡发育，排卵后服用补气活血药以促进黄体功能健全。

4. 针灸治疗

1）针刺

通元针法引气归元组、通督调神组交替，隔天1次，1个月经周期为1个疗程。经前期，配阳陵泉、太冲；经后期，配太溪、膈俞；排卵期，配子宫、气海、足三里、复溜。肾阳虚加腰阳关，肝郁加曲泉，血瘀加血海，痰湿加丰隆。

2）灸法

主穴：神阙、气海、关元、肾俞、脾俞。

于月经第10天开始每穴加温针灸或雷火针艾条悬灸20分钟，直到月经来潮。

3）火针疗法

主穴：气海、关元、子宫、命门。

穴位及周围涂一层万花油，左手持点燃的酒精棉球，右手以握笔式持专用火针（或毫针），针体插入火焰，根据针刺需要深度，决定针体烧红的长度，烧针以通红为度，针红则效力强。趁着针红，用飞针方法迅速地将针准确地刺入穴位，留针3～5分钟。

4）耳穴压豆疗法

主穴：子宫、卵巢、内分泌、神门。

配穴：肝郁、血瘀加肝，肾虚、气血不足加脾、肾。

王不留行籽贴压，每次5～6个穴位，双耳交替，每天按压3次，2～3天更换1次。

5）穴位埋线

主穴：气海、关元、子宫、归来、肾俞、带脉。

配穴：足三里、腰眼。

用7号或8号注射器针头，将1 cm长的消毒一次性羊肠线穿入针芯后，刺入穴位所需深度，每次8～10穴，每7～10天1次。

6）穴位敷贴

主穴：肾俞、肝俞、脾俞、心俞。

配穴：子宫、三阴交。

药物：当归30 g、艾叶30 g、干姜30 g、附子10 g、吴茱萸10 g、白芥子30 g、乳香10 g、肉桂10 g、大黄20 g、川芎10 g。以上药物研成细末，加生姜和少许蜂蜜调成糊状，制成1 cm×1 cm大小药饼，用透气胶布固定在相应穴位，每次3～4小时，隔天1次。

四、病案

蔡某，女，39岁，已婚，2015年10月16日初诊。

主诉：未避孕未孕2年多。

现病史：月经史：13岁月经初潮，周期30～31天，经期5～6天，量多，色暗，血块（+），腰酸（+）。孕产史：2002年初次妊娠，剖宫产1子，2004年孕3月胎停，行清宫术。子宫附件未见异常，双侧输卵管通畅。抗精子抗体阴性，抗子宫内膜抗体阴性。男方检查未见异常，性生活正常。既往BBT双相，高温期9～11天，体温上升时呈爬坡状，仅能上升0.2～0.3℃。辅助检查：月经周期第20天，阴道彩超示：子宫大小约4.7 cm×4.9 cm×4.5 cm，内膜厚0.49 cm（单层），C型，肌层回声均匀，未见宫腔分离。症见：月经周期第24天，平素易疲劳，面色稍萎黄，手足易凉，小便清，大便溏薄，每天1次，夜尿1～2次。舌淡红，边有齿痕，苔薄白，脉沉弱。

西医诊断：①继发性不孕；②黄体功能不足。

中医诊断：断续。

证型：脾肾阳虚。

治法：温肾健脾。

处方：

予以"通元针法"治疗。患者俯卧位时取穴：百会、膈俞、脾俞、肝俞、肾俞、次髎、三阴交；经前期配志室、命门（雷火灸），经间期配合谷、阳陵泉，经后期配悬钟、太溪。仰卧位取穴：百会、印堂、天枢、气海、关元、中极、归来、子宫或卵巢、足三里、三阴交、太溪；经前期配气海、关元（温针灸），经间期配合谷、太冲，经后期配血海、内关、公孙。以上两组穴位交替使用，隔天针灸1次，每周3次，每次留针30分钟。1个月经周期为1个疗程，共治疗3个疗程。

在第3个疗程期间，月经未按时来潮，自测尿早孕阳性，查血hCG阳性，性激素六项示"孕酮 70.22 ng/mL，人绒毛膜促性腺激素 215.64 mIU/mL"，诊断为早孕。予停止针灸，嘱返家养胎。2017年1月电话随访得知患者已于2016年11月足月剖宫产下1男婴，体重3.7 kg，母子均体健。

五、经验

针灸治疗以温补肾阳为原则。经前期，阳长阴消，重阳必阴。黄体功能不足患者往往阳长不及，肾阳不充，基础体温高温相偏低、偏短，或高温相缓慢上升，故选用命门、关元，并辅以灸法，温补肾阳；志室又名精宫，属膀胱经，为肾气精微储存之所，配命门可助阳气生长积蓄，气海穴属任脉，为补气要穴，《针灸资生经》中言"针关元治妇人无子"，与关元相配益肾固精，补益回阳，辅以雷火灸悬灸患者腰骶部，使温补肾阳之力更强。排卵期即氤氲期，是重阴必阳的转化阶段，肝郁患者多在此期采用疏肝理气之法，畅达气机，以通为用，促进卵子顺利排出，故选用合谷、阳陵泉、太冲穴。合谷、太冲为四关穴，可通调全身气血，协调阴阳；阳陵泉为胆经合穴，肝胆互为表里，配合谷穴可调畅肝经气机，舒筋活络。脾虚患者以健脾祛湿为主，三阴交穴可"治脾之肾病……漏血不止，月水不止，妊娠胎动，横生……"脾之肝病，胆虚则多悸，脾虚而肝旺宜补此穴，配阴陵泉、公孙可补脾祛湿邪。血瘀较重患者选膈俞穴，膈俞为血会，其上心俞，心生血，其下肝俞，肝藏血，三穴相配，活血养血之效显著。委中为血郄，太阳经气少而血多，支、别、直脉俱合于此，配合膀胱经背俞穴，可调膀胱经气血。针灸治疗主要通过对女性内分泌性腺轴的良性调整作用，改善患者的排卵和黄体功能，并使E_2、LH、FSH 的分泌趋于正常。周文静[20]取穴肾俞、足三里、关元、三阴交等结合中药治疗黄体功能不足，能够改善成熟卵泡直径，加大子宫内膜厚度，提升血清内分泌指标。

第十五节　早发性卵巢功能不全

一、定义

早发性卵巢功能不全（premature ovarian insufficiency，POI）是指女性在40岁以前出现的卵巢功能减退，主要表现为月经异常、FSH水平升高、雌激素波动性下降。发病率为1%～5%，近年来有增加的趋势，且发病对象逐渐年轻化，若不及时干预，可快速发展为卵巢早衰。目前，POI的病因病机尚不清楚，治疗难度较大，POI可以使患者出现月经稀发、闭经、不孕或一系列围绝经期症状，严重影响患者的生活质量，给患者带来极大的痛苦。

二、诊断

（一）临床表现

1. 症状

（1）月经改变：从卵巢功能减退至卵巢衰竭，患者历经数年不等的过渡期，可先后出现月经频发或稀发、月经量少、闭经。

（2）雌激素水平低下表现：原发性闭经患者表现为女性第二性征不发育或发育差。继发性闭经患者可有潮热出汗、生殖道干涩灼热感、性欲减退、骨质疏松、情绪和认知功能改变、心血管症状等。

（3）不孕：生育力显著下降；在卵巢储备减退的初期，由于偶发排卵，仍有5%左右的自然妊娠可能，但自然流产和染色体异常的风险增加。

（4）其他：因病因而异，如特纳综合征（Turner syndrome）患者可发生心血管系统发育缺陷、智力障碍等异常。

2. 体征

原发性闭经患者常伴发性器官和第二性征发育不良、体态发育和身高异常，继发性闭经患者有乳房萎缩、阴毛或腋毛脱落、外阴阴道萎缩等。

（二）辅助检查

（1）基础内分泌测定：在月经周期的第2～4天，或闭经时进行随机血检测，两次检测间隔4周，至少两次血清基础FSH＞25 IU/L；基础雌二醇水平因疾病初期卵泡的无序生长而升高（＞50 pg/mL），继而降低（＜5 pg/mL）。

（2）超声检查：双侧卵巢体积较正常明显缩小；双侧小窦卵泡数（AFC）＜5枚。

（3）血清AMH：≤1.1 ng/mL。

（4）遗传、免疫相关检测：染色体核型、甲状腺功能、肾上腺抗体检测等。

三、鉴别诊断

可与卵巢抵抗综合征、生殖道发育异常、完全性雄激素不敏感综合征、阿什曼综合征（Asherman syndrome）、功能性下丘脑性闭经、多囊卵巢综合征等鉴别。

四、治疗

（一）西医治疗

主要包括激素补充治疗、免疫治疗、干细胞治疗、生育相关管理、远期健康管理及并发症治疗。其中生育相关的管理主要有：①辅助生殖技术治疗。赠卵体外受精-胚胎移植是POI患者解决生育问题的可选途径，妊娠率可达40%～50%。亚临床患者可尝试采用促排方案，但妊娠率低，目前尚无最佳用药方案；②生育力保存。主要针对POI高风险人群，或因某些疾病、或接受损伤卵巢功能治疗的女性。

（二）中医治疗

1. 病机

中医没有早发性卵巢功能不全（POI）的病名记载，但根据其症状及体征，可将其归为"全不产""年未老经水断""经闭""绝经前后诸症"等疾病范畴。其病因错综复杂，以肾虚、血虚为本，痰湿、血瘀为标，虚实夹杂，从而导致月经稀发及不孕。同时与肝脾、冲任关系密切，"肝主藏血""脾主运化以生血""冲为血海""任主胞胎"，脾旺则气血生化有源，肝畅则冲任藏泄有度，月事以时下。

2. 治则治法

在临床治疗上则推崇傅山"经水出于肾""种子必先调经""经本于肾"的观点，并采用通元针法中"阴中求阳""阳中求阴"的补肾理念，以补肾平衡阴阳为本，佐以健脾疏肝、活血养血，以期达到调经种子的目的。

3. 中药治疗

经后期子宫血海空虚，方选左归丸加减，重在滋阴养血；经间期（即排卵期）以温肾助阳为主，辅以行气活血之品，帮助卵子排出，方选桃红四物汤加仙茅、淫羊藿、香附等；经前期重在温肾助阳暖宫，方选右归丸加减治疗；经期以活血促经汤为基础方。

4. 针灸治疗

以"通元针法"穴为主穴，肾阳虚配腰阳关；肾阴虚配太溪；肝郁配太冲；湿热加阴陵泉；痰湿加丰隆；精神焦虑、失眠者配内关、神门、四神聪。配合拔罐、耳穴压豆、穴位注射等治疗。对于各种原因不能维持针刺频次的患者，建议患者配合埋线治疗。

以辨证论治、月经周期治疗、针灸治疗为主。早发性卵巢功能不全具有高发性、难治性及异质性的特点。研究发现导致早发性卵巢功能不全的病因有很多，但针对其病因的疗效及安全性确切治疗方法不多。中西医结合治疗可作为未来的发展趋势。

五、病案

陈某，女，33岁，2018年3月12日初诊。

主诉：未避孕未孕9年。

现病史：患者2011年因输卵管堵塞行宫腔镜治疗，术后卵巢功能受损，2017年6月查AMH 0.75 ng/mL，FSH 21.2 mIU/mL，LH 12.6 mIU/mL，$E_2$106.5 pg/mL，确诊为卵巢储备功前减退。此后在医生的建议下行IVF-ET，取卵4次，1次空囊，3次未配成优胚，均以失败告终。症见：患者平素月经不规律，2～3月1行，经期3～5天，月经量少，色紫暗，血块（＋），痛经（＋＋），乳房胀痛（＋），平素易疲劳，失眠多梦，性情急躁易怒，自述手脚、腰部怕冷，下腹部冰凉，二便可。舌质暗淡有瘀斑，少苔，脉细，右寸弦。

西医诊断：①原发性不孕；②早发性卵巢功能不全。

中医诊断：全不产。

证型：肾虚肝郁，瘀血内停。

治法：温补肾阳，疏肝活血。

处方：

A组穴：引气归元组穴。

B组穴：通督调神组穴。

按：在"通元针法"处方的基础上，卵泡期，A组穴加用水泉、脾俞，B组穴加用内关、公孙、太溪、然谷；排卵期，A组穴加用阳陵泉、白环俞，B组穴加用合谷、承浆、足临泣；黄体期，A组穴加用命门（毫火针点刺），B组穴加用大赫、合谷、太冲。考虑患者精神焦虑、失眠，加用内关、神门、四神聪以安神定志、改善睡眠质量；患者辨证属阴损及阳、阴阳俱虚，加用腰阳关、太溪以阴阳并补；久病必瘀，加用膈俞、血海以活血化瘀。隔天1次，A组穴与B组穴交替刺激，采用飞针法进针，操作手法以平补平泻为主，A组穴的肝俞与肾俞交替温针灸，B组穴的气海、关元和卵巢、子宫交替温针灸，涌泉加用灸法，留针30分钟。

二诊：2018年6月15日复诊，患者月经已能按时来潮，痛经及手脚怕冷明显改善，睡眠好转，此时嘱其开始接受促排卵治疗，于月经第5天开始口服枸橼酸氯米芬片50 mg，每天1次，连续服用5天。同时配合上述针灸处方治疗。

三诊：2018年6月29日，月经第14天查B超：内膜厚

9 mm，左卵泡最大的为21 mm×17 mm×23 mm，右卵泡最大的为15 mm×11 mm×13 mm，继续上述针灸处方治疗。

四诊：2018年6月30日进行第5次取卵，取卵2个，配成1对优胚。

五诊：2018年7月血hCG及宫内B超提示临床妊娠，于2019年4月顺产1女婴，母女平安。

六、经验

有文献表明，单纯针刺的疗效不及灸法，故常针灸并用。《本草纲目》言："灸之则透诸经而治疗百种病邪，起沉疴之人为康泰，其功亦大矣。"对于虚证、寒证，灸法能起到补虚的作用；对于实证、热证，灸法能起到温通、温散的作用；部分患者由于长期不孕、激素水平紊乱，常常表现出紧张、焦虑等更年期症状，通常要耐心地安抚患者，并配合针刺内关、神门、四神聪等安神定志，解除其焦虑情绪，并建议患者配合运动，通过调神以期达到更好的治疗效果。卵巢储备功能减退的患者若不及时干预，则短时间内可发展为卵巢早衰，目前西医主要的治疗手段为激素替代疗法、促排卵、免疫抑制、辅助生殖技术等，存在成功率低、副作用大、远期疗效差的缺陷，中西医结合治疗已成为现代辅助生殖的趋势。在继承赖新生教授"通元针法"的基础上，结合女性生理周期的分期，辨证分期论治，能明显提高卵巢功能减退患者IVF-ET成功率，并改善患者的生存质量，值得临床推广。

第十六节　复发性流产

一、定义

关于复发性流产（recurrent spontaneous abortion，RSA）的定义，美国生殖医学学会的标准是2次或2次以上妊娠失败；英国皇家妇产科医师协会则定义为与同一性伴侣连续发生3次或3次以上并于妊娠 24 周前的胎儿丢失；而我国通常将3次或3次以上在妊娠 28 周之前的胎儿丢失称为复发性流产。大多数专家认为，连续发生2次流产即应重视并予评估，因其再次出现流产的风险与3次者相近。

二、诊断

（一）临床表现

连续发生3次或3次以上的自然流产，流产时可以表现为停经后阴道出血和腹痛，部分患者没有临床症状。

（二）辅助检查

少数患者需进行辅助检查，对怀疑先兆流产者，可依据超声检查了解妊娠囊的形态，有无胎心搏动，确定胚胎或胎儿是否存活，以指导正确的治疗方法。

三、鉴别诊断

早期复发性流产应与异位妊娠相鉴别。两者均可见停经后阴道出血及腹痛、hCG提示妊娠，但异位妊娠多为输卵管因素所致，超声检查提示孕囊位于子宫体外。

四、治疗

（一）西医治疗

1. 解剖结构异常

（1）子宫颈功能不全：子宫颈环扎术是治疗子宫颈功能不全的主要手段，可以有效预防妊娠34周前的早产。建议对存在子宫颈功能不全的RSA患者，在孕13～14周行预防性子宫颈环扎术。

（2）先天性子宫发育异常：建议对于双角子宫或鞍状子宫的RSA患者，可行子宫矫形术；子宫纵隔明显者可采用宫腔镜手术切除纵隔；单角子宫患者无有效的手术纠正措施，应加强孕期监护，及时发现并发症并予以处理。

（3）其他的子宫病变：建议对于宫腔粘连的RSA患者行宫腔镜粘连分离术，术后放置宫内节育器，防止再次粘连，或周期性使用雌激素及人工周期，以促进子宫内膜生长。子宫黏膜下肌瘤患者宜在妊娠前行宫腔镜肌瘤切除术，体积较大的肌壁间肌瘤应行肌瘤剔除术。

2. 血栓前状态

（1）低分子肝素单独使用或联合阿司匹林使用：治疗血栓前状态的方法是低分子肝素单独使用或联合阿司匹林使用。低分子肝素一般用法是5 000 U皮下注射，每天1～2次。用药时间可从孕早期开始，一般在检测hCG诊断妊娠即开始用药，在治疗过程中如监测胎儿发育良好，血栓前状态相关的异常指标恢复正常即可停药，停药后定期复查血栓前状态的相关指标，同时监测胎儿生长发育情况，如有异常需考虑重新开始用药，必要时治疗可持续至整个孕期，在终止妊娠前24小时停止使用。妊娠期使用低分子肝素对母胎均有较高的安全性，但有时也可引起孕妇的不良反应，如过敏反应、出血、血小板计数减少及发生骨质疏松等，因此，在使用低分子肝素的过程中，应对药物不良反应进行监测。

（2）阿司匹林：对胎儿的安全性目前尚处于研究之中，建议于孕前使用小剂量阿司匹林，推荐剂量为50～75 mg/d，在治疗过程中要注意监测血小板计数、凝血功能及纤溶指标。

（3）除以上抗凝治疗之外，对于获得性高同型半胱氨酸血症者，通过补充叶酸、维生素B_{12}可取得一定疗效。

3. 染色体异常

因同源染色体罗伯逊易位患者理论上不能产生正常配子，建议同源染色体罗伯逊易位携带者避孕，以免反复流产或分娩畸形儿，抑或接受供卵或供精通过辅助生殖技术解决生育问题。常染色体平衡易位及非同源染色体罗伯逊易位携带者，有可能分娩染色体核型正常及携带者的子代，妊娠后，应行产前诊断，如发现胎儿存在严重染色体异常或畸形，应考虑终止妊娠。

4. 内分泌异常

（1）甲状腺功能亢进（甲亢）：一般建议有甲亢病史的RSA患者在控制病情后方可受孕，但轻度甲亢患者在孕期应用抗甲状腺药物，如丙基硫氧嘧啶（PTU）比较安全，不会增加胎儿畸形的发生率。

（2）甲状腺功能减退（甲减）：凡是已经确诊为甲减的RSA患者均需接受甲状腺激素治疗，建议当甲状腺功能恢复正常3个月后再考虑妊娠，孕期坚持服用甲状腺激素。

（3）亚临床性甲状腺功能减退症：应酌情补充左甲状腺素钠，使促甲状腺激素控制在正常水平，并可适当补充碘剂。

（4）糖尿病：建议已经确诊的糖尿病患者在血糖未控制之前采取避孕措施，于计划妊娠前3个月尽可能将血糖控制在正常范围，并于计划妊娠前3个月停用降糖药，改为胰岛素治疗。

（5）多囊卵巢综合征（polycystic ovarian syndrome，PCOS）：PCOS是否导致RSA发生目前仍有争议。目前，仍没有足够证据支持二甲双胍治疗可降低RSA患者的流产率。

5. 感染

建议存在生殖道感染的RSA患者应在孕前根据病原体的类型给予针对性治疗，感染控制后方可受孕，尽量避免在妊娠早期使用全身性抗生素。

6. 免疫功能紊乱

1）自身免疫功能紊乱

（1）抗磷脂综合征（antiphospholipid syndrome，APS）：对于既往无流产史或单次流产发生在妊娠10周以前者，可不予特殊治疗，或予小剂量阿司匹林（75 mg/d）；对于有RSA病史的患者及有1次或1次以上妊娠10周后流产者，在确诊妊娠后可给予肝素抗凝治疗，5000 U皮下注射，每天2次，直至分娩前停药；对于有血栓病史的RSA患者，应在妊娠前就开始抗凝治疗。此外，由于孕妇产后3个月内发生血栓的风险较高，因此，抗凝治疗应持续至产后6～12周，既往有血栓者产后可改用华法林。

目前，有专家提出非典型产科APS的概念：①APL阳性，但临床表现不典型（如2次小于妊娠10周的不明原因流产；3次或3次以上非连续不明原因的流产）；②有典型APS临床表现，但APL间歇性阳性者；③APL实验室指标不满足中高滴度阳性（＞第99百分位数），仅是低滴度阳性（第95～99百分位数）。这些患者是否需要抗凝治疗？研究表明，对于非典型产科APS用低分子肝素治疗具有良好的妊娠结局。因此，建议对非典型产科APS患者进行抗凝治疗，但应按个体化处理，即治疗过程中严密监测胚胎发育情况，定期复查APL情况，胚胎发育良好且APL连续3次阴性时方可考虑停药。

（2）抗核抗体阳性：建议对抗核抗体阳性的RSA患者采用肾上腺皮质激素治疗，泼尼松10～20 mg/d。

（3）抗甲状腺抗体阳性：对甲状腺自身抗体阳性的RSA患者可考虑使用小剂量甲状腺素治疗。含硒制剂是否有助于降低流产率，目前尚无足够的循证医学证据，可酌情选用。

2）同种免疫功能紊乱

虽然目前对淋巴细胞免疫治疗（lymphocyte immunotherapy，LIT）或静脉注射丙种球蛋白治疗仍有较大争议，但仍有临床实践证明，免疫治疗对防治早期RSA有一定疗效，对于已经排除各种明确致病因素，考虑存在同种免疫功能紊乱的不明原因RSA患者，尤其是封闭抗体阴性及自然杀伤（NK）细胞数量及活性升高者，给予LIT或静脉注射丙种球蛋白仍可作为一种治疗手段。

7. 妊娠后监测及管理

（1）激素水平监测：建议对RSA患者妊娠后定期检测hCG水平，每周1～2次。对于RSA患者是否需要黄体支持及孕激素补充，2013年的1项荟萃分析认为，虽然孕期对孕妇常规补充黄体酮并不能有效降低总体流产率，但证据显示，RSA患者在孕期补充黄体酮（纳入了4个随机对照或半随机对照研究，225例患者）可显著降低RSA的发生率。

（2）超声检查：建议于孕6～7周时首次行B超检查，如见异常应每隔1～2周定期复查直至胚胎发育情况稳定，可见胎心搏动。

（3）其他：RSA患者孕12周后需注意胎儿先天性缺陷的筛查，必要时应行产前诊断。有免疫性流产史的患者，孕38周可考虑终止妊娠。

（二）中医治疗

1. 病机

中医无复发性流产之名，凡堕胎、小产连续发生3次以上者，称为滑胎，亦称数堕胎。始载于《诸病源候论》："阳施阴化，故得有胎，荣卫和调，则经养周足，故胎得安，而能成长。若血气虚损者，子脏为风冷所居，则血气不足，故不能养胎，所以致胎数堕，候其妊娠而恒腰痛者，喜堕胎也。"导致滑胎的主要病机有两个方面：其一为母体冲任损伤，其二为胎元不健。肾气亏虚，气血虚弱，瘀血阻滞均可导致冲任虚损，系胎无力或胎元失养，胎结不实而致屡孕屡堕而滑胎。

2. 治则治法

1）预培其损三部曲

明代医家张景岳明确提出了"预培其损"治疗滑胎的思路，《景岳全书·妇人规》："故凡畏堕胎者，必当察此所伤之由，而切为戒慎。凡治堕胎者，必当察此养胎之源，而预培其损，保胎之法无出于此。若待临期，恐无及也。"我们在诊治复发性流产过程中也遵循这一思路，经过临床实践总结出辨证论治，改善体质；补肾调周，种子胞宫；六字真诀，思患预防的"预培其损三部曲"未病先防，对于已出现阴道流血、腹痛等胎动不安症状的患者，则注重后天，益气安胎，既病防变。

（1）辨证论治，改善体质。第一，流产之后，胞宫受损，亟待复旧，此时往往多虚多瘀，用药方面切记勿妄投补剂，宜祛瘀生新，促进胞宫生化。多选《傅青主女科》"生化汤"加减。常用当归、川芎、川牛膝、炮姜、益母草、艾叶、枳壳、桃仁、红花等。第二，待患者胞宫复旧，月经来潮，改以调整体质为主。

（2）补肾调周，种子胞宫：经半年调治，患者体质改善，阴平阳秘，可进入调经种子阶段，此阶段目的在于施以补肾调周法，伺乐育之气，指导同房，顺而施之，胎孕可成。

（3）六字真诀，思患预防：经调周法受妊以后，应思患预防，妊娠的维持赖气以载胎、血以养胎、带以束胎、水以静胎、心肾交通以固胎，亦要顺胚胎之性使之善吸其母之气化以自养。我们总结载、养、束、静、固、顺六字真诀统领安胎治疗。

2）益气安胎，既病防变

前述是预防之法，如在妊娠过程中出现腹痛、腰酸、下血等胎动不安的表现时，则非预防之法所能及，急救之法全在补气，可予安胎饮大补先后之气，待脾气健运，肾气充足，胚胎自安。

3. 中药治疗

肾虚证，可用补肾固冲丸加减；气血虚弱证，可用泰山磐石散加减；血瘀证，可用桂枝茯苓丸加减。

4. 针灸治疗

针刺以通元针法A组穴与B组穴交替为主。

《类经图翼》载："胎屡坠，命门、肾俞、中极、交信、然谷。"《千金翼方》载："妊胎不成，若坠胎腹痛，漏胞见赤，灸胞门五十壮。"

可配合电针、艾灸、温针灸、雷火灸等。在妊娠前针灸相应穴位补肾固气调经，针灸并用，使精强母壮，妊娠后亦可通过针灸安胎保胎。

五、病案

杨某，女，32岁，2020年4月2日初诊。

主诉：反复胎停3次。

现病史：患者平素月经规律，周期28～30天，经期7～9天，量偏少，血块（－）、痛经（－）、腰酸（－）。G3P0A3，6年前自然受孕后胎停1次，行人流及清宫术。后通过试管移植2次，虽着床但2次均在2个月前胎停，查双方染色体无异常，男方精液基本正常。既往有多囊卵巢综合征史，带状疱疹史，双乳腺增生，右乳考虑纤维瘤。2018年11月外院行输卵管造影，提示双侧输卵管通畅。拟调理后继续行IVF助孕，有胰岛素抵抗，现口服二甲双胍、阿司匹林。末次月经（LMP）：2020年3月28日，量少淋漓达9天+，血块（-），痛经（-），伴经前头痛。症见：神清，偶有头痛，纳眠尚可，二便调。舌淡暗，苔薄白，脉沉细。

西医诊断：①继发性不孕；②复发性流产。

中医诊断：断续。

证型：脾肾两虚，瘀阻胞宫。

治法：补脾肾活血化瘀。

处方：

（1）针刺。

A组穴：百会、中脘、天枢（双）、关元、中极、归来（双）、子宫（双）、合谷（双）、血海（双）、足三里（双）、三阴交（双）、太冲（双）；

B组穴：脑户、膈俞（双）、肝俞（双）、肾俞（双）、次髎（双）、白环俞（双）、委中（双）、悬钟（双）、太溪（双）。

上两组穴位交替使用，平补平泻，留针30分钟，隔天针灸，经期停针。

（2）TDP：照背部或腹部。

（3）电针：腹部双侧归来、子宫或背部肝俞、肾俞加用电针，疏密波，频率4 Hz，以患者自觉穴位酸胀为度。

（4）穴位注射：丹参注射液4 mL，双肝俞、次髎、归来交替注射。

（5）游走罐：背部督脉、膀胱经。

（6）耳穴压豆：取内分泌、神门、盆腔、内生殖器、肝、肾为主穴。

二诊：2020年5月28日。前次月经（PMP）：2020年5月3日，5天净，量略增。LMP：2020年5月19日，3天净，量少。2020年5月16日取卵20枚，养成3枚囊胚。近日自觉少许头晕，纳眠可，二便尚调。舌淡暗，苔薄白，脉沉细。处方：考虑本次取卵数量偏多，存在轻度卵巢过度刺激，予轻刺激手法以调神固气为法，隔盐灸关元、肾俞。继续针灸治疗。加配穴百会、风池（双）。

三诊：2020年6月13日。病史同前，纳眠可，二便尚调。舌暗，苔白厚，脉沉细弱。处方：继续针灸治疗，加毫火针点刺中脘，双子宫加温针灸，穴位注射人胎盘组织液双侧脾俞、足三里、卵巢交替。

四诊：2020年6月27日。病史同前，LMP：2020年6月19日，今天净。经前仍有少许头痛，舌胖大、暗淡，苔白厚，脉沉细。处方：继续针灸治疗。加雷火灸腹部。加双侧脾俞、列缺。

五诊：2020年7月11日。病史同前，头痛改善，纳眠可，二便尚调。舌淡苔白，脉沉弱。处方：续前针灸治疗。加雷火灸腰骶部，中药敷贴（双侧肾俞、脾俞、子宫，气海、关元）。

六诊：2020年7月25日。病史同前，LMP：2020年7月19日，即将净。经前头痛改善，血块（＋）、痛经（－），纳眠可，二便尚调。舌暗淡，苔白略厚，脉沉细。处方：续前针灸治疗，隔盐灸神阙。

七诊：2020年8月10日。病史同前，拟自然周期2020年8月11日移植5月所配1枚囊胚，2020年8月5日阴道彩超（TVS）示EM：10.5 mm。近日脐腹不适，大便偏稀，纳眠可，二便尚调。舌暗淡，苔白略厚，脉沉细。处方：续前针灸治疗，下腹部加用浮针疗法。

八诊：2020年8月18日。移植后第8天。诉自行验孕已怀。

九诊：2020年8月22日，血hCG687 μg/L，因前面病史，患者担心再次胎停，要求针灸保胎，笔者经慎重考虑，为其制订保胎针灸方案继续针灸直到过12周NT。

2021年9月随访已足月顺产1男婴。

六、经验

该患者多次反复胎停，有多囊及胰岛素抵抗史，月经量少淋漓，平时易头痛，提示性腺轴异常，内分泌欠佳；卵泡多而质量差导致胚胎生命力不强；多次胎停而清宫又继发损伤了胞宫经脉。从而恶性循环，使患者身心俱疲。本病的治则依然是固胎元、调冲任。治疗上首以通督调神为主配合引气归元及艾灸、毫火针以改善其失调的性腺轴，调经以育好"子"；患者多次因胎停而清宫又继发损伤了胞宫经脉，子宫内膜薄、宫腔微循环欠佳，故在移植前尚需进一步调理，重用引气归元法使下腹部气血畅运，配合毫火针、雷火灸及浮针提高子宫内膜容受性。移植后继续针灸，在保持宫腔血运的基础上调神，以维持其较好的性腺激素分泌以育胎元。

对于因多次流产史焦虑明显且伴随各种见症的患者，针灸疗法是一种安全的保胎手段。

第十七节　甲状腺功能异常

甲状腺功能异常是指甲状腺激素合成和分泌过多、过少引起的机体功能异常，或机体内存在抗甲状腺自身抗体（ATA）。包括甲状腺功能亢进、甲状腺功能减退及自身免疫性甲状腺疾病等。有研究表明，患者存在甲亢、甲减及自身免疫性甲状腺疾病时，卵巢储备功能降低，妊娠时胚胎质量变差，不利于胚胎发育，易导致胚胎着床失败甚至流产。

一、甲状腺功能亢进症

（一）定义

甲状腺合成和释放过多的甲状腺激素，造成机体代谢亢进和交感神经兴奋，引起心悸、出汗、进食和便次增多、体重减少的病症。妊娠期甲亢控制不良可增加流产、妊娠高血压、早产、低体重儿、宫内生长限制、死产、甲状腺危象及孕妇充血性心衰风险。

（二）诊断

1. 临床表现

（1）妊娠剧吐：妊娠期中高浓度的人绒毛膜促性腺激素（hCG）刺激甲状腺激素分泌，引起妊娠剧吐。

（2）易激动、烦躁、心动过速、头晕头痛、乏力、怕热、多汗、体重下降、食欲亢进、大便次数增多或腹泻等。

（3）大部分患者可有不同程度的甲状腺肿大及突眼症状。

2. 辅助检查

（1）甲状腺功能检测：甲功五项中，FT_3、FT_4、T_3、T_4 升高，伴有TSH降低，即可诊断为甲亢。FT_3、FT_4水平不受甲状腺激素结合球蛋白的影响，比T_3、T_4更能准确地反映甲状腺的功能状态。

（2）甲状腺自身抗体测定：促甲状腺激素受体抗体阳性可提示甲亢病因可能为毒性弥漫性甲状腺肿（grave disease）。该检测对新生儿甲亢也有一定的预测作用。

（3）血常规检测：部分患者可有白细胞总数减低，淋巴细胞比例增高，单核细胞增多，偶可伴发血小板减少性紫癜。

（4）甲状腺摄碘-131试验：目前主要用于甲状腺毒症病因的鉴别，甲亢类型的甲状腺毒症^{131}I 摄取率增高；非甲亢类型的甲状腺毒症^{131}I 摄取率减低。

（5）甲状腺超声：该检查无创，通过超声检查看甲状腺血流分布，甲亢患者可表现为甲状腺动脉血流速度增快。

（三）鉴别诊断

1. 破坏性甲状腺毒症

破坏性甲状腺毒症指因炎性反应、化学、某些药物（如大剂量碘、干扰素等）或机械性损伤导致的甲状腺滤泡细胞破坏，造成细胞内储存的激素大量释放，引起血液中甲状腺激素增高，如亚急性甲状腺炎、无痛性甲状腺炎、产后甲状腺炎。这些情况下，甲状腺本身合成激素的功能并不亢进。

2. 甲状旁腺功能亢进症

甲状旁腺合成、分泌过多甲状旁腺激素（PTH），甲状腺激素水平正常。

（四）西医治疗

一般来说，甲亢未得到控制的患者，不建议怀孕。正在接受甲状腺药物治疗的患者，甲状腺功能恢复正常后，向医生咨询是否可以怀孕。因抗甲状腺药物可导致胎儿畸形和抑制胎儿甲状腺功能，故怀孕期间特别是妊娠前12周，尽量不要服用抗甲状腺药物。若确实需要，应根据母体血清游离甲状腺素（FT_4）含量调整药物剂量，妊娠前12周优先选择丙基硫氧嘧啶（PTU）进行治疗。

（1）一般治疗：注意休息、规律锻炼、戒烟戒酒、补充足够的卡路里和营养、控制饮食中的含碘量。

（2）药物治疗：抗甲状腺药物（ATD），可以保留甲状腺激素分泌功能，但疗程长、复发率高。适用于病情轻、甲状腺轻中度肿大的患者，或因妊娠、年老体弱以及合并其他疾病不能耐受手术者。主要包括甲巯咪唑（MMI）和丙基硫氧嘧啶，其副作用主要为皮疹、皮肤瘙痒、白细胞减少、粒细胞减少等。

（3）碘剂：用于术前准备、甲状腺危象、严重的甲状腺毒症心脏病、ATD治疗失败、过敏及甲亢术后复发的患者。禁用于妊娠期和哺乳期妇女。^{131}I治疗后主要并发症是甲减。

（4）手术治疗：中重度甲亢药物治疗效果不佳，停药后复发，结节性甲状腺肿伴甲亢，压迫周围脏器或胸骨后甲状腺肿，疑似甲状腺癌，儿童期或妊娠期ATD疗效不佳。手术并发症为：甲减、甲状旁腺功能减退及喉返神经损伤。

（五）中医治疗

1. 病机

甲亢早期以情志内伤为主要病因，后致肝郁，久之化热；至中期损伤气阴，涉及心、肝、胃三脏；后期阴损及阳，致使阴阳两虚，主要责之肝肾。

2. 治则治法

众医家根据甲亢病因病机，中药治疗上提出早期胃热、气滞，治宜疏肝泻热和胃，行气解郁为要；中期血瘀、痰阻，宜活血化瘀、化痰祛浊；晚期心肝脾肾俱虚，治宜益气养阴、健脾运气、补血养肝。

3. 中药治疗

肝火旺盛型，可用龙胆泻肝汤、栀子清肝饮加减；痰结血瘀型，可用海藻玉壶汤加减；心肝阴虚型，可用当归六黄汤、平复饮加味、天王补心丹。常用的中药有黄芪、黄芩、玄参、麦冬、白芍、夏枯草、山药、山茱萸、五味子、知母、牡丹皮等。

4. 针灸治疗

针刺：通元针法A、B组穴，配合天突、扶突、人迎、合谷、三阴交。

二、甲状腺功能减退症

（一）定义

由于甲状腺激素合成及分泌减少，或其生理效应不足所致机体代谢降低的一种疾病。甲减的发生率随年龄的增加而增加，女性发生率高于男性。妊娠期临床甲减可能损害后代的神经智力发育，增加早产、流产、出生低体重、胎盘早剥、胎儿死亡和妊娠高血压的风险。

（二）诊断

1. 临床表现

（1）女性月经紊乱或者月经过多、不孕、体重增加等。

（2）畏寒、乏力；表情呆滞、反应迟钝、情绪低落、记忆力减退。

（3）声音嘶哑、听力障碍、唇厚舌大；少汗，皮肤干燥、粗糙，脱皮屑，手脚掌变黄、肤温低、头发稀疏；关节疼痛，颜面、眼睑水肿等。

2. 辅助检查

（1）甲状腺功能检测：血清TSH增高，FT_4减低，考虑为原发性临床甲减；血清TSH增高，FT_4正常，考虑为原发性亚临床甲减；血清TSH减低或正常，FT_4减低，考虑为中枢性甲减。

（2）相关抗体检测：血清甲状腺过氧化物酶抗体（TPOAb）、甲状腺球蛋白抗体（TgAb），用以判断甲减的病因是否为自身免疫性。

（三）鉴别诊断

1. 特发性水肿

甲减患者成纤维细胞分泌透明质酸和糖胺聚糖，具有亲水性，阻塞淋巴管，引起黏液性水肿，多数表现为非凹陷性水肿，因症状不特异，易被误诊为特发性水肿。医生通过测定TSH、甲状腺激素进行鉴别诊断。

2. 贫血

甲减患者表现为贫血。由于甲减多见于女性，且常伴有月经量多、经期长导致失血过多，同时食欲降低、营养不足和胃酸缺乏更加重了贫血，所以不少甲减常被长期误诊为贫血。医生通过甲状腺功能检查帮助鉴别。原发性甲减贫血中有5%～10%的患者因叶酸缺乏表现为大细胞贫血，在铁剂治疗效果不好时，应考虑大细胞贫血的可能。

3. 低T_3综合征

低T_3综合征也称为甲状腺功能正常的病态综合征（ESS），是非甲状腺疾病原因引起的血清TT_3、FT_3水平减低，反T_3水平增高，TSH水平正常或升高，但通常<20 mIU/mL。多出现在严重的全身性疾病、创伤等情况下。

（四）西医治疗

左旋甲状腺素（LT_4）是治疗甲减的首选药物，它能有效地减轻甲减的各种症状，副反应小、依从性好、肠道吸收好、治疗成本低。应视患者体重、甲减病因、TSH升高水平、年龄、是否妊娠及一般临床情况决定LT_4的起始剂量。当患者体重明显变化、年龄增长以及妊娠时应及时调整用药剂量，调整药量4～6周后复查TSH水平。

在辅助生殖技术（ART）治疗前，在TSH>4.0或4.5 mIU/mL时需要给予LT_4替代治疗，已经进行LT_4替代治疗的患者当TSH>2.5 mIU/mL时需要调整LT_4剂量以保证TSH<2.5 mIU/mL。对于TPOAb阳性的亚临床甲减不孕女性，给予LT_4治疗；TPOAb阴性的亚临床甲减不孕女性是否治疗尚无定论；

FT$_4$低、TSH正常且甲状腺自身抗体阴性的单纯性低甲状腺激素血症，不推荐治疗；甲状腺功能正常的甲状腺自身抗体阳性妇女在妊娠期间需要定期检测TSH，监测频率同甲减孕妇，但是否用LT$_4$进行干预治疗无定论。ART前及妊娠期女性LT$_4$替代治疗的目标需保证TSH在妊娠期特异性范围内，治疗的TSH目标值为：备孕期间0.1～2.5 mIU/mL，妊娠早期0.1～2.5 mIU/mL，妊娠中期0.2～3.0 mIU/mL，妊娠晚期0.3～3.0 mIU/mL。

（五）中医治疗

1. 病机

中医认为导致甲减的原因很多，有先天、后天、外感、饮食等。先天不足者，《订补明医指掌·虚损》曰："小儿之劳，得于母胎"。因母体的各种原因，导致胎儿出生后发生呆小症，导致生长发育迟缓。脾乃后天之本，饮食不当，伤及脾胃，以致其运化失常，久则肾失滋养，以致脾肾不足，出现倦怠乏力、畏寒肢冷、食欲不振、嗜睡等症状；长期情志不调，烦躁易怒，或忧思焦虑，均能损伤脾脏，而导致甲减并以肝郁脾虚，或心脾两虚为主要证候。风热毒邪经口鼻侵入人体，聚于颈前，可见颈前及咽部肿痛，若治疗不当，则易导致肿痛虽消，却出现音低、怕冷，甚则浮肿等症。

2. 治则治法

早期疏肝健脾，化痰散结，后期调和阴阳，补肾活血。

3. 中药治疗

脾肾阳虚型，可用金匮肾气丸加减；肝肾阴虚型，可用知柏地黄丸加减；脾肾气虚型，可用补中益气汤或八珍汤加减。

4. 针灸治疗

针刺：通元针法A组穴与B组穴交替，配合天突、扶突、人迎、合谷、三阴交、身柱、命门。

（六）病案

顾某，女，33岁，2020年3月2日初诊。

主诉：正常性生活未避孕而未孕5年余。

现病史：婚后未避孕而未孕5年余，月经失调，后期，量少淋漓，伴全身怕冷，手足冰凉，疲倦乏力，脱发，失眠健忘，夜尿每晚1～2次，大便溏薄，时有腹泻。症见：面色虚浮苍白，时有心悸。舌淡胖，苔白，脉沉细。2018年6月曾行双输卵管碘油造影示双侧输卵管通而不畅。查B超及甲状腺功能诊断为桥本氏甲状腺炎伴甲状腺功能减退，曾用优甲乐治疗，但先后3次试管均不能配成合格可移胚胎。2020年1月测AMH 0.41 ng/mL，TSH 2.5 mIU/mL。

西医诊断：①原发性不孕；②桥本氏甲状腺炎伴甲状腺功能减退；③卵巢功能早衰。

中医诊断：全不产。

证型：脾肾阳虚，气血亏虚。

治法：温补脾肾，补气养血。

处方：

（1）针灸治疗：

A组穴：百会、心俞（双）、膈俞（双）、脾俞（双）、肝俞（双）、肾俞（双）、志室、次髎（双）、委中（双）、三阴交（双）；经前期配志室（双）、命门（灸），排卵期配合谷（双）、阳陵泉（双）；经后期配悬钟（双）、太溪（双）。

B组穴：百会、印堂、扶突（双）、天枢（双）、气海、关元、中极、归来（双）、子宫（双）或卵巢（双）、足三里（双）、三阴交（双）、太溪（双）；经前期配气海、关元（灸），排卵期配合谷（双）、太冲（双），经后期配血海（双）、内关（双）、公孙（双）。

两组交替，隔天1次，留针30分钟，经期停针。

（2）电针：于腹部双侧天枢、子宫或卵巢穴用电针治疗，疏密波，频率33 Hz，强度2 mA，以患者自觉穴位酸胀为度。

（3）艾灸：温针灸（气海、关元，双侧肾俞）。

（4）火针：毫火针快速刺入气海、关元、命门，留针1～2分钟待热力散去即可出针。

（5）督脉灸和雷火灸关元、肾俞交替。

二诊：2020年4月10日。针灸治疗1个月，LMP：2020年3月28日，6天干净，月经量较前增多，怕冷、疲劳明显改善，手足转温，睡眠亦明显好转。处方：续前针灸方案治疗。

三诊：2020年5月23日。LMP：2020年4月26日，6天净，量可，色红，四肢怕冷改善，睡眠明显好转。处方：毫火针点刺肾俞，继续原方案治疗，治疗频率改为隔2天1次。

四诊：2020年6月18日。患者面色转红润，精神明显好转，前周测B超示左卵巢优势卵泡。TSH 0.8 IU/mL。遂嘱其

213

进入IVF周期。患者于2020年7月11日自然周期取卵3枚，养成2枚囊胚。其后继续上述针灸治疗方案。

五诊：2020年9月17日移植1枚囊胚，9月30日查hCG 845 mIU/mL，P 25.12 ng/mL，提示已妊娠。3月后电话告知已过NT，于2021年6月3日足月顺产1男孩。

三、自身免疫性甲状腺疾病

（一）定义

自身免疫性甲状腺疾病（autoimmune thyroid disease，AITD）是由T细胞介导的、甲状腺自身免疫紊乱导致的器官特异性自身免疫性疾病。临床上最为常见的就是格雷夫斯病和桥本甲状腺炎。

一项研究显示，不孕患者中26.6%存在甲状腺自身免疫，高于对照组。AITD与各种原因所致的不孕症之间也存在明显的关联。

（二）诊断

1. 临床表现

AITD以甲状腺功能亢进和甲状腺功能低下为特征。

桥本甲状腺炎一般分为甲状腺功能亢进期、甲状腺功能亢进甲状腺功能减退并存期与甲状腺功能减退期3个时期。该病的患者通常伴有明显的甲状腺功能低下表现，随着病情的进展，最终大都会导致甲状腺功能减退而出现多种临床表现。

格雷夫斯病即毒性弥漫性甲状腺肿伴甲状腺功能亢进，临床主要表现为甲状腺肿大、心率增快、多汗、消瘦、食欲亢进、突眼等。

2. 辅助检查

相关抗体检测：血清甲状腺过氧化物酶抗体（TPOAb）、甲状腺球蛋白抗体（TgAb）。TPOAb与TgAb是诊断AITD的标志性抗体。

（三）鉴别诊断

本病需要与甲状腺其他疾病相鉴别。

（四）西医治疗

（1）目前，国内外对于此种甲状腺自身抗体阳性的妊娠妇女常用的预防不良妊娠结局的方法主要从免疫抑制和适当补充甲状腺激素的角度进行，如静脉注射免疫球蛋白、泼尼松联合阿司匹林和硒元素替代疗法等。

（2）治疗格雷夫斯病主要采用抗甲状腺药物、放射性[131]I和手术治疗3种方法。我国一般选用的是抗甲状腺药物和（或）手术治疗。HT目前公认的治疗方案为：桥本甲状腺功能减退者长期用左旋甲状腺素（LT$_4$）替代治疗。桥本甲状腺功能亢进者以小剂量抗甲状腺药物短程治疗，并定期复查甲状腺功能，不用手术治疗。

（五）中医治疗

1. 中医病机

中医有关甲状腺疾病的描述首见于《诸病源候论·瘿候》，古籍中亦有"瘿""瘿气""瘿瘤"。不同类型的甲减在中医古籍中属于不同种疾病：未伴有甲状腺肿大，依其主症在中医当属"虚劳"；伴有不同程度甲状腺肿大，如桥本氏甲状腺炎所导致的甲减，应归于"瘿病"；伴有轻度水肿或黏液性水肿者应归于"水肿""瘿袋"等。认为本病与情志内伤、水土密切相关。《外台秘要·瘿病》说"瘿病喜当颈下，当中央不偏两边也"，瘿病初期形成多因肝郁脾伤。肝郁则气滞，脾伤则气结，气滞则津停，脾虚酿生痰湿，痰气交阻，血行不畅，津凝痰结搏结于颈前喉旁。日久则导致全身气机不畅、升降出入受阻而不能正常推动脏腑运行。

2. 治则治法

早期疏肝健脾，化痰散结，后期调和阴阳，补肾活血。

3. 中药治疗

脾肾阳虚型，可用金匮肾气丸加减；肝肾阴虚型，可用知柏地黄丸加减；脾肾气虚型，可用补中益气汤或八珍汤加减。

4. 针灸治疗

针刺取穴参照甲状腺功能减退症，可采取通元针法A、B组穴交替，配合天突、扶突、人迎、合谷、三阴交、身柱、命门。

（六）病案

陈某，女，36岁，2020年9月23日初诊。

主诉：未避孕6年未孕。

现病史：2020年9月23日于广州中医药大学第一附属医院门诊查甲状腺球蛋白抗体119.71 IU/mL（参考区间：0～4.1），甲状腺过氧化物酶抗体＞2000 IU/mL（参考区间：0～5.6），促甲状腺激素＞4.5 mIU/mL。症见：患者平素月经规律，经期6天，周期26～28天，量少，色暗，腰酸（+），无血块，无痛经。精神欠佳，咽干，皮肤干燥，食纳可，夜眠安，二便调。舌质红，苔薄少，脉弦细。

孕产史：G2P0A2（2016年畸胎瘤，2019年自怀未见胎心）。分别于2017年4月、2017年7月、2018年5月行试管未孕。BMI为24。

既往史：桥本氏甲状腺炎病史，畸胎瘤病史。配偶年龄36岁，精液常规：正常。

西医诊断：①继发性不孕；②桥本氏甲状腺炎。

中医诊断：断续。

证型：气阴两虚。

治法：补气养阴。

处方：自2020年9月23日开始，进行通元疗法治疗，同时服用优甲乐（50μg，qd）。患者俯卧位时取穴：百会、心俞、膈俞、脾俞、肝俞、肾俞、次髎、委中、三阴交；经前期配志室、命门（雷火灸），经间期配合谷、阳陵泉，经后期配悬钟、太溪。仰卧位取穴：百会、印堂、天枢、气海、关元、中极、归来、子宫或卵巢、足三里、三阴交、太溪；经前期配气海、关元（温针灸），经间期配合谷、太冲，经后期配血海、内关、公孙。以上两组穴位交替使用，隔天针灸1次，每周3次，每次留针30分钟。1个月经周期为1个疗程，共治疗3个疗程。

二诊：2020年11月20日，查甲状腺球蛋白抗体15.58 IU/mL（参考区间：0～4.1），甲状腺过氧化物酶抗体38.60 IU/mL（参考区间：0～5.6），促甲状腺激素3.67 mIU/mL。继续进行针灸及服用优甲乐治疗。

三诊：2020年12月26日进行第4次IVF-ET，移植冷冻胚胎2枚，2021年1月25日查血hCG及宫内B超，确诊临床妊娠。

四、经验

甲状腺功能异常在临床辨证论治过程中，首先应该根据患者症状、体征及相关检查结果辨明为甲亢或甲减。甲亢针灸治疗以调节阴阳为基本原则，甲减以温肾助阳，调理气血为基本原则，而自身免疫性甲状腺疾病应在甲亢或甲减治疗的基础上辅以保健强体、提高免疫力的穴位，如足三里、关元等穴，采用艾灸治疗。

甲亢早期以情志内伤为主要病因，后致肝郁，久之化热，至中期损伤气阴，涉及心、肝、胃三脏；后期阴损及阳，致使阴阳两虚，主要责之肝肾。众医家根据甲亢病因病机，中药治疗上提出早期胃热、气滞，治宜疏肝泻热和胃、行气解郁为要，中期血瘀、痰阻，宜活血化瘀、化痰祛浊，晚期心肝脾肾俱虚，治宜益气养阴、健脾运气、补血养肝。经过长期的临床观察发现甲亢病机主要责之于阴虚阳亢，以调节阴阳为最终目的，故运用通元针法治疗时强调从阳引阴，俞募相配，滋阴潜阳，调节阴阳，取心俞、膈俞、脾俞、肝俞、肾俞，配伍巨阙、期门及中极、气海、关元达到"引气归元"之目的，此外，通元疗法中"通督调神"思想与甲亢情志内伤病机相合，百会、印堂配合理气要穴膻中穴，能调理心神，疏理气机。《金匮要略》云"见肝之病知肝传脾，当先实脾"，结合现代甲亢患者的特点，多为肝气郁滞，脾气不升，故易生湿，湿蕴郁久化热，应注重健脾益气、祛湿清热。故配伍脾俞、足三里、阴陵泉、公孙健脾祛湿。关元、天枢、子宫、中极、卵巢五穴相配，促进宫腔血运，调节卵巢内分泌水平，起近治作用。从现代医学角度，甲亢病因复杂，发病机制并不明确，与内分泌、免疫等相关，而针灸治疗具有多靶点、整体性、无副作用的特点，在不孕合并甲亢的治疗中具有较大优势。

现代中医对甲减的分型有诸多不同，而不同类型的甲减在中医古籍中属于不同种疾病。未伴有甲状腺肿大，依其主证在中医当属虚劳；伴有不同程度甲状腺肿大，如桥本氏甲状腺炎所导致的甲减，应归于瘿病；伴有轻度水肿或黏液性水肿者应归于水肿。中医认为导致甲减的原因很多，有先天、后天、外感、饮食等。先天不足者，《订补明医指掌·虚损》曰"小儿之劳，得于母胎"。因母体的各种原因，导致胎儿出生后发生呆小症，生长发育迟缓。脾乃后天之本，饮食不当，伤及脾胃，以致其运化失常，久则肾失滋养，以致脾肾不足，出现倦怠乏力、畏寒肢冷、食欲不振、嗜睡等症状；长期情志不调，烦躁易怒，或忧思焦虑，均能损伤脾脏，而导致甲减并以肝郁脾虚，或心脾两虚为主要证候。风热毒邪经口鼻侵入人体，聚于颈前，可见颈前及咽部肿痛，若治疗不当，则易导致肿痛虽消，却出现音低、怕冷，甚则浮肿等症。甲减的关键病因在于肾阳虚，不论是先天禀赋不足，抑或是后天情志失调、感受外邪、饮食失节、手术损伤等原因，均导致人体阳气虚衰为先，主要病位责之于肾，随病情发展波及心、脾、肝。因阳气虚衰，导致气对人体的推动、调控、温煦、固摄作用降低，而出现瘀血、痰浊、水湿等病理变化。因此在甲减的治疗上以温肾助阳、调补气血为基本原则，主穴选取百会、印堂、脾俞、肾俞、肝俞、大椎、命门、腰阳关等督脉及膀胱经穴温阳补肾；运用"引气归元法"调畅气机、疏通经络、化痰祛湿，主穴选取天枢、关元、气海、中极、归来等任脉及胃经穴位调补气血，两方相配以达到扶正培元、温经散寒的功效。关元穴是真元之根，其具有培肾固本、调理冲任、补益元气的功效，相关实验证实艾灸关元穴可以不同程度地改善下丘脑-垂体-甲状腺轴，调节免疫功能从而达到补肾固本的功效。督脉是阳脉之海，总领一身阳气，其循经入喉，在《难经·八难》中有命门为"十二经之根，五脏六腑之本""生气之源"，故灸命门可温补肾阳，补益元气。大椎为三阳经与督脉之交会穴，可以总统诸阳之气，温灸大椎又可以调动一身阳气，增强机体的免疫力。足阳明胃经"循喉咙"，其络脉"下落喉嗌"，经别"上循咽"，足三里是胃经的合穴，气血汇聚的地方，具有补益气血、健脾和中、扶助中阳的作用，电针足三里影响甲状腺激素的生成，针刺足三里对机体生理病理的影响和调节神经内分泌免疫功能也分不开。肾俞是肾脏之气输送、出入的地方，具有调节和补益肾气的作用，现代研究艾灸肾俞可降低血清中的TSH含量，调节甲状腺激素的功能。脾俞是足太阴脾经的背俞穴，具有补益脾气的作用。三阴交是足三阴经的交会穴，又通于冲脉，因此具有健脾益气、疏肝补肾的功效，实验研究又表明，针刺三阴交可以影响神经内分泌免疫系统，提高机体免疫功能。

因此，针灸治疗甲状腺功能减退多以温补为主，随症配合理气活血的太冲、血海等穴位，其治疗方法多以灸法、温针灸、毫火针等具有温热作用的治疗方法为主。

第十八节　女性免疫性不孕

一、定义

正常性生活情况下，机体对生殖过程中任一环节产生自发性免疫所致不孕称为免疫性不孕。免疫性不孕又称变态反应不孕症，或者过敏反应不孕症，其致病抗体有：抗精子抗体、抗卵巢抗体、抗子宫内膜抗体、抗绒毛膜促性腺激素抗体、抗心磷脂抗体、抗透明带抗体等。

二、诊断

免疫性不孕目前并无统一的诊断标准，临床认为排除女性排卵和生殖系统功能异常，无明显致病因素发生，男性精液常规检查无异常，但有抗生殖免疫指征。总的来说有以下4个诊断要点：①不孕期超过3年；②排除致不孕的其他原因；③可靠的检测方法证实体内存在抗生育抗体；④体外实验证实抗生育免疫干扰人精卵结合。在上述4项标准中，满足前3项可做出免疫性不孕的临床诊断，若同时满足4项标准则可以做临床诊断。

三、鉴别诊断

与其他类型的不孕相鉴别。

四、治疗

（一）西医治疗

（1）免疫抑制剂：糖皮质激素是目前用于治疗免疫性不孕的常用药物，可通过抑制细胞因子及淋巴生长因子，减少抗体及抗体抗原结合物的产生。

（2）抗凝药物：对于抗心磷脂抗体阳性者，目前公认的治疗方案是使用免疫抑制剂联合抗凝剂。阿司匹林和低分子肝素是目前主要的抗凝药物。阿司匹林具有抑制血小板聚集、抗血栓形成和缓解血管痉挛的作用；低分子肝素对于滋养细胞的分化、侵袭具有促进作用。

（3）工具避孕：对于抗精子抗体阳性者，用工具避孕可减少精子抗原对生殖道的刺激，再配合免疫抑制剂，可减少新抗体的产生，降低抗体滴度。

（4）其他：对于抗卵巢抗体阳性者，在应用免疫抑制剂的同时，还需配合改善卵巢功能；抗子宫内膜抗体阳性者，还要纠正内膜异位的情况。辅助生殖技术的开展对于抗精子抗体、抗透明带抗体阳性者，均能有效避免对机体的免疫损害。

（二）中医治疗

1. 病机

中医对于免疫性不孕缺乏相关记载，但仍可以参考不孕症论治。对于免疫因素导致的不孕症，近代中医学家在肾气不足、冲任气血失调的基础上，又提出了热毒内盛、湿热下注、瘀血阻滞等理论，用以指导临床治疗。免疫性不孕的根本病机是气血不足、冲任失调，可形成气滞、血瘀、湿热等病理产物，瘀血积于胞宫、湿热瘀滞脉络，扰乱气血，使气血失和，冲任气机紊乱，而失纳精之力，影响胞宫摄精成孕。

2. 治则治法

中医治疗分型论治，肾阳亏虚以温补肾阳为主，湿热内盛以清热利湿解毒为主，瘀血阻滞以活血化瘀为主。

3. 中药治疗

肾阳亏虚型，可用金匮肾气丸加减；湿热内盛型，可用知柏地黄丸加减；瘀血阻滞型，可用血府逐瘀汤加减。

4. 针灸治疗

针刺以通元针法为主，可配合火针、放血疗法、拔罐、温针灸、穴位注射等。

五、病案

钟某，女，39岁，2020年11月30日初诊。

主诉：不孕8年余。

现病史：G1P1A0。配偶体健，一直行人工辅助生殖疗法，移植胚胎5次均未成功。2020年4月检查抗心磷脂抗体-IgM 13.7，抗心磷脂抗体-IgG 25.3，被诊断为免疫性不孕。症见：患者形体较肥胖，全身肤色虚白，患者平素月经不规律，经期6～7天，月经稀发，量多。舌胖淡暗，苔薄白，脉濡滑，尺脉沉。

西医诊断：女性免疫性不孕。

中医诊断：断续。

证型：肾阳亏虚。

治法：温补肾阳。

处方：

（1）针刺穴位。

仰卧组：百会、印堂、中脘、天枢、气海、关元、中极、子宫、卵巢、大横。

俯卧组：膈俞、胆俞、肝俞、脾俞、肾俞。

配穴：仰卧组，常规配手三针（曲池、内关、合谷）、足三针（足三里、三阴交、太冲）；俯卧组，常规配阴陵泉、三阴交、太溪。

两组穴位交替使用。

（2）温针灸：腹部气海、关元温针灸。

（3）穴位注射：人胎盘组织液4 mL，交替注射肾俞（双）、子宫（双）。

（4）耳穴压豆：肝、脾、肾、交感、神门、内分泌。

患者每周治疗2～3次，坚持治疗近2个月，后因春节假期未至门诊行针灸治疗。2021年春节假期结束后，接到患者喜讯，发现自怀已有1个多月，且胎儿稳定。

六、经验

免疫性不孕占女性不孕症患者的10%～30%，可分为同种免疫性不孕和自身免疫性不孕，同种免疫性不孕由抗精子抗体（AsAb）所致，自身免疫性不孕主要由不孕妇女血清中的抗子宫内膜抗体和透明带抗体引起。目前西医主要通过类固醇药物、避孕套疗法、人工授精法及体外授精与胚胎移植法帮助受孕。

中医对于不孕症的记载历史悠久，《黄帝内经》中就有记载，至今仍是中医妇科治疗不孕症的理论基础。《备急千金要方》首先指出了不孕症的病因在于夫妇双方。对于免疫因素导致的不孕症，近代中医学家在肾气不足、冲任气血失调的基础上，又提出了热毒内盛、湿热下注、瘀血阻滞等理论，用以指导临床治疗。

第十九节　女性性功能障碍

一、定义

女性性功能障碍（female sexual dysfunction，FSD）是指女性性反应周期中一个或几个环节（性欲、性唤起、性高潮和性交疼痛）发生异常而影响性生活正常进行，导致显著的个人痛苦并对女性健康和生活质量产生负面影响。常见的病因有心理社会因素、年龄、绝经因素、手术因素以及神经性因素等。

二、诊断

（一）临床分类及表现

参照2019年美国妇产科医师学会（the American College of Obstetricians and Gynecologists，ACOG）针对FSD的临床管理发布的最新指南，在美国精神病学会精神病诊断统计手册（DSM-5）分类的基础上（表7-1），增加"其他特定分类的性功能障碍"和"未特定分类的性功能障碍"，将 FSD 共分为7大类。

表7-1　美国精神病学会精神病诊断统计手册（DSM-5）关于FSD的
分类

性功能障碍	定义
性兴趣和性唤起障碍	存在以下至少3项缺乏或显著减少：对性生活感兴趣；有性或情色的想法或幻想；发起性行为或对伴侣的性行为做出回应；性生活全程或近全程感到兴奋愉悦；对内部或外部的情色诱因（例如书面、口头、视觉）做出感兴趣或性兴奋回应；在几乎所有性接触行为过程中有生殖器官或非生殖器官感觉。症状至少持续6个月，并导致个体临床上显著的痛苦
性高潮障碍	在几乎所有性活动场合，性高潮显著延迟，性高潮频率显著减少，或没有性高潮，或性高潮的强度显著降低。症状持续至少6个月，并导致个体临床上显著的痛苦
生殖器-盆腔疼痛或插入障碍	持续存在或反复出现以下1种或多种症状：性交困难；在性交过程中出现明显的外阴阴道或盆腔疼痛；在阴道插入过程中存在对外阴阴道或盆腔疼痛的显著恐惧或焦虑；在试图阴道插入过程中骨盆底肌肉显著紧张或痉挛。症状持续至少6个月，并导致个体临床上显著的痛苦
药物引起的性功能障碍	与药物开始、剂量增加或药物中断有短时间关系的性功能紊乱，并导致个体临床上显著的痛苦

性功能障碍	定义
其他能够特别分类的性功能障碍和其他未特别分类的性功能障碍	不符合划定类别的以性功能障碍为特点的痛苦症状；其他特定分类的性功能障碍和未特别分类的性功能障碍之间的主要区别在于临床医生能否指出所描述的症状不符合其他类标准的原因

（二）结合病史

结合病史（包括年龄、文化程度、职业、宗教信仰、性取向、既往性经历、经孕产史、既往史等）、性功能评估（包括女性性功能指数量表、性功能问卷、女性性功能障碍筛查工具、女性性痛苦量表等）、体格检查（生殖器官发育情况，排除器质性的病变及身体各系统的功能正常与否）及实验室检查（包括性激素、阴道pH值、生殖器血流情况等），排除其他对性功能有影响的疾病，并做出包括对性有关的各种心理社会状态的心理评估。

三、鉴别诊断

本病需要与心理健康障碍、与性伴侣关系出现严重困扰及重大的生活压力引起的性功能障碍相鉴别。

四、治疗

（一）西医治疗

（1）一般治疗，如性知识宣教。

（2）行为疗法。①性感集中训练：训练女性自身对性生活的主观感觉。②自我刺激训练。③盆底肌肉锻炼：交替收缩和舒张盆底肌肉。④脱敏疗法：也称阴道扩张法，针对阴道痉挛。

（3）药物治疗：性激素、抗抑郁药、多巴胺激动剂、西地那非等。

（4）原发病治疗。

（二）中医治疗

1. 病机

女性性功能障碍属中医学"阴痿""阴冷""阴病"范畴，肾藏精，主生殖，泌天癸，司二阴，肾对女子性功能起着主导作用。另外，女性功能障碍多与情志相关，心情不畅、抑郁过久，使肝气郁结，则情欲不能疏泄。

2. 治则治法

肝郁气滞型以疏肝理气为主；肝肾不足型以养血填精为主；瘀血阻滞型以活血化瘀为主。

3. 中药治疗

肝郁气滞型，可用柴胡疏肝散加减；肝肾不足型，可用养精种玉汤加减；瘀血阻滞型，可用桂枝茯苓丸加减。

4. 针灸治疗

针刺以通元针法为主，可配合隔物灸、拔罐、穴位注射、雷火灸、推拿、坐浴及穴位贴敷等疗法。

五、病案

秦某，女，30岁，2019年11月14日初诊。

主诉：未避孕未孕2年余，伴对性生活厌倦。

现病史：现卵泡监测第4个周期，使用来曲唑（1片qd×5天）促排中，LMP：2019年1月11日，自述对性生活厌倦，但为配合周期排卵需求必须同房，故而在同房前倍感焦虑，行房时难以出现阴道湿润致性生活不和谐更增压力，以致夫妻双方出现嫌隙。既往促排及卵泡监测3个月经周期，均不理想：第1个周期未见优势卵泡，第2个周期有优势卵泡，第3个周期生化。辅助检查：2019年7月FSH 5.94 mIU/mL，LH 12.43 mIU/mL，T 1.28 ng/mL，E$_2$ 106.6 pg/mL，PRL 421 ng/mL，P 1.28 ng/mL，AMH 3.70 ng/mL，FPG 4.7 nmol/L，FIN 7.93 mIU/L。2019年11月14日B超提示子宫大小正常；双卵巢多囊性改变；双卵巢未见生长卵泡。症见：患者平素月经规律，经期5～6天，周期30～33天，量可，色暗红，血块（+），痛经（-），经前乳房胀痛（++），腰酸（-），白带无异常。平素眠一般，入睡稍困难，半小时至1小时方可入睡，纳不佳，多食易腹胀，矢气少，大便1～2天1行，甚少成形。平日倦怠乏力，口干，偶觉手脚心发热。舌红，苔薄黄，脉弦细。

西医诊断：性功能障碍。

中医诊断：阴冷。

证型：肝郁气滞。

治法：疏肝理气。

处方：

（1）针灸予以"通元针法"治疗。

仰卧组：百会、印堂、中脘、天枢、气海、关元、中极、卵巢、期门、鼠蹊、足三里、三阴交、太溪、太冲、内关、神门、公孙；

俯卧组：四神聪、心俞、膈俞、肝俞、脾俞、肾俞、阳陵泉、委中、绝骨。

两组穴位交替隔天使用。

（2）拔罐：背部膀胱经拔罐5～10分钟。

（3）耳穴压豆：神门、内分泌、卵巢、交感、心、肝、皮质下。

（4）穴位注射：予丹参注射液4 mL，每次选取一组穴位，足三里、肝俞、肾俞、卵巢等交替使用。

同时嘱患者进行体育运动，适当转移备孕注意力。

二诊：2019年11月21日，诉睡眠状况好转，虽然胃口仍觉一般，但腹胀得到明显改善，感觉身体整体轻松很多。2019年11月20日B超示D10，Em 0.6 cm，右卵巢卵泡11 mm×10 mm×12 mm，10 mm×9 mm×10 mm，左卵巢卵泡11 mm×12 mm×11 mm。2019年11月26日复诊，B超示：D16，Em 0.95 cm，卵泡情况：右卵巢16 mm×16 mm×18 mm，15 mm×16 mm×15 mm，左卵巢16 mm×17 mm×17 mm。诉已指导同房，虽难以达到高潮，但焦虑情绪有所改善，余纳眠正常，手脚心发热情况减少，舌淡，苔薄黄，脉细滑。治疗方案同前。

三诊：2019年11月28日，B超示D18，Em 1.2 cm，右卵巢卵泡19 mm×20 mm×20 mm，左卵巢卵泡18 mm×19 mm×20 mm。诉纳眠均可，二便可，房事较上一周期进展顺利。察患者言谈之间已松快很多。

六、经验

上述患者，B超监测卵泡及促排第4个周期，前3个周期均以失败告终，第3周期艰难怀上最终生化，心路历程可谓艰辛。其诉房事不利，房事前焦虑不安，结合经前乳房胀痛，少量血块，胃纳不佳，腹胀便溏，脉弦，可辨证为肝郁气滞，因多次周期不良结局，令患者备孕压力大增，每次行房如临最终审判，成败在此一举，故房事难以融洽，甚痛苦。女子以血为要，此患者长期情志抑郁，气机运行不畅，肝病及脾导致脾不和，水谷精微运化失常，气血化生来源减少，阴血渐虚，影响患者睡眠质量，出现手足心热的情况。究其病因病机，治疗当以疏肝理气为要，辅以养血行血，并予以适当的心理干预，转移注意力，缓解患者的备孕压力。皆因"妇人之病，易伤七情"，母体情志不畅，气血不利，心（脑）-肾-子宫性腺轴功能紊乱，可致胎元薄弱不健，母体阴阳失衡，精卵种植接连不利。针灸予以"通元针法"通督调神，引气归元。赖教授提出"针灸之要在调神，调神之机在于通元"，只有通元益精，精足神明，才能固本培元，病祛邪亡。具体以俯卧位组选取四神聪、心俞、膈俞、肝俞、脾俞、肾俞、阳陵泉、委中、绝骨以通督调神；仰卧位组选取百会、印堂、中脘、天枢、气海、关元、中极、卵巢、期门、鼠蹊、足三里、三阴交、太溪、太冲、内关、神门、公孙以引气归元。通督养神配合引气归元以濡养元神，使神有所养，安于本位；引气归元时配合通督养神，欲降先升，养神以驭气，使气有所主，达到使机体正常的生理如营

231

卫、气血、阴阳、上下相会，经络之相贯，如环无端。组方寓以疏肝行气活血、补肾健脾养血的功效。

此案例患者有性功能障碍表现，对性生活兴致缺乏，高潮时间延长及频率减少，已排除其他因素。但治疗上不侧重在性功能障碍上，究其根本是情志出现问题，情志问题的根源在于备孕阶段周期结局不理想，故还是以治疗不孕为主，予以通元针法通调阴阳以改善患者性腺轴功能，恢复卵巢功能及提高子宫内膜容受性。通过B超监测排卵状况，患者直观地看到经过针灸治疗后卵泡及内膜的改善，加上针对性的治疗以及心理干预，重压得以缓解，情绪得以平复，不仅缓解了性功能障碍表现，更有助于后期种子孕育。

第八章 男性不育症相关疾病治验

第一节 精液精子异常

一、白细胞精液症

（一）定义

精液中细胞成分除精子外，还包括非精子细胞，如生精细胞、白细胞和生殖道上皮细胞等。精液白细胞数$>1×10^6/$mL为白细胞精液症。不育男性中白细胞精液症发生率为$6.8\%～32.0\%$。关于精液中白细胞的来源，目前意见不统一，常见的两大原因为：①生殖道感染，如细菌性或非细菌性的前列腺炎、附睾炎、睾丸炎及精囊炎等，结核和腮腺炎引起的睾丸炎等，淋病、衣原体、支原体感染等；②环境因素、物理因素等，如吸烟、酗酒、长期处于高温环境等。

（二）诊断

（1）实验室诊断：按照《WHO人类精液及精子-宫颈黏液相互作用实验室检验手册（第四版）》，如果精液中白细胞数超过$1×10^6/$mL，即可诊断为白细胞精液症。

（2）病因诊断：①精液支原体培养和衣原体检查；②精浆生化检查以了解附属性腺有无感染；③精浆弹性硬蛋白酶，是判定生殖系统感染或者隐性感染的常用指标；④初段尿、中段尿的检查，主要采取细菌培养；⑤前列腺按摩前中段尿培养和按摩后尿液培养；⑥前列腺液常规检查。

（三）鉴别诊断

长期禁欲后精液可能变得黄稠，但精液化验未见白细胞，白细胞计数在正常范围内，须与本病鉴别。

（四）西医治疗

通过细菌培养或者支原体培养、衣原体检查，确定病因者，首选敏感抗生素治疗。如通过以上检查不能确定者，可首选头孢类或大环内酯类抗生素治疗3周，如复查精液白细胞仍不降低者，可用四环素类的强力霉素（如盐酸多西环素）治疗3周。

（五）中医治疗

1. 病机

白细胞精液症属于中医"精浊""淋证""精热"等范畴。现代医家提出湿、热、毒是其主要病因，基本病机为湿热积毒内蕴精室，可用中药内服或针灸外治等以清热除湿，解毒化脓。

2. 治则治法

针对该病的病因病机，治疗上以清热利湿、解毒排脓为治疗原则。其中实证者，当清热利湿、清热解毒、祛腐排脓；虚证者则宜滋阴清热、泻火解毒。对阴虚火旺兼有湿毒者，当虚实兼顾。

3. 中药治疗

湿热蕴结型，可用龙胆泻肝汤加减；肾阴亏虚型，可用知柏地黄丸加味。

4. 针灸治疗

采用"通督养神法"温肾助阳、清热利湿，主穴选取心俞、膈俞、肝俞、脾俞、肾俞、命门、腰阳关、次髎等；运用"引气归元法"以调和气机、疏通经络，主穴选取中脘、天枢、气海、关元、中极等，并选百会、印堂调神，神气充足，则脏腑功能旺盛而协调。湿热下注配中极、丰隆、中渚、阴陵泉等。配合耳穴压豆调神、拔罐激发督脉、膀胱经阳气以通阳祛邪。

（六）病案

林某，男，31岁，2022年4月初诊。

主诉：不育3年余。

现病史：患者结婚3年，婚后性生活正常，其妻妇科检查正常。2022年2月精液感染检测示精浆白细胞 1.40×10^6/mL，精浆弹性蛋白酶 1 032.4 ng/mL；精子活动力分析示向前运动 26.1%，非向前运动 20.2%，不运动精子 52.6%。症见：患者平素易腰酸，疲惫，夜尿较多，口干。舌边尖红，苔根部稍黄腻，脉尺沉。

西医诊断：白细胞精液症。

中医诊断：精浊。

证型：肾阳虚兼湿热蕴结。

治法：温肾助阳，清热化湿。

处方：

（1）针刺处方采用"通元针法"。

仰卧组：百会、印堂、中脘、天枢、气海、关元、中极。

俯卧组：心俞、膈俞、肝俞、脾俞、肾俞、命门、腰阳关、次髎。

配穴：仰卧组常规配合谷、曲池、足三里、丰隆、三阴交、行间；俯卧组常规配百会、阴陵泉、三阴交、太溪、然谷。

前后组穴位交替使用。

（2）艾灸：附子饼灸命门、肾俞、关元。

（3）拔罐：腰骶部拔罐5～10分钟。

（4）耳穴压豆：肝、脾、肾、神门、交感、内分泌为主穴。

二诊：针刺治疗10次，诉腰酸、疲惫感、夜尿明显减少，复查各项指标正常。3个月后电话随访告知女方已孕。

（七）经验

笔者认为白细胞精液症主要病机为湿热积聚、肾阳亏虚等。采用"通督养神法"温肾助阳、清热利湿，主穴选取心俞、膈俞、肝俞、脾俞、肾俞、命门、腰阳关、次髎等；运用"引气归元法"以调和气机、疏通经络，主穴选取中脘、天枢、气海、关元、中极等。并选百会、印堂调神，神气充足，则脏腑功能旺盛而协调。湿热下注配中极、丰隆、中渚、阴陵泉等。并配合耳穴调神，拔罐激发督脉、膀胱经阳气以通阳祛邪。前阴部为宗筋所聚之处，肝主筋脉，故男性不育症与肝关系密切，取肝俞以疏泄肝气，调精助育；脾胃为后天之本，气血生化之源，脾胃健运则精液化生有源，故取脾俞；肾为先天之本，藏精，主生殖，肾精充盛，心主之欲念起而与肝肾相火相应，方有阴阳交媾、精液满溢，故从肾论治男性不育诸症是根本，取肾俞、命门、腰阳关，温补肾间动气以鼓动真阳。天枢位于人体上下半身的中点，是调理阴阳的主穴；气海、关元都是任脉的经穴，位于脐下丹田部位，可补真阴、填精髓以引气归元；中极为膀胱募穴，主气化，有清利湿热之效。腹部穴位刺激针感向前阴传导，次髎穴诱导针感向肛周及会阴部传导。炎症反应性疾病是针灸临床的重要适应证，上千年的临床实践显示了针灸具有显著的抗炎作用，现代研究也证实了针灸对相关抗炎通路的激活作用。采取针灸疗法可以同时发挥温补肾阳调节体质以及抗炎的作用，故可对白细胞精液症产生显著疗效。

二、精索静脉曲张

（一）定义

精索静脉曲张是由于精索静脉蔓状丛伸长扩张、迂曲，继而引起一系列临床症状的疾病。本病在男性青春期前即可发生，青春期后，随着年龄的增长，发病率逐渐增多。多见于18～30岁青年男子，发病率约占男性人群的8%～23%。而在男性不育症患者中发病率则高达21%～42%，超过其他各种病因。精索静脉曲张绝大多数发生在左侧，临床上有原发和继发之分，继发者，多由后腹膜病变，如肾肿瘤、肾积水等阻碍精索内静脉血液回流所致。

中医文献中无此病名，根据其临床表现属中医学的"筋瘤""筋疝"的范畴。其发病机制，多为肝肾亏虚，脉络不和，瘀血凝滞所致，病位与肝肾二经密切相关。

（二）诊断

1. 症状

轻度精索静脉曲张，一般无明显症状。病情较重者常有患侧阴囊肿大、坠胀感，或钝性隐痛，同侧睾丸、少腹有抽痛、坠胀不适感，站立过久或行走时间过长或重体力劳动可使症状加重，同时伴有情绪不稳、失眠多梦、乏力头晕等神经衰弱症状，甚者出现阳痿、早泄等性功能障碍。有症状的精索静脉曲张病例不到35%，不少人存在此病但无症状，常因不育就诊检查时才发现。

2. 体征

典型的精索静脉曲张病例在阴囊皮肤浅表可见扩张并扭曲的呈浅蓝色的蔓状血管丛，触诊可感觉到这种曲张静脉呈蚯蚓团状，平卧或按压后可消失，站立时复现。不典型病例需采用Valsalva's方法检查，被检者取站立位，检查者用手按压被检者腹部以加大腹压，并请患者屏气用力加大腹压以配合，再触摸阴囊内精索静脉，可发现轻度的精索静脉曲张。

根据以上检查，临床上将精索静脉曲张分为以下四级：

Ⅲ级：精索静脉曲张大而可见，容易摸到。

Ⅱ级：精索静脉曲张可以摸到，但不能看见。

Ⅰ级：精索静脉曲张不能摸到，但Valsalva's试验时可出现。

0级：无精索静脉曲张症状表现，Valsalva's 试验也不能出现。

3. 实验室检查

1）红外线测温检查

由于精索静脉曲张时，患侧阴囊的温度尤其是静脉曲张部位的温度会升高，采用红外线照相机对被检查阴囊摄片，再分析精索静脉曲张的程度。另外，也有人采用一般测温方法，记录阴囊各部位的温度来判断精索静脉曲张是否存在。

2）超声波检查

由于多普勒超声技术的发展，特别是采用多普勒超声听诊技术，可以判断精索内静脉中血液返流情况。Hirsh采用此法将精索内静脉返流现象分为三级：Ⅰ级表示精索内静脉血液淤滞，但无自发性静脉返流；Ⅱ级表示精索静脉发生间歇性返流；Ⅲ级表示精索内静脉发生持续性返流。

3）静脉造影检查

由于精索静脉曲张时常有左肾血液逆流入左精索内静脉的特点，可进行左肾静脉或左精索内静脉造影，以观察精索静脉曲张的情况，一般采用经由大隐静脉或股静脉逆行插管通过股静脉、下腔静脉到左肾静脉或再进入左侧精索内静脉，注入造影剂。正常情况下，造影剂不应逆流充盈精索内静脉，如有精索内静脉曲张时，则发生逆流以及充盈精索内静脉，显示出静脉扩张的程度。若仅部分充盈，为轻度；若全部扩张充盈，则为重度。

4）精液常规

可见精子计数低，活动力下降，精子形态学上不成熟，尖头精子增多等。

（三）鉴别诊断

1. 阴囊血肿

阴囊血肿的肿胀伴有皮色紫暗或有瘀斑，压痛明显，日久有阴囊皮肤增厚，多有外伤或手术史。与体位变化无关。

穿刺可有血液。

2. 鞘膜积液

阴囊肿胀有波动感，与阴囊皮不粘连，睾丸不易摸到，透光试验阳性，穿刺可抽出液体。

3. 精索囊肿

一般局部症状不明显，仅限于阴囊内有圆形或半月形囊肿，界线清楚，透光试验阳性。

（四）西医治疗

本病无症状者一般无须治疗，对精索静脉曲张所致精液改变而影响生育者，服药及外治无效时，可考虑手术治疗。由于精索静脉曲张，左肾静脉血液向左精索静脉逆流是一个重要的病理机制，因此，单纯手术将阴囊内曲张的精索蔓状静脉丛切除效果并不理想。目前多主张做精索内静脉高位结扎术，或精索曲张静脉与大隐静脉或腹壁下静脉吻合术。

（五）中医治疗

1. 病机

由于房劳所伤，或情志不遂，或湿热下注等因素，导致气血运行障碍，筋脉失养而诱发本病。足厥阴经脉循阴器，肝主宗筋，足少阴之筋结于阴器，肾主二便，因此肝肾亏虚，肝郁气滞是发病的内在病理基础。日久则瘀血停滞，络道阻塞，以致脉络迂曲、显露，是本病的病机特点。

2. 治则治法

治疗原则以滋补肝肾、行气活血、化瘀通络为主。结合病因及临床表现辨证施治。偏于肝郁者，佐以疏肝；兼命门火衰者，宜温补肾阳；有湿热瘀阻见症者，宜清利湿热。

3. 中药治疗

湿热瘀阻型，可用龙胆泻肝汤或四妙汤或防己泽兰汤加减；寒滞肝脉型，可用当归四逆汤合良附丸加减；瘀血阻络型，可用少腹逐瘀汤加减；肝肾亏虚型，可用左归丸加减。

4. 针灸治疗

针刺以"通元针法"为主，配合腹股沟附近穴位及肝经穴位，必要时配合八髎穴。常用穴为水道、归来、气冲、鼠蹊、五枢、维道、太冲、三阴交。

特色治疗：拔罐、耳穴压豆、穴位埋线等配合使用。

（六）病案

周某，男，39岁，2022年5月初诊。

主诉：正常性生活未避孕未育9年。

现病史：患者左侧精索静脉曲张病史10余年，平素无明显不适，长时间站立或运动后阴囊皮肤浅表处可见蚯蚓状曲张血管丛，可有隐痛。症见：时有乏力头晕，失眠多梦，舌淡，苔少，脉沉细弱。既往辅助检查提示精子活力下降，顶体酶活性9%，精子碎片率20%。

西医诊断：左侧精索静脉曲张。

中医诊断：筋瘤。

证型：肝肾亏虚。

治法：补益肝肾。

处方：

（1）电针：针刺处方采用"通督调神，引气归元"。

仰卧组：百会、印堂、中脘、天枢、气海、关元、中极、归来。

俯卧组：大椎、心俞、肝俞、肾俞、命门、腰阳关。

配穴：仰卧组常规配下脘、神门、内关、足三里、三阴交、太冲；俯卧组常规配阴陵泉、三阴交、太溪、复溜。

前后组穴位交替使用。

（2）拔罐：腰骶部拔罐8～10分钟。

（3）耳穴压豆：肝、肾、神门、三焦、内生殖器为主穴。

二诊：诉针后睡眠改善，继续针灸治疗。嘱坚持每周1～2次治疗。

连续治疗一个半月后复诊，患者诉长时间站立后曲张血管较前减少、变细，无明显疼痛。无其他不适。

（七）经验

近年来，国内有学者表示，在精索静脉曲张所致男性不育患者治疗中，采用通元针法治疗具备显著的疗效，可促进患者精子活动率提高，总有效率高达90%以上。本病系肝肾虚损为本，因虚而致痰瘀内阻，筋脉不通而成。肝主疏泄，气血正常运行有赖肝正常疏泄功能，肝失疏泄，气血运行受阻，血行不畅，瘀阻脉络发生"筋疝"。在取穴上，中脘与天枢施予针刺能够起到调理"中焦气机之升降"的作用，气海与关元施予针灸能够起到"培本固肾"的作用；此外，在针刺的基础上施加温针灸，可达到温补气血以及调节脏腑功能的作用。中极为膀胱募穴，肾与膀胱相表里，与肾俞共奏补肾填精之功；配合足三里补脾胃、调气血，太冲疏肝理气，三阴交调肝脾肾，诸穴配合先后天共济，攻补兼施，既增强了体质，又促进了局部血液循环，筋瘤得消，疾患得愈。

三、免疫性不育

（一）定义

是指患者生殖道功能正常，无致病因素发现，配偶精液常规检查在正常范围，但有抗生育免疫证据存在；是由于生殖系统抗原的自身免疫或同种免疫引起。近年对免疫因素的研究，认为主要有抗精子和抗卵透明带两种免疫性不育，由于对后者的研究尚少，故临床所指的免疫性不孕多半指的是抗精子免疫性不育。现代医学认为免疫系统是一个极为复杂的系统，它受神经系统和内分泌系统的调控，反过来它也调节着神经系统和内分泌系统，形成了一个神经内分泌免疫调节网络。免疫性不育的病因病机是十分复杂的，尚未完全清楚，为妇产科的疑难病症之一。

作用方式主要包括：抗精子头部的抗体可干扰精子获能及头粒反应；细胞毒抗体在补体参与下使精子细胞膜损伤，精子死亡，抗精子尾干的抗体抑制精子活动；抗精子抗体的调理作用增强生殖道局部吞噬细胞对精子的吞噬作用造成不育。

（二）诊断

1. 临床表现

在不育症患者的病史采集中，需要详细询问相关病史，包括遗传病史，隐睾、睾丸炎等相关病史，是否长期服用棉籽油，生殖器手术或外伤史，穿紧身裤等等，这些因素通过病史，或可发现一些致病原因。在体格检查时相关检查内容包括睾丸的大小、硬度、弹性、输精管是否通畅等。

2. 辅助检查

（1）男性精液常规。

（2）体内宫颈黏液功能检查：包括毛细管宫颈黏液穿透方法和精子宫颈黏液接触试验测试两种检查方法。

（3）生殖免疫学检查：包含精子凝集试验、精子细胞毒试验、抗球蛋白检测、抗精子抗体、抗子宫内膜抗体、抗心磷脂抗体、抗卵巢抗体、抗hCG抗体等。

（三）鉴别诊断

免疫性不育与局部炎症常并行出现，局部炎症反应亦可导致免疫性不育，当发现局部炎症时应先进行病因治疗，如病因治疗仍不能纠正不育症时，需考虑更多因素引起的免疫性不育。

（四）治疗

1. 西医治疗

常见的治疗方案包括：①免疫抑制治疗，药物常采用糖皮质激素，部分患者可在配偶月经周期1～3个周期后有孕育的可能；②睾丸反跳疗法，针对精子数量过多，进而出现抗精子抗体过多的患者；③病因治疗，生殖系统感染时，输精管道水肿梗阻，以及微生物对血睾屏障的破坏均可引起抗体产生，导致不育，因此对男性生殖道炎症应积极治疗，抗感染治疗越早、越及时越好，一般治疗期限以6～12个月为佳，对因睾丸组织损伤和附睾病变产生自身抗精子抗体导致不育者，应手术治疗，消除免疫反应的病灶，有可能改善生育能力；④精子洗涤和人工授精。

2. 中医治疗

1）病因病机

中医典籍对本病缺乏明确记载，但可归属于"不育""无子"范畴。虚实夹杂为本病病机特点，虚者责之脾肾，实者责之湿热血瘀。肾为先天之本，若先天禀赋不足，又或房事不节，起居失常，耗损肾精，皆可致免疫调节功能低下。若嗜食辛辣刺激，酿痰生湿，影响脾胃运化之能，以致后天失养，亦可致机体免疫调节功能低下，外加湿热瘀毒下注，阻滞精窍，皆导致男性免疫性不育。

2）治则治法

总的治疗原则以补益肝脾肾为主，余兼以清热利湿或清热解毒、活血化瘀。

3）中药治疗

中药治疗主要选择菟丝子、枸杞子、熟地黄、山药、黄芪、茯苓、白术、党参、生地黄、黄精、山茱萸等补益肝脾肾，若兼有湿热下注者，予茵陈、白花蛇舌草、薏苡仁、车前子、泽泻等加减；若兼有瘀血热毒者，常予蒲公英、连翘、虎杖、丹参、赤芍、牡丹皮、败酱草等加减。

4）针灸治疗

针灸治疗以"通督调神，引气归元"两组处方为主，佐以雷火灸、拔罐、穴位埋线、穴位注射等治疗。

（五）病案

刘某，男，29岁，2018年6月初诊。

主诉：正常性生活17个月未育。

现病史：患者1年余前开始备孕，自述性生活正常，精液常规见精子活力下降，精子凝集试验阳性，自述因超重自觉裤子较紧。症见：一般情况可，偶有下体瘙痒，下身及胸口汗多，动辄汗出。舌红，苔白，脉细。

西医诊断：男性不育症。

中医诊断：不育。

证型：阴虚湿热。

治法：滋阴清热除湿。

处方：

（1）针刺处方采用"通督调神，引气归元"。

仰卧组：百会、印堂、中脘、天枢、气海、关元、中极。

俯卧组：百会、心俞、胆俞、肝俞、脾俞、肾俞、次髎。

配穴：仰卧组常规配太溪、足三里、三阴交、复溜、阴陵泉；俯卧组常规配百会、阴陵泉、三阴交、太溪。

前后组穴位交错使用。

（2）耳穴压豆：肝、肾、神门、脾为主穴。

（3）生活指导：嘱近期减少性生活，控制体重，适当宽松衣物，规律饮食及生活。

续诊：针刺治疗2个月，未诉明显阴部瘙痒，汗出好转，复查精液未见明显异常。

（六）经验

本例患者以阴虚湿热为主，取穴上主穴选百会、印堂、膻中、天枢、关元、中极、次髎等，配穴以滋阴、敛汗、健脾利湿为主，下焦湿热为病，往往阴虚湿热夹杂其间，病久日深，阳气亦虚，故不以清热为主，稍佐即可，见效亦佳。

本病往往与生活因素相关，研究表明，下身着装过紧、肥胖等都是常见的精子质量异常相关因素，因此在辨证治疗的基础上，对患者做出了一定的生活指导，从整体治疗的角度提高综合疗效。

四、先天性睾丸发育不全

（一）定义

先天性睾丸发育不全又称精曲小管发育不全或原发性小睾丸症或克氏综合征，是一种发病率较高的性染色体疾病。其特点是睾丸小、无精子及尿中促性腺激素增高等。

（二）诊断

诊断先天性睾丸发育不全，主要依据症状、实验室检查及染色体核型检查。

（1）症状：青春期前睾丸体积小，青春期后不育，阴茎短小，乳房发育。

（2）性激素检查显示：血浆睾酮平均值偏低，血清卵泡刺激素平均值增高，黄体生成素（LH）平均值增高，雌二醇平均值增高，雄激素结合蛋白多数有不同程度的增高。

（3）染色体核型检查：本病症系性染色体异常，多数患者多了一个X染色体，故最常见的外周血白细胞染色体核型是47，XXY，或为嵌合体47，XXY/46，XX或47，XXY/48，XXXY，甚至有更多的X染色体，如49，XXXXY。口腔黏膜X小体检查阳性者在XXY核型中占93%。

（4）精液检查：多数病例为无精子或少精子，但少数

46，XY/47，XXY型患者精液检查可基本正常。

（5）睾丸活组织检查：典型组织学征象为曲细精管透明变性，生精细胞缺如或显著减少。睾丸间质细胞增生，可呈假腺瘤样或结节性增生。

（三）鉴别诊断

（1）青春期发育延迟：先天性睾丸发育不全在青春期血促性腺激素明显升高，睾酮水平较低，而青春期发育延迟者处于未发育水平，无促性腺激素升高。如对本病患者在青春期后做睾丸活体组织检查，可见曲细精管玻璃样变，其睾丸间质细胞虽有增加，但内分泌活力不足。

（2）隐睾：为先天性阴囊内没有睾丸，它包括睾丸下降不全、睾丸异位和睾丸缺如。睾丸下降不全系指出生后睾丸未降至阴囊底部而停留在下降途中的某一部位，包括停留在腹腔内者。临床上常将睾丸下降不全称为隐睾。睾丸异位是睾丸离开正常下降途径到达会阴部、股部、耻骨上，甚至对侧阴囊内。

（四）治疗

1. 西医治疗

时机很重要，成年人的治疗效果比较差。及早发现，及早治疗。对于不育者，伴有精液常规异常的精索静脉曲张者需行精索静脉高位结扎术，隐睾或睾丸下降不全者可行睾丸下降固定术，以促进睾丸的生精功能。保持输精管道的通畅，积极治疗性功能障碍，保持正常的性生活。对于先天性输精管缺如、输精管道梗阻和输精管结扎者应积极手术治疗。

2. 中医治疗

先天性睾丸发育不全所属的染色体畸形，以高龄妇女妊娠中较为多见。预防措施包括避免近亲结婚、携带者基因检测、产前诊断和选择性人工流产等防止患儿出生。中医认为肾主藏精，肾主生殖、发育，用填补肾精的办法，鼓舞肾气，对于睾丸发育不全有一定的治疗意义。

1）病机

无精子症多由于先天不足，禀赋薄弱，肾精亏损，命火衰微；或由于后天失调，虚损太过，脾失运化，精血乏源；湿热素盛，瘀阻，闭塞精道；或先患痄腮，少阳之疫毒下流厥阴，而余毒留恋，精子难生而导致无精子症。辨证首先辨虚实，虚证多由肾虚，常伴有性欲减退、阳痿、早泄、腰酸膝软等所致；实证多由瘀热，常伴有性欲正常或亢进、睾丸肿痛、血精等所致。

2）治则治法

总的治法以补肾填精、清热化瘀为主。

3）中药治疗

以六味地黄丸或肾气丸为主方加减。

4）针灸治疗

本病可运用通督调神针法和引气归元针法相结合治疗，以头部百会、前顶、后顶、印堂、水沟及大椎作为通督调神的要穴，五脏背俞穴取肾俞、膀胱俞等以通督脉而鼓舞一身之阳气以调节肾脏气机，平衡阴阳。以天枢、关元、中极、归来为主穴，使元气内守，潜藏归元；精选四肢五输穴神门、内关、曲池、太冲、三阴交、足三里等通调血脉以滋元气之源，司导周身上下阴阳气机，从而引气归元，使元气周流，精足神明，元阴元阳有序生发而益肾填精。针刺背俞穴，既养相应脏腑神气，又通过自身经脉之循行及与督脉之络属而入脑养元神；针刺任脉和腹募穴，可滋养肾中阴精，引气归元，使脐下肾间动气与脑部的元神之气和合为元真一气。治疗可配合雷火灸、温针灸、毫火针、穴位注射等治疗以补肾益精。

（五）经验

先天性睾丸发育不全的染色体畸形，多见于高龄妇女妊娠。预防措施包括避免近亲结婚、携带者基因检测、产前诊断和选择性人工流产等防止患儿出生。

针刺背俞穴，既养相应脏腑神气，又通过自身经脉之循行及与督脉之络属而入脑养元神；针刺任脉和腹募穴，可滋养肾中阴精，引气归元，使脐下肾间动气与脑部的元神之气合和为元真一气。

第二节 男性性功能障碍

一、遗精

（一）定义

遗精或梦遗是指在睡眠中自发的性高潮，其中包括男性射精、女性阴道湿润或性高潮（或两者皆有），男性遗精亦有可能在一天中任何时间发生。在青春期和青壮年中最常见，但它可能发生在青春期之后，这可能会令男人从睡梦中醒来，或者在不知自己遗精的情况下继续睡觉。

（二）诊断

1. 临床表现

分为生理性遗精与病理性遗精两种。

生理性遗精是指未婚青年或婚后分居、无性交的射精。一般2周或更长时间遗精1次，不引起身体任何不适。阴茎勃起功能正常，可以无梦而遗，也可有梦而遗。

病理性遗精比较复杂，诸多病因均可引起。性神经过敏会引起遗精。中医认为，常见病机有肾气不固、肾精不足而致肾虚不藏。病因可由劳心过度、妄想不遂造成相火偏亢。饮食不节、嗜食醇酒厚味，积湿生热，湿热下注也是重要成因。

生理性遗精与病理性遗精之不同在于以下几点。

（1）年龄不同：生理性遗精多见于青壮年，未婚或婚后分居；病理性遗精多见于中老年或身体先天不足者。

（2）身体状况：生理性遗精者，为身体健康，精力充沛，或遇事易激动，或劳累紧张的健康人；病理性遗精者，多见于面色无华，身体疲倦，大量吸烟，饮酒无度，过食肥甘，体形虚胖或疲弱之躯，有房劳过度，色欲不遂等经历。

（3）遗精时的状态：生理性遗精，一般2周1次或更长时间，遗精量多而精液黏稠，遗精时阴茎勃起功能正常；病理性遗精频频而作，有的入夜即遗，或清醒时精液自出，遗精量少而清稀，遗精时阴茎勃起不坚，或根本不能勃起，遗精后出现精神疲惫、腰膝酸软、耳鸣头晕、身体乏力等症。

2. 辅助检查

1）直肠指诊检查

此项检查是发现直肠肿瘤、痔疮等疾病的首选检查，而且直肠指诊并没有太大的痛苦。有经验的医生通过了解前列腺的大小、硬度和表面光滑程度，能发现前列腺有无肥大、有无肿瘤，对遗精的病因诊断提供一定的帮助。

2）前列腺B超检查

它可以直观地了解前列腺的确切大小、形态（是否突入膀胱），还可以了解前列腺内有无结节（提示有无前列腺癌），而且患者排完尿后即刻做B超还可以测出膀胱内有无残余尿。此外还可以明确膀胱壁有无增厚、有无憩室，输尿管是否增粗、肾盂是否积水（揭示膀胱和肾脏受损），为遗精的诊断提供更科学的数据。

3）精液常规检查

可分为标本的采集、物理性检查、显微镜检查3大部分。它作为临床检验室常规检测项目，是检查男性不育症原因及疗效观察的主要手段之一，也可以用于男性绝育手术后效果观察和辅助诊断一些男性生殖系统疾病，也包括辅助诊断遗精。

4）前列腺液检查

观察前列腺液的颜色，测定pH等。前列腺液是精液的重要组成部分，占精液的30%左右。这也为遗精的诊断提供更精确的精液数据。

（三）鉴别诊断

1. 溢精

成年未婚男子，或婚后夫妻分居者，1个月遗精1～2次，次日并无不适感觉或其他症状，为溢精，属于生理现象。

2. 早泄

遗精是没有性交时而精液自行流出，而早泄是在性交之始，甚者在交接之前，精液提前泄出可致不能进行正常的性生活。

3. 精浊

是指尿道口时时流出米泔样或者糊状浊物，茎中作痒疼痛，痛甚如刀割样，而遗精是从尿道口流出精液，且无疼痛。

（四）治疗

1. 西医治疗

主要对病因治疗，首先要学习有关性的知识，建立正常的性生活规律，避免性器官的过度兴奋，加强体育锻炼，增强机体的体质，把主要精力运用到学习和工作中去。另外在睡眠时要采取侧卧位，避免仰卧，因为仰卧时手压在小腹上，被盖也压在腹部；不要穿太紧太窄小的裤子，这些都会使生殖器官受到刺激，引起性兴奋而产生遗精，对由于性器官和下泌尿道疾病引起的遗精，须针对病因给予治疗。

2. 中医治疗

1）病机

本病病机复杂，但可概括为二点。一是火热或湿热之邪循经下扰精室，开合失度，以致精液因邪扰而外泄，病变与心肝脾关系最为密切。二是因脾肾本身亏虚，失于封藏固摄之职，以致精关失守；精不能闭藏，因虚而精液滑脱不固，病变主要涉及脾肾。

2）治则治法

病变初期及青壮年患者，以实证为多，多见心火亢盛或肝火偏旺，或湿热下注，可分别采取清心泻火、清肝泻火、清利湿热之法。久病或年老体衰者以正虚为主，治疗又当以益气健脾、补肾固精为主。在应用补涩药物时还要注意有无虚火或湿热。

3）中药治疗

心火亢盛型，黄连清心饮加减；肝火偏旺型，龙胆泻肝汤加减；湿热下注型，八正散加减；脾虚不摄型，补中益气汤加减；肾虚不固型，金匮肾气丸或右归丸加减；瘀血阻滞型，血府逐瘀汤加减。

4）针灸治疗

针刺治疗遗精独具特色，可用传统针刺、穴位埋线、艾灸、耳穴贴压等治疗，疗效确切。针刺以通元针法为主，可配合艾灸、温针灸、雷火灸、督脉灸等。

（五）病案

陈某，男，19岁，2021年4月初诊。

主诉：遗精致神疲乏力1个月。

现病史：患者高三备考精神压力大，致使每晚梦遗，白天神疲乏力压力更大。症见：神疲乏力，偶伴心慌，腰痛，酸软无力，梦遗。舌淡，少苔，脉沉细。

西医诊断：自主神经功能紊乱。

中医诊断：遗精。

证型：心肾不交。

治法：宁心益肾。

处方：

（1）针刺处方采用"通督调神，引气归元"。

仰卧组：百会、印堂、中脘、天枢、气海、关元、中极。

俯卧组：大椎、肝俞、脾俞、肾俞、命门、腰阳关。

配穴：仰卧组常规配神门、灵道、内关、足三里、三阴交、太冲；俯卧组常规配百会、阴陵泉、三阴交、太溪。

前后组穴位交错使用。

（2）耳穴压豆：心、肾、神门、三焦、内生殖器为主穴。

二诊：诉针后少有遗精，精神十足，继续针灸治疗。

三诊：遗精症状明显好转，无其他不适。

（六）经验

笔者认为遗精病机主要病因有房劳过度、饮食不节以及情志失调，基本病机为肾失封藏，精关不固。房劳过度可致肾精亏损，相火妄动；饮食不节，则湿热内生；情志内伤，或伤于心脾，或损伤心阴，致气不摄精、心肾不交。郁滞也可导致遗精。病位有肾、心、肝、脾、小肠、膀胱，其中心尤为重要。《临证指南医案》中提出"精之藏制虽在肾，精之主宰则在心。精血下注，湿热混淆而遗滑者，责在小肠、膀胱"。《赤水玄珠》云"肾气虚则水走于下……水走下，则为腰痛……为遗精梦泄……皆虚劳变证生于心肾者也"。

此外，汪机提出"盖阴器者，宗筋之所聚，足太阴、阳明、少阴、厥阴之筋皆结聚于阴器也，与任、督、冲三脉之所会，然厥阴主筋，故诸筋皆通于厥阴""肾为阴，主藏精；肝为阳，主疏泄。阴器乃泄精之窍，故肾之阴虚则精不藏，肝之阳强则气不固也"，强调了肝经循行的重要性。

清代医家李用粹在《证治汇补·遗精》中认为："五脏各有精，肾则受而藏之，故遗精之病，五脏皆有，不独肾也。"具体而言，"如心病而遗者，必血脉空虚，本纵不收；肺病而遗者，必皮革毛焦，喘急不利；脾病而遗者，必色黄肉脱，四肢懈惰；肝病而遗者，色青筋痿；肾病而遗者，色黑髓枯"，五脏均可致遗精。治疗上，"若肾脏自病者，专治其肾。如他脏移病者，则他脏与肾两治之"，可谓执简驭繁。遗精有虚、实之分，实证多因火旺、湿热，虚证则为肾脏亏损。实者宜清心安神、清利湿热；虚者宜固摄填精、补气益肾。笔者采用"通督养神法"调和阴阳、温肾助阳，主穴选取百会、印堂、脾俞、肾俞、肝俞、大椎、命门、腰阳关等；运用"引气归元法"以调和气机、疏通经络、化痰祛瘀，主穴选取天枢、关元、气海、中极等。

二、勃起功能障碍

（一）定义

勃起功能障碍（erectile dysfunction，ED）是指过去三个月中，阴茎持续不能达到和维持足够的勃起以进行满意的性交；ED是男性最常见的性功能障碍之一，尽管ED不是一种危及生命的疾病，但与患者的生活质量、性伴侣关系、家庭稳定密切相关，也是许多躯体疾病的早期预警信号。

（二）诊断

1. 临床表现

在大部分病例中，可根据症状史做诊断。部分病例则会进行体检和血液检查，以排除像催乳素瘤和性腺功能低下症等严重疾病。

在诊断的初期应区分ED是生理还是心理因素所致。确定阴茎能否出现非自主勃起也是非常重要的，因为这有助于评估勃起功能障碍为心理因素所致的可能性。糖尿病为其他会引起勃起功能障碍的因素。勃起功能障碍也跟不良饮食习惯、健康状况欠佳、肥胖、心血管疾病有关。对血脂异常、高血压、吸烟、酗酒等心血管风险因子进行甄别也有一定帮助。

2. 辅助检查

（1）内分泌检查：包括晨总睾酮血清样本（T）、黄体生成素（LH）、泌乳素（PRL）、促卵泡生成激素（FSH）、雌二醇（E_2）等，空腹血糖或糖化血红蛋白和脂质谱。

（2）超声检查：大部分器质性ED跟阴茎海绵体的血流改变有关，当中又以动脉阻塞性疾病为代表，其大多为动脉粥样硬化所致；静脉闭塞机制失效也会引致血流改变。

（3）其他特殊检查：阴茎夜间勃起试验（NPT）、海绵体内血管活性药物注射试验（ICI）、神经诱发电位检查、视听刺激下阴茎硬度测试（VSTR）等。

（三）鉴别诊断

1. 早泄

阳痿往往与早泄并存，但二者在概念上有根本的不同。早泄为性交时阴茎能够勃起，且能达到足够的硬度以插入阴道，但勃起的时间较短，甚至刚触及阴道即行射精，阴茎继而迅速疲软，以致性交过早结束。早泄的根本特征是能够进行性交，但不能使女方达到性高潮；而阳痿则是阴茎不能勃起或勃起的力度极差，不能进行性交。

2. 性欲淡漠

性欲淡漠指男子的性交欲望降低，可间接影响阴茎的勃起及性交的频率，但在性交时阴茎却能正常勃起。

3. 阳缩

阳缩多突然发病，以阴茎内缩抽痛，伴少腹拘急，疼痛剧烈，畏寒肢冷为特征。亦可影响性交。但阳痿的特点是阴茎疲软，不能勃起，并不出现阴茎内缩、疼痛等症。

（四）西医治疗

治疗方案因成因而异。对于中年人而言，体能锻炼能有效预防ED，当中以有氧训练更为有效；不过其对ED的治疗效果仍待研究。咨询可用于减低当事人的压力或性焦虑，因此有助于治疗心因性ED。ED的一线治疗方案是使用阴茎泵和服用口服药物，二线治疗则为植入阴茎假体和往阴茎注射药物。血管重建手术有助治疗某些类型的ED。手术以外的治疗手段并不能从根本解决生因性ED，不过仍有助于当事人继续从事性行为。

（五）中医治疗

中医治疗ED独具特色，有中药、传统针刺、穴位埋线、艾灸、耳穴贴压等治疗。其有效、绿色、安全、成本低廉的优势越来越受业界重视，并受到国内外ED患者青睐。基于循证医学证据的针灸治疗ED的疗效正逐步得到国际认可，已成为中医治疗本病的重要组成部分。

1. 病机

阳痿病机复杂，有的由于暴怒伤肝，气机紊乱，影响气血运行，宗筋失充而致；有的由于忧思气结，伤及肝脾，精微失布，宗筋失养而引起；有的由于恣情纵欲，耗伤真元，命门火衰，宗筋失于温煦而致；有的因湿热侵袭，或内蕴湿热，循肝经下注宗筋，宗筋弛纵而引起；有的因久病正虚，五劳七伤，真阳衰惫而致；有的因先天禀弱或后天食少，禀赋不足而引起；有的因年高体衰，多痰多瘀，阻塞阳道而致。

2. 治则治法

根据不同的病因病机而确定治则。肝气郁结者，以疏达肝气为主；肝经湿热者，以清热渗湿为主；瘀血阻络者，以活血通络为治；命门火衰者，则以温补肾阳为要。

3. 中药治疗

肝气郁结型，逍遥散合四逆散加减；肝气横逆型，逍遥散加减；肝经湿热型，龙胆泻肝汤加减；瘀血阻络型，少腹逐瘀汤加减；命门火衰型，右归丸加减。

4. 针灸治疗

针刺以通元针法为主，可配合艾灸、温针灸、雷火灸、隔物灸、督脉灸等。

（六）病案

黄某，男，38岁，2022年1月初诊。

主诉：勃起障碍6年。

现病史：患者6年前因前列腺炎行射频消融术，术后遗留勃起功能障碍，辗转多家医院内服补肾助阳中药治疗无效。症见：患者诉勃起障碍，影响房事，偶伴头昏脑涨、腰背酸痛不适，怕冷，夜尿频多，便溏。舌淡，苔薄白，脉细弱。

西医诊断：勃起功能障碍。

中医诊断：阳痿。

证型：肾阳虚衰。

治法：温肾助阳。

处方：

（1）针刺处方采用"通督调神，引气归元"。

仰卧组：百会、印堂、中脘、天枢、气海、关元、中极。

俯卧组：心俞、胆俞、肝俞、脾俞、肾俞、次髎。

配穴：仰卧组配神门、灵道、内关、足三里、三阴交、太冲；俯卧组配百会、委中、悬钟、太溪。

每天一次，前后组穴位交错使用。

（2）艾灸：附子饼灸命门、关元、肾俞（双）。

（3）耳穴压豆：心、肾、神门、交感为主穴。

二诊：针刺治疗10次，诊诉勃起功能有明显改善，夫妻生活逐渐正常。半年后电话告知女方已孕。

（七）经验

　　笔者认为ED发病机制为湿热、肝郁及肾阳亏虚等。除此之外，相关研究还发现肺阴虚、气虚、寒郁、痰郁等因素亦可为引发疾病的重要原因。采用通元针法调和阴阳、温肾助阳，主穴选百会、印堂、膻中、天枢、关元、中极、次髎等。心脾两虚配阴陵泉、足三里、脾俞、心俞；肾阳不足配肾俞、关元；肝郁配太冲；湿热下注配中极、丰隆、中渚、阴陵泉。腹部穴位刺激针感向前阴传导，次髎穴诱导针感向肛周及会阴部传导。临床表明在得气基础上通过对八髎穴施温针灸，加强温补肾阳、温通气血之效，达到补其不足，阴阳平复，使得人体性兴奋中枢具备正常的性反应，从而更好地提高治疗ED的临床疗效。

第九章　临床验案分享

◆ **案例一** ◆

许某，女，28岁，2021年10月7日初诊。

主诉：拟针灸调理后进行第2次胚胎移植。

现病史：2017年因双侧卵巢囊肿行腹腔镜下卵巢囊肿剔除术。2021年9月7日行全麻下宫腔镜检查：术中见宫颈管大小约5 mm×2 mm的息肉样赘生物，宫腔后壁局部内膜充血明显及弥漫性粟粒样突起。宫腔镜提示慢性子宫内膜炎，宫颈增生性息肉（宫颈赘生物）。术后病理结果提示：（宫腔）增殖期改变子宫内膜。2021年10月妇科B超提示左卵巢巧克力囊肿术后复发。免疫组化：CD138、MUM1（全片见约2个双阳性浆细胞），患者曾于2021年8月10日移植2个新鲜胚胎，因hCG上升不佳行保胎治疗，2021年8月19日，开始阴道流血，最终生化妊娠，现存有4管胚胎。现症见：患者神清，精神一般，易疲劳，二便调，月经规律，LMP：2021年9月27日，7天净，经量正常，有血块。舌暗红水润，苔白稍厚，舌底瘀络，脉滑数。

西医诊断：①原发性不孕；②慢性子宫内膜炎；③左卵巢巧克力囊肿术后复发。

中医诊断：不孕症。

证型：痰瘀互结。

治法：燥湿化痰，行气散瘀。

处方：

（1）针刺：仰卧位选穴，百会、中脘、天枢（双）、子宫（双）、卵巢（双）、关元、气海、曲泉（双）、足三里（双）、阴陵泉（双）、三阴交（双）、太溪（双）、公孙（双）。

（2）艾灸：雷火灸八髎穴；温针灸中脘、关元、子宫。

（3）耳穴压豆：内生殖器、盆腔、交感、肾、肝、脾。

（4）穴位贴敷：足三里、子宫、中脘。

（5）TDP：照射下腹部。

（6）穴位注射：人胎盘组织液2 mL/穴，每次2穴，肾俞（双）、次髎（双）、足三里（双）交替。

（7）拔罐：膀胱经背部闪罐。

二诊：2021年10月14日。经第1次针灸治疗后，疲劳状态持续时间明显减少，近期因工作生活方面易出现焦虑、紧张等情绪，且临近排卵期，处方在引气归元的基础上辅以疏肝理气的穴位。

处方：

（1）针刺：仰卧位选穴，百会、印堂、内关（双）、神门（双）、合谷（双）、膻中、中脘、天枢（双）、子宫（双）、卵巢（双）、关元、气海、血海（双）、曲泉（双）、足三里（双）、三阴交（双）、太溪（双）、太冲（双）。

（2）艾灸：雷火灸艾灸下腹部；温针灸脾俞、肾俞。

（3）穴位注射：双侧肝俞穴注射丹参注射液4 mL。

（4）毫火针：天枢（双）、子宫（双）。

遂嘱隔天1次按原方案针灸治疗。

三诊：2021年11月5日。经过连续2周治疗后，睡眠质量较前更高，精神逐渐放松，紧张焦虑情绪得到改善。经期血块量较上个周期明显减少。舌淡，苔薄白，脉细，目前经后期，宜蓄养阴精。

处方：

（1）针刺：俯卧位选穴，膈俞（双）、脾俞（双）、肝俞（双）、肾俞（双）、次髎（双）、足三里（双）、三阴交（双）、太溪（双）。

（2）艾灸：雷火灸艾灸下腹部；温针灸脾俞、肾俞。

（3）耳穴压豆：内生殖器、盆腔、交感、肾、肝、脾。

（4）穴位贴敷：足三里、子宫、中脘。

（5）TDP：照射腰部。

（6）穴位注射：双侧天枢穴注射人胎盘组织液4 mL。

四诊：2021年11月24日。移植胚胎后1周，继续行针灸治疗。

处方：

（1）针刺：仰卧位选穴，百会、内关（双）、中脘、天枢（双）、子宫（双）、关元、气海、足三里（双）、三阴交（双）、太溪（双）。

（2）艾灸：温针灸中脘、关元。

（3）耳穴压豆：内生殖器、盆腔、交感、肾、肝、脾。

（4）TDP：照射腰部。

五诊：2021年12月1日，查血hCG：346 mIU/mL。移植后已针灸治疗3次，血hCG数值上升良好，无腹痛、阴道流血，无明显不适。3个月后随访已顺利过NT。

按：该患者现年28岁，诊断为原发性不孕，慢性子宫内膜炎，左卵巢子宫内膜异位症（巧克力囊肿）术后复发，结合舌脉象，证型为痰瘀互结。已进行第1次试管移植失败，为寻求针灸辅助生殖治疗，遂前来就诊。考虑患者尚年轻，可以适当放缓节奏，调整紧张焦虑的情绪，以放松的心态进行针灸调理，为其第2次试管打造良好的内环境。相关研究已表明，慢性子宫内膜炎与输卵管因素性不孕、子宫内膜异位症、宫腔粘连、不明原因性不孕及胚胎植入失败呈正相关。针灸干预，可以疏通经络，行气活血，同时能扩张血管、加速血液循环，以及改善血管通透性，减少炎症因子渗出，消除因炎症出现的水肿。结合舌脉象，该患者辨证为痰瘀互结，一诊时，采用针刺"通元针法"以燥湿化痰，行气散瘀，改善子宫内膜循环。配合艾灸下腹部及八髎穴以温通之功，温阳化瘀，行气通络，促进血液循环。同时配合耳穴（内生殖器、盆腔、交感、肾、肝、脾）压豆：耳穴贴压中内生殖器穴为相应部位取穴以扶阳益精，行气活血，舒经通络，调经助孕之功；盆腔穴以改善盆腔内循环；交感穴可调节人体的新陈代谢；肝穴可疏肝解郁，调畅情志；脾可益气养血，健脾和胃；肾可补肾填精。诸穴合用有补肾健脾疏肝之功能。以及穴位贴敷、穴位注射综合治疗。二诊时临近排卵期，就诊时肝气郁滞明显，配合穴位注射（予丹参注射液）肝俞以疏肝行气，活血化瘀。配合毫火针针刺天枢

（双）、子宫（双）刺激局部以温阳化瘀，化痰行气，改善子宫内循环。三诊时为经后期，"通元针法"选择俯卧位背俞穴为主以补肾益精，健脾益气；配合穴位注射人胎盘组织液滋养胞宫。四诊时是移植后期，针灸治疗以提高着床率，缓解焦虑情绪。经过各期配合治疗患者终于顺利受孕并成功过NT。

◆ **案例二** ◆

何某，女，32岁，2020年4月24日初诊。

主诉：未避孕未孕6年，反复胎停3次。

现病史：患者平素月经规律，周期28～30天，经期7～9天，量偏少，血块（－），痛经（－），腰酸（－）。G3P0A3。6年前自怀，胎停1次后行人流及清宫术。后通过试管移植2次，虽着床但2次均在2个月前胎停，查双方染色体无异常，男方精液基本正常。既往多囊卵巢综合征史，带状疱疹史，双乳腺增生，右乳考虑纤维瘤。2018年1月外院行输卵管造影，提示双侧输卵管通畅。拟调理后继续行IVF助孕，有胰岛素抵抗，现口服二甲双胍、阿司匹林。LMP：2020年3月28日，量少淋漓达9天+，血块（－），痛经（－），伴经前头痛。症见：神清，偶有头痛，纳眠尚可，二便调。舌淡暗，苔薄白，脉沉细。

西医诊断：①继发性不孕；②复发性胎停；③胰岛素抵抗。

中医诊断：断绪。

证型：脾肾两虚，瘀阻胞宫。

治法：补脾肾活血化瘀。

处方：

（1）针刺采用"通督调神，引气归元"。针刺穴位：

A组穴：百会、中脘、天枢（双）、关元、中极、归来（双）、子宫（双）、合谷（双）、血海（双）、足三里（双）、三阴交（双）、太冲（双）。

B组穴：脑户、膈俞（双）、肝俞（双）、肾俞（双）、次髎（双）、白环俞（双）、委中（双）、悬钟（双）、太溪（双）。

A、B两组穴位交替使用，平补平泻，留针30分钟，隔天针灸，经期停针。

（2）TDP：照背部或腹部。

（3）电针：于腹部双侧归来、子宫或背部肝俞、肾俞加用电针，疏密波，频率4 Hz，以患者自觉穴位酸胀为度。

（4）穴位注射：丹参注射液4 mL，肝俞（双）、次髎（双）、归来（双）交替注射。

（5）游走罐：背部督脉、膀胱经。

（6）耳穴压豆：取内分泌、神门、盆腔、内生殖器、肝、肾为主穴。

二诊：2020年5月28日。PMP：2020年5月3日，5天净，量略增。LMP：2020年5月19日，3天净，量少。2020年5月16日取卵20枚，养成3枚囊胚。近日自觉少许头晕，纳眠可，二便尚调。舌淡暗，苔薄白，脉沉细。处方：考虑本次取卵数量偏多，存在轻度卵巢过度刺激，予轻刺激手法以调神固气为法，隔盐灸关元、肾俞。继续针灸治疗。加配穴太阳、风池（双）。

三诊：2020年6月13日。病史同前，纳眠可，二便尚调。舌暗，苔白厚，脉沉细弱。处方：继续针灸治疗，加毫火针点刺中脘，双子宫加温针灸，穴位注射人胎盘组织液，双侧脾俞、足三里、卵巢交替。

四诊：2020年6月27日。病史同前，LMP：2020年6月19日，今天净。经前仍有少许头痛，舌胖大，暗淡，苔白厚，脉沉细。处方：继续针灸治疗。加雷火灸腹部。加双侧脾俞、列缺。

五诊：2020年7月11日。病史同前，头痛改善，纳眠可，二便尚调。舌淡苔白，脉沉弱。处方：续前针灸治疗。加雷火灸腰骶部，中药敷贴（双侧肾俞、脾俞、子宫，气海、关元）。

六诊：2020年7月25日。病史同前，LMP：2020年7月19日，即将净。经前头痛改善，血块（＋），痛经（－），纳眠可，二便尚调。舌暗淡，苔白略厚，脉沉细。处方：续前针灸治疗，隔盐灸神阙。

七诊：2020年8月10日。病史同前，拟自然周期2020年8月11日移植5月所配1枚囊胚，2020年8月5日彩超示Em 10.5 mm。近日脐腹不适，大便偏稀，纳眠可，二便尚调。舌暗淡，苔白略厚，脉沉细。处方：续前针灸治疗，下腹部加用浮针疗法。

八诊：2020年8月18日。移植后第8天。诉自行验孕已怀。

九诊：2020年8月26日，诉自行验孕已怀。嘱在家休养，不适随诊。

2021年9月随访已足月顺产1男婴。

按：患者多次反复胎停，有多囊及胰岛素抵抗史，月经量少淋漓，平时易头痛，提示性腺轴异常，内分泌欠佳；卵泡多而质量差导致胚胎生命力不强；多次胎停而清宫又继发损伤了胞宫经脉。从而恶性循环，使患者身心俱疲。

初诊时听到该患者反复胎停3次，行人流及清宫术，建议患者做进一步检查，明确胎停原因，并向患者介绍遗传、内分泌、免疫、凝血等因素均会导致胚胎停止发育，但患者已打算行IVF助孕，并用针灸调理，拒绝行进一步检查。初诊后结合患者症状及舌脉辨证患者属肾虚血瘀，当以补肾活血化瘀为法，加之患者3次胎停并清宫，宫腔内环境受到较大破坏，针灸重点在于改善宫腔内环境。因此为该患者制订了针灸方案：针刺时选取关元、中极、归来、子宫等局部穴位以改善宫腔内环境，并选取肝俞、膈俞、血海穴以活血化瘀，并予丹参注射液穴位注射双肝俞、次髎、归来以活血化瘀，同时选取肾俞、太溪穴补肾，在针刺的基础上结合电针、耳穴压豆、游走罐以疏通经络、调理脏腑。二诊时维持首诊治疗方案，加用风池、太阳穴改善头晕症状。余诊时根据患者症状加用毫火针、雷火灸、隔盐灸、浮针等改善患者体质状态，经过近4个月的针灸助孕调理，患者喜迎好运。可见临床上辨病结合辨证牢牢把握病机是治疗成功的关键。

269

◆ **案例三** ◆

张某，女，34岁，初诊时间2019年2月13日。

主诉：未避孕未孕4年余，伴卵巢子宫内膜样囊肿术后复发。

现病史：2015年1月开始未避孕未孕。2016年7月因双侧卵巢巧克力囊肿行腹腔镜诊治，行双侧卵巢巧克力囊肿剥除术，其间提示双侧输卵管通畅。术后一直未孕，于2018年行IVF助孕，于12月长方案促排取卵3枚，配成1枚D3鲜胚。并于2018年12月15日移植1枚D3鲜胚，未着床。患者来诊时自诉双卵巢巧克力囊肿术后复发，且卵巢功能下降，欲调理后重新促排再次取卵试管。2018年9月性激素检查提示FSH6.62 IU/L，LH1.81 IU/L。AMH1.56 ng/mL。症见：患者形体匀称，精神可，平素月经不规律，周期27～33天，经量偏少，经色暗淡。LMP：2019年1月12日，6天净，量少，痛经（－），纳可，眠差易醒，大便干结，小便调。舌边尖红略胖大，苔薄，脉弦细。

西医诊断：①原发性不孕；②复发性卵巢子宫内膜样囊肿。

中医诊断：全不产。

证型：肝气郁结。

治法：疏肝理气，和血调经。

处方：

（1）针刺穴位。

A组穴：百会、印堂、膻中、天枢（双）、关元、气海、子宫（双）、血海（双）、足三里（双）、太冲

（双）、内关（双）、合谷（双）。

B组穴：强间、脑户、膈俞（双）、肝俞（双）、脾俞（双）、肾俞（双）、大肠俞（双）、次髎（双）、委中（双）、阴陵泉（双）、三阴交（双）。上两组穴位交替使用，进针后施以平补平泻手法，留针30分钟，隔天1次，经期停针。

（2）耳穴压豆：肝、脾、肾、神门、交感。

（3）游走罐：背部督脉、膀胱经。

（4）穴位注射：人胎盘组织液4 mL，分别穴位注射肾俞（双）、肝俞（双）、子宫（双）。

二诊：2019年3月9日，已针灸治疗3次，拟本周期D20在生殖中心降调节准备重促，LMP：2019年2月28日，7天净，量偏少，无血块，经前乳房胀痛较前好转，纳可，眠一般，早醒，大便1～2天1行。舌红苔薄白，脉弦细。处方：继续原针灸方案治疗。穴位注射改予丹参注射液4 mL，分别注射肝俞（双）、脾俞（双）、肾俞（双）。

三诊：2019年4月6日，已针灸治疗6次，今日起重促。自觉焦虑，纳可，眠差易醒。舌淡红，苔薄白，脉弦。

处方：

（1）针刺：A组和B组头部穴位改予四神聪，加太溪（双），A组穴去血海（双），加予毫火针针刺命门、腰阳关。

（2）穴位注射改予黄芪注射液4 mL，轮替注射足三里（双）、肾俞（双）。

（3）雷火灸：出针后A组于气海、关元，B组于次髎行雷火灸悬灸，距离以患者自觉温热而不发烫为度，行灸25分钟，配合双涌泉加单孔灸盒加小艾炷施灸。

（4）耳穴压豆、游走罐治疗同前。

四诊：2019年4月19日，已针灸治疗4次，取卵9枚，配成5枚胚胎，冻胚2枚，余3胚养囊中。现时有腹泻，眠好转，余症同前。处方：针灸治疗同前，穴位注射改予人胎盘组织液4 mL，轮替注射次髎（双）、肾俞（双）、脾俞（双）。

五诊：2019年5月25日，间断针灸治疗6次，LMP：2019年5月1日，11天净，量可，色红，无痛经。自觉腰痛，纳眠可，大便每天1行，小便偏黄。舌红苔薄白，脉细。患者为控制巧克力囊肿欲调理后下一周期再行移植。处方：继续原方案治疗，配合火针点刺腰痛点、双肾俞。

六诊：2019年6月8日，今晨自测尿妊娠阳性，查hCG311.5 mIU/mL。处方：于2019年6月发现月经未至38天后自测尿妊娠阳性，现针灸治疗以补肾健脾，固养胎元为法，针刺百会、印堂、天枢（双）、关元、气海、子宫（双）、足三里（双）、太溪（双），余治疗方案停止。于2019年6月13日查hCG1662mIU/mL，P：20.12 ng/mL，2019年6月15日妇科B超提示宫内早孕+，可见卵黄囊。嘱安胎待产。患者于2020年3月12日成功分娩1女，现体健。

按：本患者为双侧卵巢巧克力囊肿，本病多可导致不孕，除治疗不当易伤及卵巢功能，亦易复发使试管种植成功率相对较低。笔者通过四诊合参，辨证论治，以通元针法为基础，根据其体质特点制订了一套个性化针灸方案。同时治疗时为其疏导焦虑情绪，使患者依从性较高，医患配合良好，最终得偿所愿，顺利自怀并成功分娩。

◆ 案例四 ◆

龚某，女，36岁，2019年7月4日初诊。

主诉：未避孕未孕4年。

现病史：患者曾于外院行子宫输卵管造影术（hysterosalpingography，HSG）示：左侧输卵管伞端粘连，不全梗阻，右侧输卵管未见显影。病理示子宫内膜间质内散在个别CD138（+）细胞，热点区域约1个/HPF。曾行IVF-ET 4次，均未着床。症见：患者月经周期26天，经期4～7天，量多，色深红，血块（++），痛经（+），腰酸（+），乳胀（+）。LMP：2019年6月25日，易上火，无口干口苦，纳可，眠一般，难入睡，二便调，现余1个D3冻胚，舌略胖大，质红，苔薄白，舌边有瘀点，舌底有瘀络，脉沉细。

西医诊断：①原发性不孕；②试管婴儿反复种植失败。

中医诊断：全不产。

证型：肾虚血瘀。

治法：补肾活血。

处方：

（1）针刺：选择百会、印堂、后顶、中脘、天枢（双）、气海、关元、归来（双）、内关（双）、神门（双）、肩井（双）、膻中、足三里（双）、阳陵泉（双）、血海（双）、曲泉（双）、三阴交（双）、太冲（双）。进针后施以平补平泻，气海、关元加温针，留针25分钟。

（2）TDP：照射腹部。

（3）中药封包热敷腰部。

（4）火罐：膀胱经走罐。

（5）耳压疗法：取交感、神门、内生殖器、肾、肝、脾、内分泌。

（6）穴位注射：予人胎盘组织液4 mL注射次髎（双）。

二诊：2019年7月6日。睡眠稍有改善，入睡较快，续针。

处方：加用火针，点刺肾俞（双）。穴位注射：予丹参注射液4 mL注射气海俞（双）。

三诊：2019年7月9日。患者睡眠较前改善，容易入睡。续针。处方：针刺处方穴位调整为百会、后顶、肩井（双）、天宗（双）、心俞（双）、膈俞（双）、脾俞（双）、肾俞（双）、志室（双）、命门、腰阳关、次髎（双）、委中（双）、三阴交（双）。穴位注射：予人胎盘组织液4 mL注射子宫（双）。

四诊：2019年7月18日。共针灸7次。现为经前，未出现腰酸、乳胀减轻，睡眠好转。拟继续调理后下月再次移植。针灸处方如前，加火罐：腰骶部。

五诊：2019年7月28日，诉于7月21日月经来潮，经色经量可，无痛经血块，6天净。现进入自然周期准备移植。继续如前法针灸，隔天予火针点刺中极、命门穴。嘱移植前坚持隔天治疗1次。

六诊：2019年9月2日，诉于8月23日查hCG296 mIU/mL，提示已孕。嘱静待安胎。

2022年4月30日电话回访。已育有1子。

按：该患者现年36岁，未避孕未孕4年。诊断为原发性不孕，反复种植失败。结合舌脉象，证型为肾虚血瘀证。平素月经色深红，血块（++），痛经（+），腰酸（+），乳胀（+），因此一诊时采用"通元针法"的针刺基础上，配合TDP及温针灸治疗以温阳化瘀，通经止痛，"经调而孕成"，结合中药封包热敷腰部，刺激局部血液循环，以温通经络，改善腰酸症状；患者睡眠较差，因此在耳穴贴压的穴位处方里加神门以安神助眠，配合其他穴位共奏调经助孕之功。月经后期配合穴位注射人胎盘组织液选择次髎穴以补肾滋阴，经前期配合穴位注射丹参注射液活血化瘀、火针温通冲任气血。患者有输卵管堵塞史且反复种植失败，与其下焦虚寒不通相关，经过通元针法引气归元，下焦盆腔气血运行改善，配合其他特色疗法共奏温阳化瘀之功，使冲任得养而改善子宫内膜容受性，最终才能顺利移植成功。

◆ 案例五 ◆

李某，女，35岁，2018年4月22日初诊。

主诉：未避孕未孕4年余。

现病史：患者2013年结婚，婚后未避孕未孕4年余，2016年行宫腹腔镜检查提示盆腔粘连、子宫内膜异位症。男方弱精症。其间行试管助孕，取卵2次，第1次于2017年取卵17枚，配成3枚胚胎，5月移植2枚冻胚，生化妊娠；第2次于2018年3月15日取卵20枚，配成2枚冻胚及2枚囊胚，次月移植再次失败，现计划调理后继续移植所余胚胎。症见：

患者形体匀称，精神可，平素月经规律，月经周期30～31天，LMP：2018年3月26日，6天净，量偏少，色鲜红，血块（＋），痛经（－），腰酸（＋），纳眠可，多梦，怕冷，下腹及腰骶部冷，疲乏易倦，稍抑郁，口干，无口苦，二便调。舌淡，苔黄干厚，脉沉细略缓。

西医诊断：继发性不孕。

中医诊断：断绪。

证型：肾阳虚衰，肝气郁结，瘀血内停。

治法：温肾助阳，疏肝理气，活血化瘀。

处方：

（1）针刺穴位。

A组：百会、四神聪、心俞（双）、膈俞（双）、肝俞（双）、脾俞（双）、肾俞（双）、八髎（双）、命门、腰阳关、足三里（双）、三阴交（双）、太冲（双）；

B组：中脘、天枢（双）、带脉（双）、气海、中极、子宫（双）、内关（双）、合谷（双）、阴陵泉（双）、三阴交（双）、太冲（双）。

上两组穴位交替使用，进针后施以平补平泻手法，留针30分钟，隔天1次，经期停针。

（2）TDP：照背部或腹部。

（3）电针：于腹部双侧天枢、子宫加两组，背部双侧脾俞、肾俞加两组，疏密波，频率4Hz，以患者自觉穴位酸胀为度。

（4）耳穴压豆：取神门、交感、肾、肝、脾、内分泌为主穴。

（5）游走罐：后背督脉及膀胱经。

（6）穴位注射：予人胎盘组织液4 mL，交替注射肝俞（双）、肾俞（双）；予黄芪注射液4 mL，交替注射双侧足三里、次髎、卵巢、脾俞。

二诊：2018年6月18日。已针刺治疗2个月，LMP：2018年6月9日，眠可，多梦，小便黄，大便可，余无不适。处方：续以原方，去游走罐，加灸神阙、关元，加督脉灸，穴位注射去黄芪注射液，予人胎盘组织液4 mL注射，穴位选双侧次髎、子宫、肾俞。

三诊：2018年7月19日。已如前法针灸治疗3个月，近日准备移植，LMP：2018年7月8日，6天净，量少，胃脘不适，有嗳气、夜尿。舌边尖红，苔黄，脉尺沉弱。处方：续以二诊方，去游走罐，加督脉灸，加火针点刺气海、关元、双肾俞，予黄芪注射液和人胎盘组织液交替注射，穴取双侧肾俞、卵巢、足三里。

四诊：2018年8月18日。共针灸12次。拟本月移植，无明显不适。舌红，苔白，脉弦滑。治疗：针灸如前法，穴位注射在移植前改为丹参注射液，次髎（双）与子宫（双）交替，下腹关元穴加隔盐灸、局部浮针疏通经气。

六诊：2020年1月7日电话回访。共间断性针灸治疗20余次，全身不适及月经症状改善明显，治疗期间移植2次，其中1次未着床，后又针灸6次于2019年10月11日移植成功（第4次移植），于2020年6月22日成功产下1子，现体健。

按：据临床观察，子宫内膜异位症不一定有明显的临床症状，但其对生育的影响很大，即便是轻度的子宫内膜异位

277

症对生育的影响可能也较大。针灸可以改善盆腔内外环境，促进子宫内膜血供，改善内膜容受性，调节内分泌和激素水平，从而起到助孕的作用。该患者通过宫腹腔镜手术确诊为子宫内膜异位症，两次试管均告失败，结合患者目前检查及症状，考虑主要原因为盆腔内环境差。因此为该患者制订了针灸方案，针刺结合雷火灸、督脉灸等灸法温肾助阳，选用合谷、太冲、肝俞疏肝解郁，并予人胎盘组织液穴位注射肝俞、肾俞等补益肾气、滋养内膜，配合中药封包、游走罐、耳穴压豆等起到疏通经络、调理脏腑之作用，从而整体改善患者的盆腔内环境。本例患者因个人原因在治疗期间曾有中断，经验证明：针灸治疗是一个量变到质变的中医治本之法，前面的治疗对后面的状态都具有累加效应，有时疗程不足，火候未到就不能达成心愿。1次失败后患者在症状改善后继续坚持，身体机能进一步改善终于喜获麟儿。

◆ 案例六 ◆

李某，女，39岁，2019年2月14日初诊。

主诉：备孕二胎2年，IVF取卵失败2次。

现病史：备孕二胎，2014年宫外孕，2018年查AMH0.32 ng/mL，2018年10月、11月IVF取卵失败。拟针灸调理。2018年12月6日行全麻下宫腔镜检查：宫腔后壁局部内膜充血明显，术后病理结果提示（宫腔）增殖期改变。免疫组化：CD138、MUM1（全片见约8个双阳性浆细胞）。

现症见：精神一般，平素月经提前1周，经期不畅，周期21～28天，经期5天，量一般，血块（－），痛经（－），腰酸（－），LMP：2019年1月25日，5天净。平时易疲劳，白带量多色黄。情绪较为激动，诉说中时有哭泣。纳眠可，二便调。舌淡胖大，苔白厚，脉弦。

西医诊断：①继发性不孕；②子宫内膜炎。

中医诊断：断绪。

证型：脾肾两虚，湿热下注。

治法：健脾补肾，疏肝清热祛湿。

处方：

（1）针刺：①印堂、膻中、期门（双）、中脘、天枢（双）、气海、关元、中极、卵巢（双）、血海（双）、足三里（双）、三阴交（双）、太冲（双）。②百会、四神聪、肝俞（双）、脾俞（双）、肾俞（双）、命门、次髎（双）、委中（双）、太溪（双）。上两组穴位交替使用，平补平泻，留针30分钟，隔天针灸，经期停针。

（2）TDP：照背部或腹部。

（3）艾灸：涌泉穴用单孔灸盒加小艾炷施灸。

（4）中药封包热敷腰部或腹部。

（5）电针：于腹部双侧天枢、子宫及气海、关元或背部双侧肾俞、脾俞加电针，疏密波，频率4 Hz，以患者自觉穴位酸胀为度。

（6）腹部气海、中脘或背部双侧脾俞、肾俞加温针灸。

（7）穴位注射：人胎盘组织液4 mL，注射子宫（双）。

（8）耳穴压豆：取内分泌、神门、盆腔、内生殖器、脾、肾为主穴。

（9）穴位埋线：中脘、带脉（双）、气海、子宫

（双）、脾俞（双）、肾俞（双）、足三里（双）。

二诊：2019年3月2日。病史同前，LMP：2019年2月23日，5天净，量一般。纳眠可，二便调。舌胖大，质红，苔白厚，脉沉弱。处方：继续针灸处方治疗。

三诊：2019年3月9日。舌胖大质红，苔白厚，脉弦数，余无不适。处方：继续针灸处方治疗。

四诊：2019年3月16日。舌胖大质红，苔白厚，脉弦数，余无不适。处方：继续针灸处方治疗，加中药敷贴（双侧肾俞、卵巢、足三里，气海、关元）。

五诊：2019年4月6日。LMP：2019年3月23日，5天净，量可。纳眠可，二便调。舌胖大略淡边尖红，苔薄黄，脉弦数。处方：继续上述针灸治疗。

六诊：2019年4月13日。自诉白带稍多，无痒。舌红，苔白厚，脉弦滑略数，余无不适。处方：继续上述针灸治疗，穴位注射改用丹参注射液4 mL注射双足三里。

七诊：2019年4月27日。LMP：2019年4月17日，5天净，量可。纳眠可，二便调。同房后仍有白带，粉红，无痒。舌红，苔黄厚，脉弦滑数。处方：继续上述针灸治疗。

八诊：2019年5月11日。近日少量淡黄色水样分泌物，偶痒，腥臭味，余无不适。舌红，苔黄厚，脉弦滑数。处方：继续上述针灸治疗，加配穴曲池（双）。穴位注射改用丹参注射液4 mL，注射双侧脾俞。中药：黄柏15 g、薏苡仁20 g、知母15 g、败酱草15 g、王不留行15 g、车前草10 g、忍冬藤15 g，水煎服，共7剂。配合口服左氧氟沙星片（0.2g，qd），连用5天。夫妻同服。

九诊：2019年5月18日。LMP：2019年5月11日，5天净，量可，纳眠可，二便调。淡黄色分泌物，量不多，腥臭味不明显，痒较前减轻。舌淡胖质红，苔白，脉弦数。处方：继续上述针灸治疗。

九诊后同房怀孕。2020年7月1日随诊已足月顺产1男孩。

按：此患者来诊时卵巢功能欠佳，储备差，IVF两次取卵失败，同时有一次宫外孕病史合并子宫内膜炎，本身受孕概率非常低，加之求子心切，情绪不稳，致肝气郁结更加重了其排卵障碍及内膜炎症状。治疗时紧抓其病机，标本兼顾，针药结合，必要时配合西药和心理疏导，坚持治疗后终于自怀。

◆ 案例七 ◆

仇某，女，43岁，初诊日期2022年1月16日。

主诉：未避孕未孕8年。

现病史：2019年8月因生育要求行IVF，先后于2020年11月、2021年5月取卵2次，移植2次均未着床，现余2囊胚。既往子宫内膜炎、子宫内膜息肉、多发子宫肌瘤、盆腔粘连、支原体感染，自述已治疗好转。2021年3月行宫腔镜下息肉剔除+粘连松解术，现仍有子宫肌瘤，较大者大小约34 mm×30 mm。双侧输卵管通，卵巢形态偏小。症见：神清，平素月经欠规则，周期26～28天，经期7～10天，LMP：2021年11月22日，量少，经前期呈褐色分泌物状，经后期淋漓不尽。平时怕冷，下腹尤其怕冷，易腹泻，纳眠可，二便调。舌淡，苔白略腻，脉沉细。

西医诊断：①原发性不孕；②子宫肌瘤。

中医诊断：全不产。

证型：脾肾阳虚。

治法：温补脾肾，化湿固精。

处方：

（1）针刺穴位。

A组：百会、印堂、章门（双）、中脘、天枢（双）、带脉（双）、关元、气海、卵巢（双）、子宫（双）、足三里（双）、三阴交（双）、太溪（双）、合谷（双）。

B组：强间、脑户、肝俞（双）、脾俞（双）、肾俞（双）、大肠俞（双）、次髎（双）、命门、腰阳关、委中（双）、阴陵泉（双）、三阴交（双）。

上两组穴位交替使用，进针后施以平补平泻手法，留针30分钟，隔天1次，经期停针。A组天枢、卵巢及B组脾俞、肾俞加温针灸。

（2）耳穴压豆：肝、脾、肾、内分泌、内生殖器。

（3）雷火灸：出针后A组于气海、关元，B组于次髎行雷火灸悬灸，距离以患者自觉温热而不发烫为度，行灸25分钟。配合双涌泉用单孔灸盒加小艾炷施灸。

（4）TDP：照下腹部或背部。

（5）中药封包热敷腰部。

（6）口服归脾丸、附子理中丸。

二诊：2022年1月23日，已针灸治疗3次，已服10天黄体酮，月经未至，舌淡胖，苔薄白，脉沉细。处方同前，加用毫火针针刺次髎及穴位注射人胎盘组织液4 mL，分别注射肾俞（双）、足三里（双）、脾俞（双），嘱停服黄体酮。

三诊：2022年2月13日，已针灸治疗3次。LMP：2022年2月9日，未干净，量少，色淡红。2022年2月11日为治疗子宫肌瘤注射醋酸曲普瑞林。腹泻较前减轻。舌淡暗，苔白，脉沉弱。处方同前，加用温针灸（脾俞、肾俞）及督脉灸，同时嘱患者口服附子理中丸、肾气丸。

四诊：2022年3月15日，已行针灸治疗9次，拟3月29日回生殖中心准备移植，近日眠较差，余无特殊不适，舌淡苔薄白，脉偏沉。处方：针刺加四神聪，用八孔灸盒加小艾炷置于下腹部前正中线上行任脉灸，停督脉灸，余治疗同前，嘱患者移植前坚持1周3次针灸治疗。

五诊：2022年4月3日，已针灸治疗6次，2022年4月1日移植1囊胚（5AB），纳眠可，二便调，无特殊不适，舌略暗苔白，脉沉细。处方同前。

六诊：2022年4月13日微信随访。患者查hCG：215.05 mIU/mL，提示已怀孕。4月17日hCG：1 416 mIU/mL。继续针灸安胎，仅手法针刺配合雷火灸。

七诊：2022年4月27日，B超示：宫内妊娠，胚胎存活，如孕6+周大小。血hCG：19 054 mIU/mL。继续针灸安胎。

八诊：2022年5月28日，复查B超示：宫内妊娠，胚胎存活，如孕11周大小。血hCG：99 284 mIU/mL。患者近日突发荨麻疹，但因受孕不能服西药，予其针刺曲池、血海、在膈俞穴刺络放血。嘱其继续按隔天1次频度针灸安胎。

九诊：2022年6月8日，患者皮疹已消退，复查B超已顺利过NT。

按：本患者年龄较大，属高龄原发性不孕，无明显不良孕产史，但体质为典型肾阳虚证，怕冷、脉沉见症明显，有胰岛素抵抗和宫腔血运不良，故治疗时加大了艾灸、雷火灸、火针的应用，同时配合附子理中丸口服，患者治疗坚持较好，累加效应最后移植终于得偿所愿。孕后一直担心，继续配合针灸安胎，针灸后hCG血值翻倍良好，且针对其出现的一些孕期如荨麻疹等见症进行合理调理，最终使其安全度过危险期。

◆ **案例八** ◆

黄某，女，30岁，初诊时间2019年7月19日。

主诉：未避孕未孕7年。

现病史：2012年起未避孕未孕，2016年HSG示左侧输卵管不通，查染色体异常（7号倒位），于2019年4月行IVF，取卵16枚，配成4枚囊胚，先后于当月及5月2次FET均未着床；2019年6月24日行宫腔镜下内膜异位清除+盆腔粘连松解+双侧输卵管通液，现余2囊胚，拟调理后本周期继续移植。症见：神清，精神较紧张、焦虑，患者平素月经后期，40~45天1行，LMP：2019年7月16日，3天净，量可，怕冷，下腹偏凉，纳可，双下肢水肿，眠差多梦，二便调。舌淡，苔白，脉弦细。

西医诊断：原发性不孕。

中医诊断：全不产。

证型：肝郁血虚。

治法：疏肝理气，养血调经。

处方：

（1）针刺穴位。

A组：百会、印堂、膻中、天枢（双）、关元、气海、子宫（双）、地机（双）、足三里（双）、太冲（双）、内关（双）、合谷（双）。

B组：强间、脑户、膈俞（双）、肝俞（双）、脾俞（双）、肾俞（双）、大肠俞（双）、次髎（双）、委中（双）、阴陵泉（双）、三阴交（双）。

上两组穴位交替使用，进针后施以平补平泻手法，留针30分钟，隔天1次。A组于子宫（双）、B组于肾俞（双）加施温针灸。

（2）耳穴压豆：肝、脾、肾、神门、交感。

（3）穴位注射：人胎盘组织液4 mL，交替穴位注射肾俞（双）、肝俞（双）、脾俞（双）。

二诊：2019年7月26日，已针灸治疗3次，仍较焦虑，眠好转，双下肢水肿改善。舌淡红，苔薄，脉弦细。处方：继续原针灸方案治疗。加予雷火灸：出针后A组于气海、关元，B组于次髎行雷火灸悬灸，距离以患者自觉温热而不发烫为度，行灸25分钟，配合双涌泉加单孔灸盒加小艾炷施灸。嘱患者放松心情，规律作息。

三诊：2019年8月1日，已针灸治疗4次，病史同前，昨日吹风后自觉全头痛，夜间能安睡8小时。舌淡红，苔薄白，脉弦。处方：继续针灸治疗，加予背部膀胱经行游走罐，留罐5分钟。考虑患者明日移植，为其在腹部进行浮针治疗以促进宫腔血流。并嘱其移植后继续坚持针灸。

四诊：2019年8月4日，移植后第3天，患者身体无不适，唯睡眠较差，易醒，嘱其放松精神，并予针灸轻刺激手法，背部以脾俞、肾俞、秩边为主，腹部以气海、关元、归来为主，配合足三里、三阴交、太溪、合谷。共针灸4次，患者于2019年8月12日尿妊娠试验阳性，移植胚胎顺利着床。回家安养，至孕期7月余时急性上呼吸道炎诱发哮喘来门诊再次求治，考虑孕期用药对胎儿的影响，患者拒绝服药，遂予其针刺尺泽、定喘、风门穴，出针后即缓解。于2020年5月顺利生产1男婴，母子平安。

按：该患者现年30岁，未避孕未孕7年，诊断为原发性不孕，结合舌脉象，证型为肝郁血虚证。患者因多年不孕且2次移植失败，来诊时伴有明显的焦虑情绪，双下肢水肿可能为其促排卵致卵巢过度刺激导致，治疗上以疏肝活血，温阳通络利水为法，同时以通督调神法配合耳穴压豆调神定志，通过治疗患者全身气血不和的相应症状得以改善，冲任调和，心神安定，宫腔内膜才能良性蠕动，利于胚胎着床。其次，在怀孕期间对于一些喘咳症状不宜服药的情况，针灸亦是一个较好的选择。

◆ **案例九** ◆

詹某，女，30岁。初诊时间2019年6月1日。

主诉：继发不孕2年。

现病史：2016年8月自怀后孕21周因"巴氏水肿胎"引产，2017年6月因"稽留流产"行药物流产+清宫术，后2次FET均生化妊娠。2019年5月16日查宫腔镜未见明显异常。

症见：神清，易头晕，平素月经规则，周期28天，经期5～7天，平时白带量多质黏，LMP：2019年5月19日，量偏少，色淡，无血块，无痛经，偶有腰酸，纳眠可，小便频数，夜尿1～2次，大便调。舌淡，苔白，脉弦细。

西医诊断：继发性不孕。

中医诊断：断绪。

证型：肾阳虚。

治法：温肾助阳，化湿固精。

处方：

（1）针刺穴位。

A组：百会、生殖区（双）、印堂、天枢（双）、带脉（双）、关元、气海、子宫（双）、曲泉（双）、足三里（双）、三阴交（双）、太溪（双）、涌泉（双）、合谷（双）。

B组：强间、脑户、心俞（双）、肝俞（双）、脾俞（双）、肾俞（双）、次髎（双）、命门、腰阳关、委中（双）、阴陵泉（双）、三阴交（双）、太溪（双）。

上两组穴位交替使用，进针后施以平补平泻手法，留针30分钟，隔天1次，经期停针。A组关元、气海、涌泉及B组肾俞加温针灸。

（2）耳穴压豆：肝、脾、肾、内分泌、内生殖器。

（3）雷火灸：出针后A组于气海、关元，B组于次髎行雷火灸悬灸，距离以患者自觉温热而不发烫为度，行灸25分钟。

（4）TDP：照下腹部或背部。

（5）中药封包热敷腰部。

（6）穴位注射：人胎盘组织液4 mL，分别穴位注射肾俞（双）、足三里（双）、子宫（双）。

二诊：2019年6月15日，已针灸治疗6次，月经未来潮，近3天无夜尿，自觉精力较前充沛，欲继续调理。处方：继续原针灸方案治疗。加予命门、腰阳关、肾俞毫火针针刺。

三诊：2019年7月5日，继续又针灸5次，LMP：2019年6月18日，拟2019年7月8日移植。病史同前，手足温，下腹暖，舌淡红，苔白，脉弦。处方：

（1）针刺：A组加予膻中、内关（双）、太冲（双），B组加予悬钟（双）。

（2）穴位注射改予黄芪注射液4 mL，轮替注射足三里（双）、肾俞（双）。

（3）耳穴压豆：肝、脾、肾、神门、交感。余治疗同前，嘱移植前坚持针灸治疗2次。

四诊：2020年1月电话随访。患者诉已怀孕。

按：该患者两次清宫后宫腔内环境遭到破坏，故致胚胎移植易于生化。针灸的关键在于改善宫腔内环境。该患者辨证属肾阳虚型，治法当温补肾阳，在针刺的基础上重点予艾灸温补肾阳，在气海、关元、涌泉及肾俞穴温针灸，雷火灸气海、关元及次髎，后加予命门、腰阳关、肾俞毫火针针刺，患者肾阳虚症状较前改善，已3天无夜尿，精力较前充沛，三诊后则着重于疏解患者郁结之情绪，予膻中、内关、太冲穴安神定志，使患者神志安宁，情绪稳定，并将穴位注射改为黄芪注射液穴位注射足三里、肾俞以益气健脾补肾，脾肾健才能固胎养胎，水到渠成最终成功受孕。

◆ **案例十** ◆

贺某，女，33岁，2021年5月6日初诊。

主诉：未避孕未孕2年余，试管多次取配不良。

现病史：患者结婚后未避孕未孕2年余，多年前计划外怀孕行人流术。2019年4月3日行腹腔镜下右侧输卵管修整+右侧输卵管造口+左侧输卵管结扎+双侧输卵管通液+盆腔粘连松解+宫腔镜检查，术中见左侧输卵管迂曲肿胀，以壶腹部及末端明显，形成约 5 cm×2 cm×1 cm 包裹性积液，伞端组织消失，开口闭锁；右侧输卵管轻度迂曲，伞端组织剩余20%可见，开口部分闭锁。遂开始试管，曾于2020年6月取卵4枚，均未配成，2020年9月21日行妇科B超提示左卵巢包裹性积液52 mm×4 mm，且伴有交界性囊肿。后在腹腔镜下行左卵巢及附件切除术，现仅余右侧卵巢，出院时测AMH1.05 ng/mL。2021年1月取卵3枚，配成2枚胚胎（D4，D6），2月移植2枚冻胚未着床。后于同年3月、4月再次取卵2次均不能配成合格胚胎。来诊症见：患者形体匀称，精神可，平素月经周期23～37天，LMP：2021年5月1日，7天净，量偏多，血块（+++），痛经（-）。纳眠可，二便调，夜尿1次，自觉小便次数多。舌尖红，苔白，脉细涩。查体下腹有一长约10 cm的手术瘢痕。

西医诊断：继发性不孕。

中医诊断：断绪。

证型：肾虚血瘀。

治法：补肾益气，活血化瘀。

处方：

（1）针刺穴位。

A组：百会、四神聪、心俞（双）、膈俞（双）、肝俞（双）、脾俞（双）、肾俞（双）、八髎（双）、命门、腰阳关、足三里（双）、三阴交（双）、太冲（双）。

B组：中脘、天枢（双）、带脉（双）、气海、关元、中极、子宫（双）、内关（双）、阴陵泉（双）、三阴交（双）、太冲（双）。

上两组穴位交替使用，进针后施以平补平泻手法，留针30分钟，隔天1次，经期停针。

（2）TDP：照背部或腹部。

（3）电针：于腹部双侧天枢、子宫加两组，背部双侧脾俞、肾俞加两组，疏密波，频率4 Hz，以患者自觉穴位酸胀为度。

（4）耳穴压豆：取神门、交感、肾、肝、脾、内分泌为主穴。

（5）游走罐：后背督脉及膀胱经。

（6）雷火灸：腹部或腰骶部。

（7）穴位注射：丹参注射液4 mL，注射卵巢（双）、子宫（双）；人胎盘组织液4 mL，注射肾俞（双），交替使用。

（8）穴位埋线：中脘、气海、关元、天枢（双）、带脉（双）、水道（双）、阴陵泉（双）、脾俞（双）、肾俞（双）。

二诊：2021年7月22日。已针刺治疗2月余，患者2021

年6月28日月经来潮，本次月经周期50天，量适中，痛经（－），血块（－），患者自诉小便次数较前减少，眠可，无下腹不适，舌淡红，苔薄，脉沉弦。处方：续以原方，雷火灸腹部、腰骶部各灸1次。穴位注射换黄芪注射液4 mL，注射气海、关元；丹参注射液4 mL，注射肝俞（双）、脾俞（双）交替使用。

三诊：2021年8月19日，患者在针灸过程中回生殖中心再次取卵，此次取卵6枚，配成2枚囊胚，1枚冻胚。继续针灸改善宫腔环境以利于下一步的移植。

三诊：2021年10月12日微信随访。患者在针灸约4月余后于2021年9月27日移植1枚冻胚，移植前内膜厚12.3 mm，10月10日（移植第14天）早孕三项示E_2：456 pg/mL，P：56.6 ng/mL，hCG：508IU/L。孕期顺利于2022年6月底分娩1男婴。

按：该患者现年33岁，诊断为继发性不孕，结合病史及舌脉象，考虑人流的继发感染导致输卵管炎并阻塞，同时慢性盆腔炎破坏了其宫腔内环境，整个盆腔血运不良，交界瘤的根治又导致卵巢功能不良，储备下降，多次取配不良。中医证型为肾虚血瘀证。月经量偏多，血块（＋＋＋），痛经（－），自觉小便次数较多。因此一诊时采用"通元针法"的针刺基础上，配合TDP照射背部或者腹部以温阳化瘀，疏经通络，结合雷火灸灸腹部或腰骶部，以温阳益气，改善子宫及盆腔内循环；穴位注射采用丹参注射液以及人胎盘组织液以活血化瘀，滋养胞宫。后期患者由于工作较忙，无法按时进行每周3次治疗，间中选择配合穴位埋线长效刺激以代针灸助孕。经针灸治疗，患者症状改善明显，无血块，小便次数较前少，又在原法基础上增加温阳益气，温暖胞宫的雷火灸，同时配合穴位注射黄芪注射液及丹参注射液以健脾益气，活血化瘀。治疗后卵巢功能改善，配成优质胚胎，顺利移植成功。

◆ 案例十一 ◆

黄某，女，37岁，2019年6月1日初诊。

主诉： 移植3次失败。

现病史： 患者曾计划外怀孕流产1次，后备孕二胎3年未孕，于2017年2月行输卵管造影提示双侧输卵管炎症并完全性梗阻。并于2017年4月试管取卵17枚，配成5个囊胚+2个鲜胚。曾于2017、2018年先后移植3次均不着床。2018年3月20日妇科B超提示子宫内膜厚薄不均；并于2018年4月9日行宫腔镜检查提示宫腔粘连（周围型），子宫内膜腺体少，内膜病理示增殖期子宫内膜；2019年4月29日性激素检查提示FSH6.53 IU/L，LH3.91 IU/L，$E_2$52 pmol/L。妇科B超示多发子宫肌瘤。症见：患者形体匀称，精神可，平素月经规律，月经周期25～28天，LMP：2019年5月24日，3～4天净，量少，血块（－），痛经（－）。下腹及臀部怕凉，纳眠可，二便调，舌淡红，苔薄白，脉沉细。

西医诊断： 继发性不孕。

中医诊断： 断绪。

证型： 肾气虚寒，火不归元。

治法： 补肾，引气归元。

处方：

（1）针刺穴位。

A组：百会、四神聪、心俞（双）、膈俞（双）、肝俞（双）、脾俞（双）、肾俞（双）、八髎（双）、命门、腰阳关、委中（双）、三阴交（双）。

B组：中脘、天枢（双）、带脉（双）、气海、关元、中极、子宫（双）、内关（双）、足三里（双）、阴陵泉（双）、三阴交（双）、太冲（双）。

上两组穴位交替使用，进针后施以平补平泻手法，留针30分钟，隔天1次，经期停针。

（2）TDP：交替照背部或腹部。

（3）电针：于腹部双侧天枢、子宫加两组，背部双侧脾俞、肾俞加两组，疏密波，频率4 Hz，以患者自觉穴位酸胀为度。

（4）耳穴压豆：取神门、交感、肾、肝、脾、内分泌为主穴。

（5）游走罐：后背督脉及膀胱经。

（6）穴位敷贴：中脘、关元，双侧天枢、肾俞。

（7）穴位注射：予人胎盘组织液4 mL注射双侧肾俞。

（8）穴位埋线：中脘、气海、关元、天枢（双）、带脉（双）、水道（双）、阴陵泉（双）、脾俞（双）、肾俞（双）。

二诊：2019年6月9日。已针刺治疗1周，下腹及臀部怕凉明显改善，余无不适，舌淡红，苔薄，脉弦。处方：续以原方，去穴位敷贴，穴位注射改次髎（双）。

按以上方案坚持治疗2月余。

2021年4月27日电话随访。患者于2019年10月成功移植1胚胎，现已生产。

按：患者高龄，并符合反复种植失败诊断。基于"调周法"的指导在月经不同期辨证选穴，心肾合治，有助于胞宫气血充足，经络通畅。应用"通元针法"引气归元，配合TDP照射背部或者腹部，穴位注射人胎盘组织液以补肾填精，益气通络。患者宫腔镜提示有宫腔粘连病史，考虑其种植失败主要责之于子宫内环境，子宫内膜容受性不佳，故治疗时加强下腹和腰骶部取穴并深刺以改善盆腔血运，同时配合穴位埋线增强长效刺激。此类患者一般疗程较长，临床上需鼓励患者坚持治疗，否则容易前功尽弃。

◆ **案例十二** ◆

余某，女，39岁，2019年4月4日初诊。

主诉：未避孕未孕4年余，移植1次后胎停。

现病史：患者未避孕未孕4年余，曾于2018年8月19日IVF取卵1枚配成1枚D3鲜胚，当日移植，孕6周胎停并于2018年10月11日行清宫术，检查胚胎染色体有异常。平素内膜厚5.7 mm，输卵管单侧不通。后又于2019年4月3日取卵1枚，为空泡。性激素检查提示：FSH14.43 IU/L，LH5.01 IU/L，$E_2$26.13 pmol/L，P0.29 ng/mL，T<0.025 ng/mL，PRL0.837 ng/mL，AMH0.837 ng/mL。症见：患者形体匀称，精神可，平素月经规律，月经周期25天，4天净，量一般，血块（＋），痛经（＋），纳眠可，二便调。舌淡红，苔薄白，脉沉细。

西医诊断：原发性不孕。

中医诊断：全不产。

证型：肾虚血瘀。

治法：补肾益气，活血祛瘀。

处方：

（1）针刺穴位。

A组：百会、四神聪、心俞（双）、膈俞（双）、肝俞（双）、脾俞（双）、肾俞（双）、八髎（双）、命门、腰阳关、三阴交（双）、太溪（双）。

B组：中脘、天枢（双）、带脉（双）、气海、关元、中极、子宫（双）、内关（双）、阴陵泉（双）、足三里（双）、三阴交（双）、太冲（双）。

上两组穴位交替使用，进针后施以平补平泻手法，留针30分钟，隔天1次，经期停针。

（2）TDP：照背部或腹部。

（3）电针：于腹部双侧天枢、子宫加两组，背部双侧脾俞、肾俞加两组，疏密波，频率4 Hz，以患者自觉穴位酸胀为度。

（4）耳穴压豆：取神门、交感、肾、肝、脾、内分泌为主穴。

（5）火针：毫针烧红后快速刺入关元、中极、肾俞（双），留针2分钟后取出。

（6）穴位注射：人胎盘组织液4 mL，交替注射肾俞（双）、脾俞（双）、足三里（双）。

共治疗3个月经周期。

2020年1月5日电话随访，患者于2019年8月25日成功自怀，2022年4月27日电话再次随访，已于2020年5月成功产下1女，现体健。

按：该患者39岁高龄，卵巢功能减退，结合舌脉象，证型为肾虚血瘀。应用"通元针法"的基础上，配合TDP照射背部或者腹部以补肾益气，活血祛瘀。穴位注射选择人胎盘组织液注射在肾俞补肾益气、填精，脾俞及足三里以扶正益气、增强机体免疫力，结合电针、耳穴、游走罐共奏补肾益气，通络之功。患者经过3个月经周期的针灸治疗，已重新调整"下丘脑-垂体-卵巢"性腺轴，卵巢功能最大限度发挥，经调而得子。

◆ 案例十三 ◆

刘某，女，36岁，2019年10月19日初诊。

主诉：患者未避孕未孕2年余，移植1次后胎停。

现病史：患者未避孕未孕2年余，有宫腔粘连、子宫内膜异位症、巧克力囊肿病史。采用长方案取卵2次，第1次于2019年9月19日取卵5枚配成1枚囊胚（4BB），第2次拟于2019年11月19日取卵4枚，2枚空泡，配成2枚D3冻胚。2015年4月因"盆腔包块"行腹腔镜下右侧卵巢内囊肿剥除术+盆腔粘连松解术；2018年6月行输卵管造影提示左侧输卵管炎症尚通畅，右侧输卵管积水；2019年3月因"腹腔妊娠"行腹腔镜下腹腔妊娠物清除术+盆腔粘连松解术；2019年3月查AMH1.80 ng/mL；2019年5月行腹腔镜下右侧输卵管结扎术+造口术+盆腔粘连松解术+双侧输卵管通液术+宫腔镜检查+内膜诊刮术，术中见左侧输卵管通畅；2019年9月4日性激素检查提示：FSH2.55 IU/L，LH3.47 IU/L，E_2＜5.00 pg/mL。2019年8月男方精液检查提示PR93％，NP3％，密度$135×10^6$/mL，液化时间40 min。于2019年9月24日移植1枚囊胚，未着床。

症见：患者形体匀称，精神可，平素月经规律，周期25天，LMP：2019年10月8日，4天净，量中，血块（－），痛经（－），下腹时有坠胀感，纳眠可，时有便秘，小便调。舌红，苔白，舌底有瘀络，边有瘀点，脉弦细略沉。

西医诊断：继发性不孕。

中医诊断：断绪。

证型：肾虚血瘀。

治法：补肾益气，活血祛瘀。

处方：

（1）针刺穴位。

A组：百会、四神聪、心俞（双）、膈俞（双）、肝俞（双）、脾俞（双）、肾俞（双）、八髎（双）、命门、腰阳关、三阴交（双）、太溪（双）。

B组：中脘、天枢（双）、带脉（双）、气海、关元、中极、子宫（双）、内关（双）、阴陵泉（双）、足三里（双）、三阴交（双）、太冲（双）。

上两组穴位交替使用，进针后施以平补平泻手法，留针30分钟，隔天1次，经期停针。

（2）TDP：照背部或腹部。

（3）电针：于腹部双侧天枢、子宫加两组，背部双侧脾俞、肾俞加两组，疏密波，频率4 Hz，以患者自觉穴位酸胀为度。

（4）火针：毫针烧红后，快速刺入关元、中极、归来（双），留针2分钟后取出。

（5）雷火灸和隔物灸交替治疗下腹关元、中极穴，腰骶八髎穴。

（6）穴位注射：人胎盘组织液4 mL、丹参注射液3 mL，注射肾俞（双）、肝俞（双），交替使用。

二诊：2019年11月16日。已针刺治疗1个月，患者2019年11月7日月经来潮，量适中，痛经（－），血块（－），现促排期间，妇科B超提示左侧卵巢可见3个窦卵泡，右侧未见。纳眠一般，多梦，右下腹坠胀感，大便秘结，1天1行，舌红，苔白，舌底有瘀络，边有瘀点，脉沉细。处方：续以原方，加穴位敷贴中脘、关元，双侧天枢、肾俞，雷火灸腹部或腰骶部，火针点刺气海、关元、命门、腰阳关、双侧水道，人胎盘组织液4 mL，注射次髎（双），丹参注射液4 mL，交替注射脾俞（双）、足三里（双）。

坚持针刺治疗2个月经周期。

2020年1月5日电话随访，患者于2020年1月成功移植1枚冻胚后，于2020年9月成功产下1男孩，现体健。

按：该患者现年36岁，未避孕未孕2年余，移植1次后胎停。诊断为继发性不孕，结合舌脉象，证型为肾虚血瘀。有宫腔粘连、子宫内膜异位症、巧克力囊肿病史。患者上述病史均与不孕密切相关。应用"通元针法"的基础上，配合TDP照射背部或者腹部以补肾益气，活血祛瘀。穴位注射选择人胎盘组织液注射在肾俞补肾益气、填精，肝俞疏肝养血，结合电针、游走罐共奏补肾化瘀，通络之功。以补肾益精，化瘀通络，同时予雷火灸、隔物灸灸腹部或腰骶部加强补肾化瘀，增加局部血液循环，提高子宫内膜容受性；加用火针以温阳化瘀，舒筋通络，丹参注射液穴位注射以加强活血化瘀之功。

◆ **案例十四** ◆

陈某，女，33岁，2019年3月8日初诊。

主诉：未避孕未孕4年余，移植2次均失败。

现病史：患者未避孕未孕4年余，输卵管造影示双侧输卵管通而不畅。于2016年因"左侧输卵管积水"行宫腹腔镜下左侧输卵管结扎术；曾移植2次均未着床。于2017年1月长方案促排下取卵15枚配成3枚囊胚（1D5，2D6）及2枚D3冻胚，于2017年3月移植2枚冻囊胚，未着床，2017年7月移植2枚D3冻胚，亦未着床。查AMH1.90 ng/mL。症见：患者形体匀称，精神可，平素月经规律，月经周期30天，5天净，量少，血块（＋），痛经（±），纳眠可，二便调。舌淡红边有瘀斑，苔白厚，脉弦细。

西医诊断：原发性不孕。

中医诊断：全不产。

证型：肾虚血瘀。

治法：补肾益气，活血祛瘀。

处方：

（1）针刺穴位。

A组：百会、四神聪、心俞（双）、膈俞（双）、肝俞（双）、脾俞（双）、肾俞（双）、八髎（双）、命门、腰

阳关、三阴交（双）、太溪（双）。

B组：中脘、天枢（双）、带脉（双）、气海、关元、中极、子宫（双）、内关（双）、阴陵泉（双）、足三里（双）、三阴交（双）、太冲（双）。

上两组穴位交替使用，进针后施以平补平泻手法，留针30分钟，隔天1次，经期停针。

（2）TDP：照背部或腹部。

（3）电针：于腹部双侧天枢、子宫加两组，背部双侧脾俞、肾俞加两组，疏密波，频率4 Hz，以患者自觉穴位酸胀为度。

（4）耳穴压豆：取神门、交感、肾、肝、脾、内分泌为主穴。

（5）游走罐：后背督脉及膀胱经。

（6）穴位注射：人胎盘组织液4mL，注射肾俞（双）、脾俞（双）、足三里（双），交替使用。

患者间断性针刺治疗近6个月，平均每周1～2次，自诉症状及月经状况改善明显，2020年1月5日电话回访，患者于2019年12月6日移植成功（第3次移植），2022年4月26日再次电话随访，患者于2020年6月成功产下1男孩（28周，早产），现体健。

◆ **案例十五** ◆

赖某，女，38岁，2019年10月20日初诊。

主诉：未避孕未孕12年余，移植2次失败。

现病史：患者2003年曾人流1次，2007年因"宫外孕"

行左侧输卵管开腹切除术；2010年因"右侧输卵管阻塞"行再通术后仍通而不畅；2016年12月1日行DSA提示右侧输卵管炎，通而不畅；IVF共取卵2次，第1次于2018年8月取卵3枚，配成1枚，第2次于2019年5月取卵2枚，配成2枚。先后于2019年2月、7月移植2次均未着床。2019年4月性激素检查提示FSH6.18 IU/L，LH7.76 IU/L，$E_2$11.7 pg/mL，P0.288 ng/mL。2019年6月宫腔镜检查提示正常宫腔。病理示分泌早期子宫内膜，CD138（-），CD38阳性细胞0～3个/HPF。症见：患者形体匀称，精神可，平素月经规律，月经周期23～25天，经期5天，量中，血块（+），痛经（-），纳眠可，二便调。舌淡暗，苔薄白，脉弦。

西医诊断：继发性不孕。

中医诊断：断绪。

证型：肾虚血瘀。

治法：补肾益气，活血祛瘀。

处方：

（1）针刺穴位。

A组：百会、四神聪、心俞（双）、膈俞（双）、肝俞（双）、脾俞（双）、肾俞（双）、八髎（双）、命门、腰阳关、三阴交（双）、太溪（双）。

B组：中脘、天枢（双）、带脉（双）、气海、关元、中极、子宫（双）、内关（双）、阴陵泉（双）、足三里（双）、三阴交（双）、太冲（双）。

上两组穴位交替使用，进针后施以平补平泻手法，留针30分钟，隔天1次，经期停针。

（2）TDP：照背部或腹部。

（3）电针：于腹部双侧天枢、子宫加两组，背部双侧脾俞、肾俞加两组，疏密波，频率4 Hz，以患者自觉穴位酸胀为度。

（4）耳穴压豆：取神门、交感、肾、肝、脾、内分泌为主穴。

（5）游走罐：后背督脉及膀胱经。

（6）穴位注射：人胎盘组织液4 mL，注射肾俞（双），丹参注射液3 mL，注射水道（双），2组交替。

（7）火针：毫火针快速刺入关元、中极穴，留针2～3分钟。

针刺治疗2个月，2020年1月7日电话回访，患者于2019年12月20日成功移植（第3次移植），2022年4月26日电话随访，患者于2020年9月成功产下1男孩，现体健。

按：该患者现年38岁，未避孕未孕12年余，移植2次均失败。因"宫外孕"行左侧输卵管开腹切除术；后继发右侧输卵管不通，诊断为继发性不孕，输卵管不通所致，结合病史、症状及舌脉象，证型为肾虚血瘀。治疗在"通元针法"的补肾活血基础上，配合电针、温针、火针、TDP、游走罐以增强活血祛瘀、改善宫腔局部血流作用。穴位注射予人胎盘组织液4 mL注射肾俞（双）以补益肾精，丹参注射液3 mL注射水道（双）以活血化瘀。12年的不孕病史，局部瘀结较甚，治疗上活血化瘀是其根本。

◆ 案例十六 ◆

梁某，女，31岁，2019年5月3日初诊。

主诉： 未避孕未孕2年余。

现病史： 患者未避孕未孕2年余，欲自怀，曾于2016年10月自怀孕后3月胎停行清宫术，双方免疫学及基因染色体无异常，有PCOS病史。2017年5月行宫腔镜下宫腔粘连分离术，患者自诉行多次宫腔粘连分离术，具体不详。男方精液提示精子总数 16.4×10^6/L，正常形态11%。2018年4月查AMH 3.91 ng/mL；2018年12月性激素六项检查提示FSH 6.78 IU/L，LH 5.09 IU/L，E_2 63 ng/mL，P 0.79 ng/mL，T 0.64 ng/mL，PRL 5.64 ng/mL。2019年3月21日（月经第11天）妇科B超提示内膜厚4 mm；2019年4月16日检查提示左侧输卵管不通。症见：患者形体匀称，精神可，平素月经规律，月经周期28～30天，LMP：2019年4月8日，6天净，量少，色暗，血块（±），痛经（-），纳眠可，二便调，舌淡红，苔薄白，脉弦。

西医诊断： ①继发性不孕；②复发性宫腔粘连。

中医诊断： 断绪。

证型： 肾虚血瘀。

治法： 补肾益气，活血祛瘀。

处方：

（1）针刺穴位。

A组：百会、四神聪、心俞（双）、膈俞（双）、肝俞（双）、脾俞（双）、肾俞（双）、八髎（双）、命门、腰阳关、三阴交（双）、太溪（双）。

B组：中脘、天枢（双）、带脉（双）、气海、关元、中极、子宫（双）、内关（双）、血海（双）、足三里（双）、三阴交（双）、太冲（双）。

上两组穴位交替使用，进针后施以平补平泻手法，留针30分钟，隔天1次，经期停针。

（2）TDP：照背部或腹部。

（3）电针：于腹部双侧天枢、子宫加两组，背部双侧脾俞、肾俞加两组，疏密波，频率4 Hz，以患者自觉穴位酸胀为度。

（4）浮针：下腹局部阿是穴。

（5）火针：中极、归来（双）。

（6）穴位注射：人胎盘组织液4 mL，注射肾俞（双）、足三里（双）；丹参注射液4 mL，注射肝俞（双），交替使用。

共治疗2个月经周期，电话回访患者诉针灸后移植成功，于2020年10月23日分娩，现体健。

按：该患者胎停行清宫1次，多次行宫腔粘连分离术，针灸治疗的重点在于改善宫腔内环境，且患者一侧输卵管不通，自怀概率较低，建议患者可尝试自怀，若自怀不成功，需尽快行IVF-ET助孕。该患者辨证属肾虚血瘀型，治法当补肾益气，活血化瘀，据此为该患者制订了针灸方案：在"通督调神，引气归元"针法基础上，选取肝俞、肾俞等穴位补益肾气，膈俞、血海活血化瘀，人胎盘组织液穴位注射肾俞、足三里等穴位补益肾气、滋养内膜，并予丹参注射液穴位注射肝俞以活血化瘀，经过一段时间针灸调理，已成功分娩。

◆ 案例十七 ◆

张某，女，30岁，2019年11月29日初诊。

主诉：未避孕未孕1年余。

现病史：患者未避孕未孕1年余，欲自怀，曾于2019年12月自怀后生化妊娠，患者曾10+岁患心肌炎，已治愈。男方精液提示畸形率↑，NM17%。2019年10月23日查AMH 0.75 ng/mL，卵巢低储备；2019年10月27日（月经第3天）性激素六项检查提示FSH 15.41 mIU/mL，LH 4.86 mIU/mL，E_2 101.0 pmol/L，P 0.70 nmol/L，T 1.07 nmol/L，PRL 319.20 mIU/L。2019年10月27日（月经第4天）妇科B超提示内膜厚3.6 mm，左侧窦卵泡有2个，右侧窦卵泡有4个；2019年11月1日妇科B超提示内膜厚6.1 mm、三线，右侧最大卵泡12 mm×11 mm、13 mm×9 mm；2019年11月7日妇科B超提示内膜厚10.6 mm，双侧未见优势卵泡。症见：患者形体匀称，精神可，平素月经欠规律，周期20～40天，4～5天净，量少，血块（－），痛经（－），纳眠可，二便调。舌淡红，苔薄白，脉弦。

西医诊断：①原发性不孕；②卵巢功能减退。

中医诊断：全不产。

证型：肾气亏虚。

治法：补肾益气。

处方：

（1）针刺穴位。

A组：百会、四神聪、心俞（双）、膈俞（双）、肝俞（双）、脾俞（双）、肾俞（双）、八髎（双）、命门、腰

阳关、三阴交（双）、太溪（双）。

B组：中脘、天枢（双）、带脉（双）、气海、关元、中极、子宫（双）、内关（双）、阴陵泉（双）、足三里（双）、三阴交（双）、太冲（双）。

上两组穴位交替使用，进针后施以平补平泻手法，留针30分钟，隔天1次，经期停针。

（2）TDP：照背部或腹部。

（3）电针：于腹部双侧天枢、子宫加两组，背部双侧脾俞、肾俞加两组，疏密波，频率4 Hz，以患者自觉穴位酸胀为度。

（4）耳穴压豆：取神门、交感、肾、肝、脾、内分泌为主穴。

（5）游走罐：后背督脉及膀胱经。

（6）穴位注射：人胎盘组织液4 mL，交替注射肾俞（双）、脾俞（双）、足三里（双）。

2022年4月29日电话回访。患者自诉针灸1月后成功自怀，于2020年11月分娩，现体健。

按：该患者为年轻女性患者，卵巢储备功能低下，生化妊娠一次，且男方精子畸形率高，主张应夫妻同调，女方改善其卵巢储备及卵子质量，男方改善其精子畸形率，但男方畏惧针灸，故未能施行，嘱男方注意休息，避免过度劳累。该患者辨证属肾气亏虚，治法当补肾益气，故据此为其制订了针灸方案：在"通督调神，引气归元"针法基础上，选取肾俞、命门、腰阳关穴补益肾气，并予人胎盘组织液穴位注射双侧肾俞、脾俞、足三里以补益肾气、滋养内膜，予耳穴压豆安神定志，游走罐疏通经络，后电话回访，成功自怀。

◆ **案例十八** ◆

甘某，女，36岁，2021年10月初诊。

主诉：移植4次均失败。

现病史：既往有多囊卵巢综合征病史，伴双侧输卵管堵塞伴积水。患者于2015年开始IVF助孕，第1次采用长方案促排取卵9枚配成5枚D3，移植2枚D3后右侧输卵管妊娠，行腹腔镜下粘连松解术+右侧输卵管取胚术+右侧输卵管结扎术；第2次于2016年8月移植2枚D3未着床；第3次于2018年1月采用长方案促排取卵9枚配成1枚D3及1枚囊胚，并于2018年4月移植1枚囊胚未孕；第4次于2020年5月9日移植1枚D3未孕。现已无胚。2020年3月查AMH 6.104 ng/mL，甲功五项TPO 80.6 IU/mL；2020年5月6日性激素检查提示LH 13.82 IU/L，E_2 297.7 pg/mL，P 2.12 ng/mL。症见：患者形体稍胖，易疲劳，平素月经规律，LMP：2021年10月3日，月经周期35天，7天干净，量适中，痛经（±），血块（++），经前乳胀（±），时有腰酸，纳眠可，二便调，怕冷，舌淡暗，苔薄白，脉弦细。

西医诊断：①继发性不孕；②反复种植失败；③多囊卵巢综合征。

中医诊断：断绪。

证型：肾阳衰惫，瘀血内停。

治法：温补肾阳，活血化瘀。

处方：

（1）针刺穴位。

A组：百会、四神聪、心俞（双）、膈俞（双）、肝俞（双）、脾俞（双）、肾俞（双）、八髎（双）、命门、腰阳关、三阴交（双）、太溪（双）。

B组：中脘、天枢（双）、带脉（双）、气海、关元、中极、子宫（双）、内关（双）、阴陵泉（双）、足三里（双）、三阴交（双）、太冲（双）。

上两组穴位交替使用，进针后施以平补平泻手法，留针30分钟，隔天1次，经期停针。

（2）督脉灸加火针。

（3）电针：于腹部双侧天枢、子宫加两组，背部双侧脾俞、肾俞加两组，疏密波，频率4 Hz，以患者自觉穴位酸胀为度。

（4）耳穴压豆：取神门、交感、肾、肝、脾、内分泌为主穴。

（5）游走罐：后背督脉及膀胱经。

（6）雷火灸：腹部或腰骶部。

（7）穴位注射：人胎盘组织液4 mL，注射肾俞（双）、足三里（双）；丹参注射液4 mL，注射肝俞（双），交替使用。

二诊：2021年10月19日。怕冷改善，精神好转，自觉阴道分泌物较平时增多。处方：考虑为排卵期，为激发阳气，促进阴阳转换，予其在前基础上加火针点刺命门、腰阳关，针后予督脉灸。

三诊：2021年10月21日。患者试纸自测强阳已排卵，余症状同前。处方：在原治疗基础上予隔次浮针，在下腹关元穴及腰骶八髎穴导引疏通局部气血，配合口服活血化瘀膏。已针刺治疗1个月经周期，于2021年11月再次进入周期，促排获5枚囊胚，于次月顺利移植成功，现已过NT，电话回访于2022年7月顺利生产。

按：反复种植失败是指3次或3次以上胚胎移植或累计移植超过4枚优质胚胎，均未成功受孕，该患者明确为反复种植失败患者，此类患者往往病程绵长，病史复杂，生殖系统紊乱，患者自身也情绪低落，严重影响工作及生活。反复种植失败既可能是单因素所致，也可能是多因素共同影响导致，还有一些不明原因的。中医针灸的治疗主要从改善宫腔内环境着手：改善子宫内膜厚度及内膜容受性、增加宫腔血供、调整患者体质状态等。根据患者既往病史和现有症状，患者有多囊病史，甲功五项TPO80.6，卵子质量本身欠佳，加之双侧输卵管堵塞伴积水，提示盆腔炎症为慢性，宫腔内环境不好，故多次移植均失败。舌脉证候提示为肾阳衰惫，瘀血内停，针灸治疗以通督调神，温肾活血为法。故据此为该患者制订了针灸方案：在"通督调神，引气归元"针法基础上，选取命门、腰阳关穴位火针温补肾阳，并用雷火灸艾灸腹部或腰骶部温肾暖宫，同时配合督脉灸，人胎盘组织液穴位注射肾俞、足三里等穴位补益肾气、滋养内膜，并予丹参注射液穴位注射次髎以活血化瘀，经过1个月的针灸调理，已成功受孕。

◆ **案例十九** ◆

陈某，女，33岁，2019年7月4日初诊。

主诉：甲减伴IVF移植2次胎停。

现病史：患者未避孕未孕9年余，采用长方案促排取卵2次，第1次于2016年取卵14枚，配成2枚胚胎，第2次于2019年3月取卵23枚，配成2枚D3鲜胚、2枚D5、4枚D6。于2016年移植1次胎停药流，未行清宫术，于2017年8月移植1次后孕8周+胎停（未见胎心搏动）行清宫术，患者自述第2次清宫后月经量减少，曾因雌激素水平升高取消移植，现因甲减服用优甲乐。男方为输精管堵塞。2018年9月25日性激素检查提示FSH6.37 IU/L，LH6.25 IU/L，E$_2$118 pmol/L，P0.9 nmol/L，T1.04 nmol/L，PRL12.11 ng/mL，AMH8.3 ng/mL。2018年7月20日检查：封闭抗体（＋），抗心磷脂抗体IgM9.98。症见：患者形体匀称，精神可，平素月经规律，周期30～33天，LMP：2019年6月6日，4天净，量少，痛经（－），下腹怕冷，自觉时冷时热，纳眠可，二便调。舌红，苔黄厚，脉弦滑。

西医诊断：①继发性不孕；②复发性胎停；③甲状腺功能减退。

中医诊断：断绪。

证型：肾虚血瘀。

治法：补肾益气，活血化瘀。

处方：

（1）针刺穴位。

A组：百会、四神聪、心俞（双）、膈俞（双）、肝俞

（双）、脾俞（双）、肾俞（双）、八髎（双）、命门、腰阳关、三阴交（双）、太溪（双）。

B组：中脘、天枢（双）、带脉（双）、气海、关元、中极、子宫（双）、内关（双）、血海（双）、足三里（双）、三阴交（双）、太溪（双）。

上两组穴位交替使用，进针后施以平补平泻手法，留针30分钟，隔天1次，经期停针。

（2）TDP：照背部或腹部。

（3）电针：于腹部双侧天枢、子宫加两组，背部双侧脾俞、肾俞加两组，疏密波，频率4 Hz，以患者自觉穴位酸胀为度。

（4）耳穴压豆：取神门、交感、肾、肝、脾、内分泌为主穴。

（5）游走罐：后背督脉及膀胱经。

（6）穴位敷贴：中脘、关元、天枢（双）、肾俞（双）。

（7）火针：点刺气海、关元。

（8）穴位注射：人胎盘组织液4 mL，注射肾俞（双）、足三里（双）；丹参注射液4 mL，注射次髎（双），交替使用。

针刺治疗3个月，2020年1月5日电话回访已于2019年11月移植成功，2022年4月28日第2次电话回访，患者于2020年6月成功分娩，现体健。

◆ **案例二十** ◆

胡某，女，30岁，2019年10月12日初诊。

主诉：移植1次失败，拟移植前调理。

现病史：患者2010年之前曾药流3次，2012年左侧输卵管妊娠行保守治疗；2016年3月因"宫角妊娠"行右侧输卵管部分切除术；2016年开始未避孕未孕3年余，2018年7月行IVF助孕取卵7枚，养成2枚囊胚，2018年10月移植2枚囊胚未着床；后又取卵3次，2018年11月取卵11枚均未养成胚胎，2019年1月取卵10枚，配成1枚胚胎，2019年4月取卵19枚，配成11枚胚胎。后因内膜薄（＜7 mm）取消移植2次。平素内膜偏薄排卵前平均约5 mm。2019年7月行宫腔镜下诊刮术+内膜息肉切除，病理提示无明显异常。2019年5月性激素检查提示：FSH4.37 IU/L，LH5.47 IU/L，E_2 89.55 pg/mL，P1.1 ng/mL，T1.26 ng/mL，PRL297.93 ng/mL。2019年10月12日（月经第23天）妇科B超提示：内膜厚5.1 mm，C型，左侧最大卵泡消失，右侧最大卵泡9 mm×8 mm×8 mm。症见：患者形体匀称，精神可，平素月经规律，周期30～32天，LMP：2019年9月20日，5天净，量适中，色暗，血块（＋），痛经（－），纳眠可，二便调。舌淡，苔白，脉弦尺弱。

西医诊断：①继发性不孕；②子宫内膜菲薄。

中医诊断：断绪。

证型：肾虚血瘀。

治法：补肾益气，活血化瘀。

处方：

（1）针刺穴位。

A组：百会、四神聪、心俞（双）、膈俞（双）、肝俞（双）、脾俞（双）、肾俞（双）、八髎（双）、命门、腰

阳关、三阴交（双）、太溪（双）。

B组：中脘、天枢（双）、带脉（双）、气海、关元、中极、子宫（双）、内关（双）、足三里（双）、血海（双）、三阴交（双）、太冲（双）。

上两组穴位交替使用，进针后施以平补平泻手法，留针30分钟，隔天1次，经期停针。

（2）TDP：照背部或腹部。

（3）电针：于腹部双侧天枢、子宫加两组，背部双侧脾俞、肾俞加两组，疏密波，频率4 Hz，以患者自觉穴位酸胀为度。

（4）耳穴压豆：取神门、交感、肾、肝、脾、内分泌为主穴。

（5）游走罐：后背督脉及膀胱经。

（6）火针：气海、关元。

（7）穴位注射：人胎盘组织液4 mL，注射肾俞（双）、归来（双）、次髎（双）。

患者行针灸治疗2个月余，2022年4月30日电话回访移植成功，后于2020年成功分娩，现小孩2岁，体健。

按：该患者病史繁杂，时间线长，现行试管主要难点在于子宫内膜菲薄。薄型子宫内膜按病因分为机能性内膜菲薄（口服避孕药、来曲唑及氯米芬等）、器质性内膜菲薄（反复宫腔操作、子宫内膜结核、子宫动脉栓塞术等）以及原因不明的内膜菲薄。该患者结合其病史及宫腔镜检查应属于器质性子宫内膜菲薄，因此，针灸的重点在于促进内膜生长，该患者辨证属肾虚血瘀型，治法当补肾益气，活血化瘀，故据此为该患者制订了针灸方案：在"通督调神，引气归元"针法基础上，选取肝俞、肾俞等穴位补益肾气，膈俞、血海穴活血化瘀，并用火针针刺气海、关元开通郁结、温通经脉、助长内膜，人胎盘组织液穴位注射肾俞、归来等穴位补益肾气、滋养内膜，最终成功受孕。

◆ **案例二十一** ◆

黄某，女，32岁，2021年12月6日初诊。

主诉：反复闭经10余年。

现病史：患者发现多囊卵巢综合征16年，14岁初潮始即发现月经不规律，近10年来月经需口服黄体酮始来。B超及性激素六项均支持多囊的诊断。曾于2016年通过试管育有1女，现因需备孕二胎而来诊。诉近5年来一直在口服中西药治疗，5年来先后连续促排20余次，包括克罗米芬及来曲唑均用过各种剂量，但均未见有成熟卵泡，不能排卵，妇科诊断为难治性多囊。月经量较少，均为孕激素撤退性出血。2021年11月14日在当地B超示双侧卵巢均有大于12个小卵泡，最大直径为5 mm×4 mm×6 mm。症见：患者形体中等身材，平素月经不规律，先后不定期，周期25～60天，经期5天，量少，色淡，LMP：2021年12月1日，纳眠可。舌偏淡，有少许齿印，苔白，尺脉沉。

西医诊断：多囊卵巢综合征。

中医诊断：①月经先后不定期；②月经量少。

证型：肾虚证。

治法：补益肾气。

处方：

（1）针刺穴位。

A组：百会、心俞（双）、膈俞（双）、脾俞（双）、肝俞（双）、肾俞（双）、次髎（双）、委中（双）、三阴交（双）、合谷。

B组：百会、印堂、生殖区、四神聪、天枢（双）、气海、关元、中极、归来（双）、子宫（双）或卵巢（双）、合谷、足三里（双）、三阴交（双）、太溪（双）、太冲。

上两组穴位交替，隔天1次，留针30分钟，经期停针。

（2）电针：于腹部双侧天枢、子宫或卵巢穴用电针治疗，疏密波，频率33Hz，强度2mA，以患者自觉穴位酸胀为度。

（3）艾灸：温针灸（气海、关元，双侧脾俞、双侧肾俞）、涌泉灸。

（4）耳穴压豆：内生殖器、盆腔、交感、肾、肝、脾。

（5）TDP：照射腰部。

（6）火针：命门、腰阳关、神堂交替。

（7）雷火灸：肾俞（双）、脾俞（双）、关元。

二诊：2022年1月18日，告知共针灸5次后B超示：左侧最大卵泡达15 mm×15 mm×16 mm，此次未用促排药，非常惊喜，遂继续针灸至2022年1月12日而顺利来经，这是其5年来首次未服用黄体酮而来经。

三诊：2022年2月14日再次来经，经量较前明显增多。后患者因工作原因告知需休息一段时间，于2022年3月底随访已受孕40余天。

按：治疗（顽固）难治性多囊策略及体会：

（1）辨证和辨病相结合，合并胰岛素抵抗的配合足量二甲双胍。

（2）抓住性腺轴失调的本质，开四关［合谷（双）、太冲（双）］后，重用头皮针和督脉穴通督调神以正向调节下丘脑-垂体-卵巢轴。临床发现督脉穴、膀胱经穴用火针效佳。

（3）侧卧体位，前后俞募配穴加带脉穴、少阳经穴。

（4）生活调摄：可配合饮食、运动、作息及情绪的调理。

◆ **案例二十二** ◆

曾某，女，31岁，2020年3月27日初诊。

主诉：未避孕未孕7年伴胎停1次，反复种植6次失败。

现病史：患者于2013年始备孕，2013年双侧输卵管造影提示双侧输卵管通畅；宫腔镜提示宫腔未见明显异常。2017年至广州医科大学第三附属医院生殖中心就诊，予枸橼酸克罗米芬促排后自怀，于孕8周监测胚胎停育（有胎心），行清宫术后送检绒毛示三倍体（69XXY），遂始试管备孕；2017年、2018年及2019年共行胚胎移植6次，人工授精1次，均未成功妊娠。自诉促排后取卵数尚可，但成功配胚数较少，因既往移植失败次数较多，现正接受免疫治疗，欲针灸治疗直至下一个移植周期。症见：患者精神较倦，平素易疲劳，易焦虑，平素月经规律，经期5天，周期28天，LMP：2020年3月21日，7天净，经量一般，经色暗，有血块，纳可，眠差，入睡困难，二便调。舌淡胖暗，中有裂纹，苔白腻，脉细滑。

西医诊断：原发性不孕。

中医诊断：全不产。

证型：阴阳俱虚，肝气郁结，瘀血内停。

治法：滋阴助阳，疏肝理气，活血化瘀。

处方：

（1）针刺穴位。

A组：百会、心俞（双）、膈俞（双）、脾俞（双）、肝俞（双）、肾俞（双）、次髎（双）、委中（双）、三阴交（双）；经前期配志室（双）、命门（灸），排卵期配合谷（双）、阳陵泉（双），经后期配悬钟（双）、太溪（双）。

B组：百会、印堂、天枢（双）、气海、关元、中极、归来（双）、子宫（双）或卵巢（双）、足三里（双）、三阴交（双）、太溪（双）；经前期配气海、关元（灸），排卵期配合谷（双）、太冲（双），经后期配血海（双）、内关（双）、公孙（双）。

上两组穴位交替针刺，隔天1次，留针30分钟，经期停针。

（2）电针：于腹部双侧天枢、子宫或卵巢穴用电针治疗，疏密波，频率33Hz，强度2mA，以患者自觉穴位酸胀为度。

（3）艾灸：温针灸（气海、关元，双侧脾俞、双侧肾俞）、涌泉灸。

（4）耳穴压豆：内生殖器、盆腔、交感、肾、肝、脾。

（5）TDP：照射腰部。

（6）穴位注射：丹参注射液4 mL、人胎盘组织液4 mL交替，注射脾俞（双）、肾俞（双）、大肠俞（双）、次髎（双）、子宫（双）、卵巢（双）、足三里（双）、血海（双）每次治疗注射一对穴位。

（7）平衡火罐：背部督脉、膀胱经。

二诊：2020年4月3日。患者精神可，疲惫感减轻，睡眠较前改善，舌淡胖，暗中有裂纹，苔白腻，脉滑。处方：治疗后患者睡眠改善较明显，考虑治疗有效，继续同上治疗方案。并指导患者排卵期同房。

三诊：2020年4月11日。患者精神可，偶有口干口苦，余同前。处方：继续针灸治疗，考虑到患者偶有口干口苦，减少艾灸时长。

四诊：2020年4月22日。患者月经未准时来潮，遂查hCG 259.8 mIU/L，提示怀孕，由于患者既往有多次移植失败病史，嘱患者继续针灸治疗。处方：针刺百会、印堂、天枢（双）、气海、关元、归来（双）、子宫（双）、足三里（双）、三阴交（双）、太溪（双），不用电针、火罐，配合穴位注射人胎盘组织液，选双侧肾俞、足三里、脾俞交替。

五诊：5月14日患者hCG 128 590 mIU/L，翻倍良好，可停止针灸。

2021年4月电话随访，患者已剖腹产1足月男婴。

按：反复种植6次失败在生殖医学上来讲属疑难病症。反复种植失败的原因有很多，宫腔内环境欠佳、卵泡质量欠佳、免疫因素等均有可能导致屡屡移植失败，但有时需要转换角度，是不是试管失败就一定没有自怀的机会呢？曾女士初次就诊时也根本没有想到自己还能自怀成功。故认为，无论进行多少次试管，除非器质性的病变，不然不要放弃自怀的机会。女性的生育能力是非常强大的，同时辅助以针灸等手段，能帮助卵泡健康生长，胚胎安全着床，本例患者多年不孕且试管多次失败，忧思郁结，气机不调，治疗时在补肾活血基础上，重点应用疏肝调神法使患者精神内守、气血调和，才能养精种子，水到渠成。

◆ 案例二十三 ◆

王某，女，29岁，2018年7月21日初诊。

主诉：未避孕未孕5年，巧克力囊肿剥除术后复发6个月。

现病史：患者2013年始备孕，备孕期间未做相关检查及治疗，一直未孕，于2018年1月行子宫附件彩超提示右侧卵巢巧克力囊肿（右卵巢液性暗区31 mm×26 mm），遂行腹腔镜下右侧卵巢巧克力囊肿剥除术+盆腔粘连松解术，术中提示双侧输卵管通畅，术后规律服用地屈孕酮10mg bid，未予GnRH。2018年1月测AMH1.76 ng/mL。同年6月，月经周期第10天复查子宫附件彩超示双卵巢巧克力囊肿（右卵巢液性暗区11 mm×10 mm，左卵巢液性暗区15 mm×13 mm、11 mm×9 mm、13 mm×11 mm，均内见光点），双卵巢未见生长卵泡，提示巧克力囊肿复发。患者欲针灸调理后进入试管周期特来就诊。症见：面色暗淡，平素月经规律，月经周期为28～30天，LMP：2018年7月14日，7天净，经量可，颜色鲜红，常伴血块，经前下腹伴坠胀空痛感，伴腰酸，平素怕冷，手脚冰凉，情绪焦虑，烦躁易怒，纳一般，眠差，小便正常，大便黏腻。舌红，苔白厚腻，脉细涩。

西医诊断：①原发性不孕；②右卵巢巧克力囊肿术后复发；③卵巢储备功能下降。

中医诊断：全不产。

证型：脾肾阳虚，湿瘀互夹。

治法：温通脾肾，除湿化瘀。

处方：

（1）针刺穴位。

A组：百会、天枢（双）、气海、关元、中极、归来（双）、子宫（双）、足三里（双）、三阴交（双）、太溪（双），经后期配血海（双）、内关（双）、公孙（双），排卵期配合谷（双）、神门（双）、太冲（双）、卵巢（双），经前期配气海、关元（灸）。

B组：百会、心俞（双）、膈俞（双）、胆俞（双）、脾俞（双）、肝俞（双）、肾俞（双）、命门、次髎（双）、委中（双）、三阴交（双），经后期配太溪（双），排卵期配合谷（双）、阳陵泉（双），经前期配百会、腰阳关（灸）。

上两组穴位交替使用，平补平泻，留针30分钟，隔天针灸，经期停针。

（2）平衡罐：背部膀胱经及腹部引气归元交替平衡罐治疗。

（3）耳穴压豆：子宫、内分泌、卵巢、肾、脾、肝、交感、缘中，双耳交替，每次选取5～6个穴位。

（4）穴位注射：人胎盘组织液4 mL，注射肾俞（双）、肝俞（双）、脾俞（双）、足三里（双）、次髎（双）、子宫（双），每次两组穴位交替使用。

二诊：2018年9月1日。LMP：2018年8月11日，月经7天净，月经量可，色鲜，伴痛经及血块，经前及经期腰酸、手脚易凉改善不明显，睡眠稍较前改善，但易惊醒，纳眠一般，小便调，大便溏，舌红苔白腻，脉细涩。处方：患者仍存在怕冷症状，遂予针刺时加温针灸加强温补作用。仰卧组温针气海、关元、卵巢，俯卧组温针肾俞、脾俞，同时予涌泉灸引火下行，避免阳不下潜导致的虚火上炎。

三诊：2018年10月14日，LMP：2018年10月5日，月经6天净，月经量可，色鲜，月经前已无明显不适，月经第1、第2天仍有脐下腹部坠胀感，伴痛经，血块较前减少，手足冰凉较前改善不明显，纳可，眠一般，二便调，舌红，苔白腻，脉细涩。处方：在上一周期加入温针后患者大便较前成形，且胃纳改善，但肾阳虚的症状仍存在。温针腹募穴能帮助中焦水道通调，但温补之力不足，缘患者局部气血不通畅已多年，需加大温补之力，故在原针灸处方基础上加入督脉灸、任脉灸及雷火灸，并配合涌泉灸引火下行。

四诊：2018年11月24日。LMP：2018年11月17日，月经7天净，月经量较多，色鲜，经期较前延长，月经时脐下腹部坠胀感及痛经较前缓解，继上次治疗配合各法灸法后，患者手足冰凉现象现明显好转，但睡眠易醒，多梦，舌红，苔白，脉弦细，余未见明显不适。

处方：由于任脉灸及督脉灸是温补力之大者，现患者手足回暖，可停用，睡眠多梦是内热攻窜之先兆，在针刺时加入四神聪、神门、印堂、复溜施以平补平泻手法。配合耳穴压豆神门穴。

五诊：2019年1月5日，患者已于12月16日在生殖中心促排取卵，共取卵8枚，配成2枚囊胚，3枚冻胚，拟继续针灸调理后移植。患者LMP：2018年12月31日，月经6天净，月经量可，色鲜，未出现痛经及下腹坠胀感，近期易口干，纳眠可，二便调，舌红，苔白，脉弦细。处方：患者现诸症减轻，继续维持现治疗方案，嘱患者下次复诊时可复查子宫附件彩超及AMH。

六诊：2019年2月23日，在月经周期第10天复查子宫附件彩超示左卵巢内液性弱回声（大小约为12 mm×13 mm），右卵巢大小正常；AMH2.04 ng/mL。患者左侧卵巢巧克力囊肿较前减少，右侧卵巢巧克力囊肿已消失，且卵巢功能较前明显好转，症状明显好转，故患者计划下一周期准备移植所备胚胎，鼓励患者放松心情。

七诊：2019年3月9日，因上月月经未按时来潮，建议患者查hCG，结果显示患者hCG 13 031 mIU/mL，提示患者早孕。

2020年6月电话随访，患者已足月顺产1女婴。

按：巧克力囊肿是子宫内膜异位症的一种，临床上巧克力囊肿术后复发治疗比较棘手。其不但是原发性不孕的重要元凶，亦对试管种植着床影响巨大。且多次卵巢局部手术会对卵巢功能造成不良影响。患者急难之下选择针灸调理，此案紧紧抓住患者"脾肾阳虚，湿瘀夹杂"的病机，脾肾阳气不足，气机升降失调，导致水气、血行不畅，病理产物堆积，导致不孕的发生。患者出现的面色暗淡、怕冷、手脚易凉等症状，多与气血不畅，阳气郁闭不达有关。此时用通元针法激活脾肾枢纽功能，使气血得运，再施以温阳之灸法，助气血行，内湿得除，由湿瘀驳结而产生的囊肿也会随之变小、消失。故能在试管备孕中未行移植而自然受孕成功产子。

◆ 案例二十四 ◆

刘某，女，38岁，2018年8月14日初诊。

主诉：未避孕未孕5年，反复种植失败4次。

现病史：患者33岁始备孕一直未孕，考虑到年龄因素，经生殖科医生评估后拟试管备孕，5年内取卵3次，其间行宫腔镜及免疫治疗，胚胎移植3次未着床、胎停1次，2018年5月查AMH1.1 ng/mL。患者有强烈的针灸备孕要求。症见：患者神清，月经周期30天，LMP：2018年8月3日，3天净，量少，伴痛经及下肢发冷，焦虑，平素易出汗、易上火及感冒，面部痤疮，腹部凉，纳可，眠差。舌淡，苔厚腻，脉沉。

西医诊断：①原发性不孕；②卵巢储备功能减退；③反复种植失败。

中医诊断：①全不产；②月经量少。

证型：脾肾虚寒，火不归元。

治法：温肾健脾，引火归元。

处方：

（1）针刺：仰卧位选穴，百会、中脘、天枢（双）、大横（双）、卵巢（双）、关元、气海、中极、内关（双）、神门（双）、足三里（双）、阴陵泉（双）、三阴交（双）、太溪（双）、太冲（双）、公孙（双）。

（2）艾灸：重灸关元、中极、涌泉以达引火归元之效；1周行1次任脉灸。

（3）火针：命门、八髎。

（4）耳穴压豆：内分泌、卵巢、神门、脑干、心、肾、肝、脾。

（5）TDP：照射下腹部。

（6）穴位注射：人胎盘组织液4 mL，注射脾俞（双）、次髎（双）、肾俞（双），交替使用。

（7）拔罐：膀胱经背部闪罐。

二诊：2018年11月3日。经过两个多月的治疗，患者出汗及易感冒症状缓解，月经量较前稍增多。处方：因患者工作不便，不能坚持针灸，因此改为穴位埋线，埋线1周1次，穴位：中脘、天枢（双）、大横（双）、卵巢（双）、关元、气海、足三里（双）、阴陵泉（双）、丰隆（双）、三阴交（双）、脾俞（双）、肾俞（双）。

三诊：2019年1月21日。患者自觉身体状况改善，和生殖科医生沟通后，于上月移植冻胚1枚，但"开奖"依然是"白板"，胚胎未能成功着床，患者本次来是告诉笔者其打算放弃了。笔者鼓励她：身体调理是一个从量变到质变的过程，就算是身体完全正常的妇女，试管的成功率也只是50%左右，目前还有余下的胚胎，可以继续针灸，并调理好心情，下次还有机会。患者情绪逐渐平复。改穴位埋线为针刺，处方大致同前。

四诊：2019年2月15日。患者拟本月再行移植，告知患者因其情况特殊，建议她移植后继续针灸，直到hCG测定日。处方：针刺百会、印堂、天枢（双）、气海、关元、归来（双）、子宫（双）、足三里（双）、阳陵泉（双）、三阴交（双）、太溪（双），配合穴位注射人胎盘组织液4 mL，选肾俞、脾俞、次髎交替。

2019年3月6日患者移植后尿妊娠试验阳性，2019年3月20日B超：双胞活胎。患者终于在40岁之前成功生下了一对双胞胎姐妹。

按：试管的成功率一直是困扰生殖医学界的难题，反复种植失败屡屡发生，正如笔者在案例中所言，"就算是身体完全正常的妇女，试管的成功率也只是50%左右"，如果此时阅读的你也在受到这方面的困扰，希望教授的话能让你感到安慰。此患者上半身表现为一派热象，如易出汗、易上火、面部痤疮等，但是下半身又表现出寒象，如下肢发冷、腹部凉。这种上热下寒的表现，其实因为患者体内阳气不足，虚阳上浮于上身头面部故有上述热证，然下半身阳气不足则表现出寒证了。此时的治法当以引火归元、交通心肾潜阳为法，利用艾灸的温热之力作用于肾经井穴——涌泉，具有以热引热、引火归元之效。

◆ 案例二十五 ◆

小静夫妇，男方35岁，女方32岁，2018年12月3日初诊。

主诉：未避孕未孕4年。

现病史：夫妻双方于2014年始备孕一直未孕，男方精液分析提示精子前向运动活力PR30%，精子畸形率99%。女方有多囊病史。女方于2017年下半年始服用促排药物，中西药结合促排5次均未能受孕。第1期卵泡监测显示：卵泡发育符合多囊的特征，双侧卵巢多个卵泡同时发育，发育缓慢，无生长卵泡。使用来曲唑促排，月经第21天有优势卵泡形成。在妇科医生建议下遂来配合针灸调理。症见：夫妻双方均神清，神情疲倦，男方自诉易疲劳，因工作原因常熬夜，三餐不规律，纳眠一般，小便较频，大便调。舌淡暗胖苔白腻，脉弦细。女方平素月经常推迟，周期35～60天，LMP：11月29日，月经量可，4天净，偶有痛经，平素情绪波动较大，易紧张，紧张时伴有心慌心悸，时有头晕，纳可，眠差，多梦，二便调。舌红暗，苔中根部厚腻，脉沉细略数。

西医诊断：男方为①男性不育症；②精子畸形症。

女方为①原发性不孕；②多囊卵巢综合征。

中医诊断：男方为弱精症。

女方为①全不产；②月经后期。

证型：男方为脾肾阳虚。

女方为心肾不交，气滞血瘀。

治法：男方为温肾补脾。

女方为交通心肾，行气活血。

处方：

男方处方如下。

（1）针刺：仰卧位选穴，百会、四神聪、神庭、印堂、中脘、下脘、天枢（双）、大横（双）、关元、气海、归来（双）、鼠蹊（双）、内关（双）、神门（双）、血海（双）、足三里（双）、阴陵泉（双）、三阴交（双）、太溪（双）、公孙（双）。

（2）艾灸：温针灸（归来、关元、血海）。

（3）耳穴压豆：神门、交感、肾、肝、脾。

（4）拔罐：膀胱经背部闪罐，腰骶部留罐。

女方处方如下。

（1）继续行卵泡监测。

（2）针刺：仰卧位选穴，百会、四神聪、膻中、巨阙、中脘、天枢（双）、期门（双）、关元、气海、卵巢（双）、归来（双）、合谷（双）、血海（双）、足三里（双）、阴陵泉（双）、丰隆（双）、三阴交（双）、太溪（双）、太冲（双）。

俯卧位取穴，百会、心俞（双）、膈俞（双）、胆俞（双）、脾俞（双）、肝俞（双）、肾俞（双）、命门、次髎（双）、委中（双）、三阴交（双）。2组穴位交替使用，每天1次，连续10次后休息2天，继续针灸直至月经来潮，月经干净后再开始下1周期治疗。

（3）艾灸：温针灸（卵巢、关元、肾俞）、隔附子饼灸和隔盐灸交替灸下腹、腰骶部。

（4）耳穴压豆：子宫、卵巢、缘中、心、肝、脾、肾。

（5）穴位注射：人胎盘组织液4 mL与丹参注射液4 mL交替穴位注射，交替注射心俞（双）、肾俞（双）、血海（双）。

（6）暖宫封包：腰部或腹部。

二诊：2019年1月6日。LMP：2018年12月29日，月经周期30天。第2期卵泡监测显示，使用同样促排方案，患者的卵泡发育比之前快，第15天就形成了优势卵泡，并顺利排卵。女方自觉心情愉悦了许多，男方也表示自己现在换了工作，不再熬夜，全心备孕。笔者见他们决心如此，建议女方可以尝试下一周期停服促排药。处方：排卵期加用火针，卵巢穴、次髎穴交替。余治疗大致同前。

三诊：2019年2月15日。LMP：2019年2月8日，月经周期41天。第3期卵泡监测到第26天形成优势卵泡。患者双方都表示非常欣喜，这是女方第1次不依靠药物，仅靠针灸便能自行来月经。尽管尚未备孕成功，但双方感觉自己精神状态以及睡眠方面得到了很大的改善，特别是女方，整个人也开朗了许多。处方：既往男方诉惧怕疼痛遂未予穴位注射，现在妻子的带动下愿意积极配合，遂予黄芪注射液穴位注射，每次4 mL，交替注射脾俞（双）、肾俞（双）。余治疗大致同前。

四诊：2019年3月20日。LMP：2019年3月11日，月经周期31天。第4期卵泡监测，仍在不使用促排药的情况下，优势卵泡在第16天就出现了。男方复查精液常规：精子前向运动活力PR41.5%，畸形率96.5%。夫妻双方均在向好的方向一步步迈进。处方：维持原针灸治疗方案。

在第5期卵泡监测和同房指导下，受精卵终于顺利着床，孕八周，hCG翻倍到12万。后期遇到早孕反应如孕吐、过敏皮疹等，她仍坚持接受针灸治疗，帮助缓解各种孕期的不适。后电话随访，患者已于2020年年初顺产1男婴。

按：顽固性多囊卵巢综合征是导致女性不排卵、稀发排卵的根本原因，部分还伴有卵子质量低下。临床上多囊卵巢综合征的病机与其先天肾气不足，后天气血不足，气机失调、火不归元密切相关。此类患者性腺轴的恢复需有一定的坚持和耐心，准确辨证，找准治疗方向，针灸治疗既要严格中医辨证，又需与西医疾病相联系，如对本病，取头皮针配合腹部、背部穴位既是"通督调神，引气归元"，又是针对下丘脑-垂体-卵巢轴的解剖局部取穴。此外，怀孕不仅仅是女方的事情，更是夫妻双方共同努力的成果，夫妻同治对于排卵障碍的患者尤其必要！因为只有"男精壮"才能及时把握来之不易的机会。当然我们还遇到很多更为可惜的例子，明明女方已调理到可以适时正常排卵，而男方不能顺利配合，导致错过了来之不易的受孕最佳时机。

◆ 案例二十六 ◆

袁某，39岁，初诊日期2017年6月8日。

主诉：继发不孕10余年，体外受精-胚胎移植5次失败。

现病史：患者10年前药物流产1次后，至今未能再次受孕。先后于2014年、2015年及2017年年初3次进入试管周期促排，4次移植均未成功着床。2017年3月10日宫腹腔镜联合诊治，术中检查示：子宫内膜炎，子宫内膜小息肉（已摘），宫腔中重度粘连，左侧输卵管通畅，右侧输卵管角部堵塞。术中已将宫腔粘连做分离治疗。术后病理提示CD138（＋）。术后当月第5次移植，胚胎着床但40余天未见胎芽，现已无胚。妇检无特殊，白带常规：清洁度Ⅲ度。症见：面黄体胖，面部暗黄色斑，诉平素月经基本规律，LMP：2017年5月29日，量偏多，经前及排卵期前时有下腹坠胀，下腹及臀部怕冷。白带色淡黄质稠，时伴有阴痒，胃口不佳，常失眠多梦，大便时秘时溏。舌淡胖，苔白浊，脉沉弦尺弱。

西医诊断：①继发性不孕；②慢性子宫内膜炎；③宫腔粘连术后。

中医诊断：断续。

证型：脾肾两虚，下焦湿热。

治法：补益脾肾，清利下焦。

处方：

（1）针刺穴位。

A组：百会、印堂、中脘、天枢（双）、大横（双）、带脉（双）、水道（双）、子宫（双）、关元、气海、血海（双）、足三里（双）、阴陵泉（双）、丰隆（双）、三阴交（双）、太溪（双）、公孙（双）。

B组：百会、后顶、神道、脊中、命门、心俞（双）、膈俞（双）、脾俞（双）、肾俞（双）、八髎（双）、秩边（双）、白环俞（双）、委中（双）、绝骨（双）。

上两组穴位交替，每次30分钟，隔天1次，经期停针。

（2）艾灸：温针灸（关元、气海、子宫）；神阙灸（灸七壮），每周1次；雷火灸八髎穴，每周1次。

（3）TDP：照射下腹部、腰骶部。

（4）穴位注射：丹参注射液4 mL，交替注射血海

（双）、次髎（双）、足三里（双）。

二诊：2017年7月14日。LMP：2017年6月27日，量多，本次经前及排卵期下腹坠胀较前好转，仍有下腹和臀部畏寒。大便改善。处方：艾灸疗法上加用督脉灸、下腹隔盐灸、隔附子饼灸温补阳气，改雷火灸八髎穴，间中火针点刺命门、八髎。余治疗同前。嘱患者除了中医治疗外，还需自身加强运动锻炼。

三诊：2017年9月3日。LMP：2017年8月24日。患者面色略有光泽，自从1周坚持去3次健身房后，腰围缩小，精神可，胃纳及睡眠明显改善。处方：根据患者目前状况，减隔盐灸、隔附子饼灸，以免温补太过。续前针灸治疗。

四诊：2017年10月8日。患者全身及下腹已基本无恶寒，带下量减少，睡眠改善，遂建议其再次进入试管周期。

患者于1个月后取卵并成功配成2枚冻胚、3枚囊胚，第2个月移植1次成功着床，已于2018年8月下旬成功分娩1男孩。

按：患者10余年前药物流产人为坠伤胎元，损伤冲任，未清除干净的宫腔残留物使宫内感染而未能及时治疗彻底，加上后期的调养不当最终形成慢性的妇科炎症，将输卵管、子宫内环境悄无声息地逐一破坏，使病理产物堆积于下焦。试想一下，一个健康的人也很难在条件恶劣的状态下生存，更别说一个弱小的胚胎了。因此本案例治疗着重于调理下焦，引气归元配合重灸下腹腰骶穴位，温肾健脾，清利下焦湿浊从而改善胚胎宫腔生存环境，为胚胎健康发育创造良好条件。

◆ 案例二十七 ◆

小黄夫妇，男方32岁，女方31岁，2016年3月25日初诊。

主诉：自怀胎停2次，反复体外受精-胚胎移植3次失败。

现病史：夫妻二人从2010年始备孕，先后于2011年7月和2012年6月自怀，均在3个月内胎停而清宫，此后在生殖科医生建议下开始试管，连续三次试管移植均失败。女方轻度多囊卵巢综合征，2011年碘油造影示双输卵管通畅。男方精索静脉炎史，既往精液常规示轻度弱精，精子碎片率25%，顶体酶活性较差。症见：女方月经尚规律，量偏少，无痛经，无血块，平素怕冷、四肢不温，易上火，反复口舌生疮。舌红，苔薄，脉沉细。男方常反复左腹股沟隐痛，性生活可，经常失眠多梦，手足心发烫，夜间盗汗。舌淡红，少苔，脉细滑。

西医诊断：男方为①男性不育症；②精索静脉炎；③弱精症。

女方为①继发性不孕；②多囊卵巢综合征。

中医诊断：男方为筋瘤。

女方为断绪。

证型：男方为阴虚火旺，湿热交阻。

女方为脾肾虚寒，火不归元。

治法：男方为滋阴潜阳，清利湿热。

女方为温肾健脾，引火归元。

处方：

男方处方如下。

（1）针刺穴位。

A组：百会、四神聪、神庭、肓俞（双）、天枢

（双）、归来（双）、鼠蹊（双）、气海、关元、中极、神门（双）、血海（双）、阳陵泉（双）、阴陵泉（双）、太溪（双）、行间（双）。

B组：百会、后顶、神道、脊中、命门、心俞（双）、膈俞（双）、脾俞（双）、肾俞（双）、八髎（双）、秩边（双）、白环俞（双）、委中（双）、绝骨（双）。

（2）艾灸：温针灸（归来、关元）；雷火灸八髎穴。

（3）耳穴压豆：神门、外生殖器、心、肾、肝、脾。

（4）拔罐：膀胱经背部闪罐，腰骶部留罐。

女方处方如下。

（1）针刺：仰卧位选穴百会、印堂、中脘、天枢（双）、归来（双）、卵巢（双）、关元、气海、内关（双）、合谷（双）、足三里（双）、阴陵泉（双）、三阴交（双）、太溪（双）、太冲（双）、足临泣（双）。

（2）艾灸：温针灸（卵巢、气海）；隔物灸（盐、附子粉、肉桂粉）关元、中极、归来；督脉灸。

（3）穴位注射：人胎盘组织液4 mL，交替注射脾俞（双）、次髎（双）、肾俞（双）。

（4）暖宫封包热敷腰部或腹部。

二诊：2016年7月13日。经过4个月的治疗，患者夫妇惊喜来报，上月同房竟再次自怀，因家较远，故暂停针灸在家养胎。

三诊：2017年4月6日。小黄夫妇再次来就诊，诉上次受孕后不幸2个月时又发生胎停。他们坚信多次试管都不能着床，但针灸后却在4年后自怀，且自觉身体机能状态均较前明显改善，决定继续调理身体后再行试管。此时女方怕冷、四肢不温均有所改善，现暂无口舌生疮，有口干口苦，时伴口臭，舌淡红，苔薄，脉沉滑。男方偶有左腹股沟隐痛，多梦症状较前好转，仍时有手足心发烫及夜间盗汗，舌淡红少苔，舌中裂纹，脉细略数。处方：男方：加用丹参注射液4 mL，穴位交替注射血海（双）、膈俞（双）、肾俞（双）。女方：加强关元、中极隔物灸、督脉灸，加用单孔灸双侧涌泉、火针点刺命门、八髎。余治疗同前。

男女双方继续坚持治疗近4个月而再次自怀受孕。于2018年顺利产下1女。

按：此又为一例夫妻同治的成功病案。虽然中间坎坷曲折，但最终天遂人愿。本案例的疑难之处在于患者自怀多次，却多次胎停。夫妻双方虽没有细查胎停的原因，但中医看来，胚胎乃阴阳之气氤氲所得，阴阳之气来源于先天父母所氤氲的精血，需男精壮、女经调方能胎元稳固。本案男方常反复左腹股沟隐痛，失眠多梦，手足心发烫，夜间盗汗，为典型的阴虚火旺证候，阴虚相火妄动灼伤精液；而女方平素怕冷、四肢不温，易上火，反复口舌生疮则是火不归元之证，通过男方予滋阴潜阳，清利湿热，女方引火归元，温补下元，夫妻同治，精血共养，胎元得固，成功受孕。

◆ 案例二十八 ◆

陈某，女，32岁，2020年2月27日初诊。

主诉：未避孕未孕2年余。

现病史：患者于2018年1月始备孕而未孕，2019年3月夫妻二人遂至当地医院生殖科就诊，行相关检查：男方精液分析正常，女方AMH 0.06 ng/mL，阴道B超示子宫大小6.7 cm×4.2 cm×3.2 cm，内膜厚0.4 cm，右侧卵巢大小2.1 cm×0.9 cm×0.9m，左侧卵巢大小1.9 cm×1.0 cm×0.8 cm，内未探及明显卵泡回声。予西药等对症治疗，效果不理想，遂前来就诊，拟调理后行IVF助孕。症见：患者神清，精神较疲倦，平素月经不规律，月经周期25～90天，经期5～6天，月经量少。LMP：2020年2月21日，5天净，经色暗红，量少，少量血块，平素易疲劳，常伴腰膝酸软、潮热盗汗，易焦虑，纳可，眠差，入睡困难，二便调。舌淡暗伴有瘀点，苔薄白，脉沉涩。

西医诊断：①原发性不孕；②卵巢早衰。

335

中医诊断：全不产。

证型：肾虚血瘀。

治法：补肾填精，活血化瘀。

处方：

（1）针刺穴位。

A组：百会、安眠、心俞（双）、膈俞（双）、脾俞（双）、肝俞（双）、肾俞（双）、次髎（双）、委中（双）、三阴交（双）；经前期配志室（双）、命门（灸），排卵期配合谷（双）、阳陵泉（双），经后期配悬钟（双）、太溪（双）。

B组：百会、印堂、天枢（双）、气海、关元、中极、归来（双）、子宫（双）或卵巢（双）、足三里（双）、三阴交（双）、太溪（双）；经前期配气海、关元（灸），排卵期配合谷（双）、太冲（双），经后期配血海（双）、内关（双）、公孙（双）。

两组交替，隔天1次，留针30分钟，经期停针。

（2）电针：于腹部双侧天枢、子宫或卵巢穴用电针治疗，疏密波，频率33 Hz，强度2 mA，以患者自觉穴位酸胀为度。

（3）艾灸：温针灸气海、关元与双侧肾俞，交替。

（4）耳穴压豆：取内生殖器、盆腔、交感、心、肾、肝、脾为主穴。

（5）TDP：照射腰部或腹部。

（6）穴位注射：经前期注射丹参注射液4 mL，经后期注射人胎盘组织液，取肾俞（双）、次髎（双）、子宫（双）及血海（双）交替使用。

（7）火罐：背部督脉、膀胱经，游走或闪罐为主，每周1次。

二诊：2020年4月7日。经过1个月针灸治疗，LMP：2020年3月23日，5天干净，月经量较前增多，腰酸、疲劳及焦虑状态明显改善。处方：续前针灸方案治疗，配合口服膏方滋养肝肾膏，每天1包。

三诊：2020年5月11日。再经过1个月针灸治疗，LMP：2020年4月24日，6天净，量可，色红，无腰酸，无明显潮热盗汗，睡眠改善，但仍时有入睡困难。处方：火针点刺心俞、肾俞，继续原方案治疗，患者因工作原因有时治疗间隔较长，配合穴位埋线。

四诊：2020年6月18日。经过3个月系统针灸治疗，进入

IVF周期后取卵1枚，并养成1枚囊胚。处方：为能提高子宫内膜容受性，有助移植成功，患者继续坚持针灸治疗，方案在原方案加间中下腹隔盐灸。

五诊：患者于2020年9月18日行降调节长方案移植，移植初期因降调节出现较严重失眠，予头皮针：四神聪、安眠配合关元、子宫、足三里、三阴交、太溪调神定志；2020年10月2日查hCG 2045 mIU/mL，P 25.12 ng/mL，2020年10月21日妇科B超提示宫内早孕5周+。

2021年9月随访，已足月顺产1男婴。

按：卵巢早衰归属中医"血枯""经闭""不孕"等疾病的范畴。肾主生殖，为先天之本，是人体生长发育和生殖的根本。肾精化肾气，肾气主导月经的来潮，并维持人体生殖机能。陈某年龄虽轻，但卵巢储备极差，肾阴亏虚，胞脉不得养，血海亏虚，经水不达，导致经少，甚至闭经，伴失眠潮热盗汗均为见症，曾以雌孕激素治疗而不效。通过四诊合参后，以通元针法为基础，辨证论治，根据陈某的体质特点为她制订了一套个性化的针灸方案。患者西医诊断为卵巢早衰，中医诊断为全不产，证型为肾虚血瘀，针刺以"通督调神，引气归元"为法，配合耳穴压豆以调神养心，疏肝养血；游走罐于背部督脉、膀胱经以舒筋通络，行气活血；温针灸温肾助阳；选择滋养胞宫的人胎盘组织液穴位注射及丹参注射液活血化瘀；艾灸温养胞宫。同时笔者认为对于卵巢早衰的患者，首先应尽可能养精调神，保护其仅存的残余卵子，通过滋后天以养先天，调气血滋冲任捕捉最佳状态进行IVF取卵，更注重身心同治，对患者焦虑等负面情绪进行心理疏导，最大限度地营造良好的身心环境以促进妊娠。其次，卵巢早衰的患者求子就是和时间赛跑，无论是试管还是自怀都要找准正确方向，坚定信心不要放弃任何一个周期的可能性。

◆ **案例二十九** ◆

陈某，女，36岁，2018年11月21日初诊。

主诉：未避孕未孕10年。

现病史：患者结婚10余年，性生活正常，未避孕未孕，男方精液基本正常，双方染色体未查，女方抗精子抗体阴性，2017年9月广医二院行HSG示双侧输卵管通畅，B超示双卵巢可见大小不等的小卵泡多个，最大为9 mm×9 mm×7 mm。未行系统卵泡监测。刻下症见：患者平素月经不规律，LMP：2018年11月15日，月经周期26～58天，经期3～4天，量偏少，血块（±）、痛经（-）、腰酸（+）、面色苍白，精神差，消瘦，气短懒言，全身乏力，纳差，眠欠佳，多梦，小便可，腹泻与便秘交替。舌淡胖大，苔白腻，边有齿痕，脉细弱。

西医诊断：①原发性不孕；②多囊卵巢综合征。

中医诊断：全不产。

证型：脾虚痰湿。

治法：益气健脾，化痰祛湿。

处方：

（1）针刺穴位。

A组：印堂、中脘、天枢（双）、气海、关元、中极、归来（双）、子宫（双）、血海（双）、足三里（双）、丰隆（双）、三阴交（双）、太冲（双）、合谷（双）。

B组：百会、四神聪、肝俞（双）、脾俞（双）、肾俞（双）、命门、膀胱俞（双）、次髎（双）、白环俞（双）、委中（双）、太溪（双）。

上两组穴位交替使用，平补平泻，留针30分钟，隔天针灸，经期停针。

（2）艾灸：涌泉穴用单孔灸盒加小艾炷施灸。中药封包热敷腰部或腹部。

（3）电针：于腹部气海、关元或背部脾俞、肾俞加电针，疏密波，频率4 Hz，强度2 mA，以患者自觉穴位酸胀为度。

（4）穴位注射：人胎盘组织液4 mL，交替注射双侧足三里、脾俞、肾俞、次髎、子宫。

（5）雷火灸腰骶部或下腹部。

（6）火罐：于背部膀胱经或督脉留罐5～8分钟。

（7）耳穴压豆：取内分泌、神门、盆腔、内生殖器、脾、肾为主穴。

（8）TDP：照背部或腹部。

（9）中药：熟地黄15 g、白芍10 g、当归10 g、川芎10 g、党参15 g、陈皮6 g、茯苓30 g、白术15 g、炙甘草6 g、益母草30 g、肉苁蓉15 g。共7剂，每日1剂，水煎服，早晚饭后温服。

二诊：2018年12月1日。自诉睡眠较前改善，二便调。舌淡胖大，苔白腻，边有齿痕，脉细弱。处方：继续针灸治疗，去雷火灸，于脾俞、命门毫火针点刺。加用中药敷贴，选穴气海、关元、子宫（双）、脾俞（双）。

三诊：2018年12月18日。LMP：2018年12月16日，4天净，量偏少，血块（-），痛经（-），腰酸（-）。睡眠改善，已无乏力，面色较前红润，纳可，偶有胃胀，二便调。舌淡胖大，苔白腻，边有齿痕，脉细弱。处方：针灸治疗同前。穴位注射改用黄芪注射液（脾俞、足三里）、人胎盘组织液（肾俞、子宫）交替。

四诊：2018年12月28日。患者已无明显不适，自觉精力旺盛，纳眠可，二便调。舌淡，苔薄白，脉细。处方：针灸处方同前。并嘱患者坚持治疗。

五诊：2019年2月24日电话回访。患者已针灸治疗3月余，2月份月经未按时来潮，自行用验孕棒测得已成功自怀。第2天抽血hCG示：986 IU/mL，孕期无恙，后生育1子。

按：该患者备孕10年，病程较长，未进行西医系统诊疗，考虑为多囊卵巢综合征。患者自怀意愿较强，遂求助于中医治疗。首诊患者后，认为该患者先天肾气不足，加之后天劳倦思虑又损伤脾胃，致脾肾两虚，气血化生乏源，冲任失调，胞宫失养而不孕。故有纳眠差、气短懒言、月经失调等症状，应以调理月经及体质为先，"先调经后种子""经调孕自成"，遂给这位患者制订了个体化的治疗方案。该患者辨证属脾虚痰湿，治法当健脾益气、祛湿化痰，通过调理后天（脾胃）以补益先天（肾气），选取足三里、丰隆、脾俞等穴位以健脾益气、祛湿化痰，并予中药调理月经、补益气血，二诊时患者已无便秘腹泻交替发作的情况，自觉睡眠改善；三诊时体质状况较前好转且月经能按时来潮，坚持数月，终迎好孕！

◆ 案例三十 ◆

邓某，女，35岁，2022年2月28日初诊。

主诉：继发不孕5年余，宫内膜薄，移植失败2次。

现病史：2013年足月顺产1孩；2015年、2016年，2次计划外妊娠，均行清宫术。

2017年，备孕二孩，近一年未孕后，检查发现卵巢功能下降，AMH 0.61，窦卵泡AFC 2个，于是行试管（IVF-ET）助孕。2020年4月第1次取卵，取卵2枚，获2枚优质D3胚胎。2020年7月，人工周期+解冻移植2枚D3胚胎，转化日内膜厚6.2 mm，第1次移植失败。2020年9月，第2次取卵，取卵1枚，未配到胚胎。2021年7月，第3次取卵，取卵3枚，获得2枚D5（4AA、5CB）胚胎。2021年9月宫腔镜检查示宫腔形态正常，未见明显粘连。CD138（+）热点区4个/HPF。已行多西环素抗炎治疗2周。2021年10月自然周期解冻移植1枚优质D5（4AA）冻胚，未着床。转化日内膜厚6 mm，第2次移植失败；现仅存1枚D5（5CB）的胚胎。要求针灸调理后继续移植。症见：易疲劳，眠差易醒，多梦，时有头痛，纳可，二便正常。舌淡红有瘀点，苔薄白，脉细弱。月经规律，经期提前，23～25天1行，经量少，伴血块，无痛经。LMP：2022年2月25日，4天净。

西医诊断：①继发性不孕；②薄型子宫内膜；③卵巢储

备功能减退。

中医诊断：不孕症。

证型：肾虚血瘀。

治法：补肾活血。经后期滋补肾阴配合养血，维持阴长；排卵期益肾活血、助阴化阳；经前期补益肾阳，维持阳长。

处方：

针刺采用仰卧和俯卧两个体位交替治疗，下腹部以关元、中极、水道、归来、气冲、大赫为主穴；腰骶部以十七椎、腰俞、腰眼、八髎、白环俞、秩边为主穴。

同时配合毫火针和浮针局部穴位治疗，穴位注射肾俞、八髎、足三里、归来，经后期用人胎盘组织液，经前期用丹参注射液。排卵期前和经前期配合雷火灸、督脉灸和脐中精玉药灸以助阳益肾，提高子宫内膜转化。隔天1次。

二诊：2022年3月12日。睡眠较前改善，纳可，二便调。B超示宫内膜较前略有增厚，Em 6.9 mm，继续针灸加强局部艾灸以改善宫腔循环。

三诊：2022年3月26日，月经于3月21日来潮，量较前增多，血块减少，5天净。自觉精神好转，睡眠好，无明显疲劳感。计划下个月经周期进行第3次移植。继续原方案治疗。

四诊：治疗2个月后，患者hCG日子宫内膜从6 mm长到7.9 mm，于2022年5月11日在自然周期下移植所余1枚胚胎而顺利着床。

按：中医认为肾虚冲任血虚或受阻、不养胞宫是子宫内膜菲薄、容受性降低的核心病机，故治疗上以益肾填精、调理冲任活血化瘀为治则，以改善子宫内膜容受性，使胎膜同步增长。

临床上针灸对象多为人工周期已使用较大量激素但内膜依然不长而菲薄者，此类患者多有清宫等宫腔操作史，为宫腔血流受阻甚至受损者，故单纯药物治疗效果不佳。针灸通过刺激局部穴位达到协调脏腑，疏理经络，改善宫腔灌注从而代偿修复的作用，具以下优势：

（1）整体调节性腺轴，促使子宫内膜与卵泡同步发育。

（2）可降低子宫动脉和螺旋动脉血流阻力，提高子宫动脉灌注、改善盆腔微循环，改善子宫内膜血液循环，增加局部血液灌流量，增加内膜厚度。

（3）可增加子宫内膜雌孕激素受体数量，调节子宫内膜形态，提高容受性，提高妊娠成功率。

参 考 文 献

[1] 李淑萍，刘晨，薛茜，等.针刺疗法对子宫内膜异位症模型鼠免疫功能的影响[J].辽宁中医杂志，2008（04）：595-596.

[2] 陈晶晶，谢蓬蓬，钟毅征.针药联合经皮电刺激治疗盆腔瘀血综合征临床观察[J].光明中医，2019，34（10）：1567-1569.

[3] 黄凯裕，梁爽，于美玲，等.试述针灸介入排卵障碍性不孕症治疗的可行性[J].中国中西医结合杂志，2017，37（07）：870.

[4] 郑晨思，罗丹，潘丽萍，等.腹针联合中药周期疗法治疗肾虚排卵障碍性不孕疗效观察[J].中国针灸，2019，39（05）：482-486.

[5] 于茜楠，陈以国.针灸对固有免疫双向调节研究简况[J].实用中医内科杂志，2015，29（03）：137-139.

[6] 吴佳.针灸治疗血清抗精子抗体阳性不孕症的临床观察[J].中医临床研究，2020，12（25）：43-45.

[7] 王杨，董光苹，姜姗，等.针刺对不明原因反复种植失败患者FET周期妊娠结局的影响[J].中医药信息，2019，36（05）：62-65.

[8] 张春晓，连方.论针灸治疗不孕症三级作用靶点[J].辽宁中医药大学学报，2013，15（12）：166-168.

[9] 肖达，张群.针灸治疗不孕症的研究进展[J].上海针灸杂志，2015，34（01）：80-84.

[10] 彭艳，侯丽辉，吴效科.针灸治疗排卵障碍性疾病的现代研究进展[J].中国针灸，2006（10）：756-759.

[11] 卢鸽，解子婧，汪倩，等.针刺对卵巢储备功能减退模型大鼠血清炎性因子及卵巢组织Nrf2/HO-1/NLRP3信号通路的影响[J].中医杂志，2020，61（15）：1350-1356.

[12] 梁荣伟，刘新雄，李学余，等.穴位针刺及封闭联合辅助生殖技术对PCOS不孕患者卵子成熟度的影响[J].针灸临床杂志，2013，29（03）：17-19.

[13] CARLINI TANIA，PAOLI DONATELLA，PELLONI MARIANNA，et al. Sperm DNA fragmentation in Italian couples with recurrent pregnancy loss.[J] .Reprod Biomed Online，2017，34：58-65.

[14] 王瑾，高天旸，李少玲，等.针灸对体外受精-胚胎移植结局的影响[J].湖南中医杂志，2016，32（11）：84-85.

[15] 陈芊，郝翠芳.针灸对IVF-ET反复种植失败患者子宫内膜血流及胞饮突表达的影响[J].中华生殖与避孕杂志，2015，35（03）：159-165.

[16] 董浩旭.围着床期针刺对IVF病人子宫内膜血流动力学的影响及其调控控制性超促排卵大鼠子宫内膜血管生成和树突状细胞的机制研究[D].华中科技大学，2017.

[17] 陶颖，王梦.经皮穴位电刺激对体外受精-胚胎移植反复种植失败患者子宫内膜血流的影响[J].河南中医，2017，37（04）：714-716.

345

[18] 李晨辉，吴永平，谢芳，等.耳穴贴压联合针灸辅助激素治疗月经不调临床研究[J].陕西中医，2020，41（03）：387-389，393.

[19] 蔡卫平，吴艳，刘子凤，等.以针刺为主治疗月经不调临床文献的Meta分析[J].湖南中医杂志，2018，34（10）：148-150.

[20]周文静.中药结合针灸治疗黄体功能不全性不孕30例[J]. 实用中医药杂志，2017，33（294）：774－775.

附录一：跟师治疗不孕不育医案
记录及心得

——（第五批全国老中医药专家学术经验继承工作
2012—2015年）

赖新生教授是全国老中医药专家学术经验指导老师，广东省首批名老中医，在岭南中医针灸界具有较高的学术声望和地位。本人有幸作为其入室弟子及学术继承人，曾跟随其左右，口传身授，受益良多。

一、主张男女同治

赖新生教授认为：生育需男精壮而女经调方能有子。多年临床发现青壮年男性多以阴虚、湿热为主，部分也有阳虚的，结合现代医学的少精症、精子活力低下、液化不良，赖教授认为现代人受手机、电脑、空调及其他环境污染的影响，加之长期熬夜、精神压力大致阴阳失调，多阴虚火旺，虚火灼伤阴精，故致精弱。治疗上以清湿热、滋阴潜阳为主，并时时注重安神定志，而不同以往的大辛大热补法。当然，具体临床还需根据病史症状及四诊合参辨证治疗。如个别确有明显的肾虚阳虚证候则亦可滋补，针灸以肾俞、气海、关元为主，可温针灸，配合中药左归丸、右归丸；另外，针灸方面多重视肝经的调治，选穴上曲泉、蠡沟和太冲为常用，其次是任脉、足太阴、足阳明经穴的配合使用，补益脏腑则多取背俞穴。除了针灸手法外配合穴位埋线、穴位注射和穴位敷贴。曾治疗一对不孕不育夫妇，男性弱精症，女性则患严重的月经失调，月经愆期，每50～60天1行，量少，色暗，赖教授采用针药结合夫妻同治，男性以气海、关元、归来配合手三针、足三针，并间中温针灸肾俞，女性以天枢、关元、中极、子宫及手三针、足三针为主，配合胶艾四物汤口服，治疗2个月余成功受孕，并于次年足月顺产。受其启发，第二年春节后本人诊治一对不孕不育5年的夫妇，女性输卵管碘油造影基本通畅，但月经常推迟，男性弱精，A+B级精子为23%，夫妻求子心切，已在省中医院中药治疗1年余（具体不详），女性面色苍白晦暗，面容愁苦，男性精神不振，言语不多，考虑夫妇皆因多年苦盼无子，有肝郁证候，男性在任脉取穴基础上配合肾俞、次髎、十七椎，同时加用肝俞、太冲疏肝，太溪滋阴潜阳；女性以任脉、足太阴、足阳明经穴为主，配合期门、太冲疏肝，1个月后患者诉月经已推迟未来，其本以为又是月经后期，摸其脉象弦滑甚，为慎重起见建议其行早孕检查，不料此次是受孕成功。后随访亦足月顺产。

二、善于调理妇科顽疾

（一）崩漏

对于阴道出血不止的崩漏，多以收敛益气为主，最喜欢用的经验法是麦粒灸隐白穴和针刺断红穴，患者平卧位，将艾绒搓麦粒大小，点燃后放于涂了万花油的双侧隐白穴，连续灸3壮，隔天1次；断红，经外奇穴，位于手背部，当第2、3掌骨间，指端下1寸，握拳取之。针刺法沿掌骨水平方向刺入1.5～2寸，使针感上行至肩，留针20分钟。受赖师学术启发，曾治疗一位40岁患者，崩漏合并有儿狼疮病史，长期服用激素，凝血功能障碍，贫血，hCG 6 IU/L。来诊时阴道出血已2个月余，口服1个月中药均未能止血。望其面色口唇均苍白晦暗，舌淡舌尖略红，脉浮细，辨证为气随血脱，冲任不固，予大艾炷灸百会，气海、关元温针灸，配合针断红穴，灸隐白2次后即血止，第3次来诊面色红润，喜悦相告。

（二）带下

陈某，2013年3月28日初诊。

主诉：外阴瘙痒伴白带发黄2年余。

现病史：2年前因游泳后即出现外阴瘙痒，伴白带发黄，但量不甚多，阴道干涩，严重交痛，无法进行夫妻生活，月经周期正常，量少，无血块，少许痛经，胃纳稍差，眠少，便调。既往史、过敏史无特殊。

体格检查：体形瘦小，面色㿠白，腹软，无压痛、反跳痛，肝脾肋下未触及。舌淡红，苔白，脉细弱。

辅助检查：妇检及白带常规未见明显异常。

西医诊断：阴道炎。

中医诊断：带下。

证型：脾虚湿浊下注。

治法：健脾祛湿，清热通淋，调冲任。

处方：

（1）针刺：中脘、气海、中极、天枢（双）、子宫（双）、带脉（双）、支沟（双）、足三里（双）、阴陵泉

（双）、三阴交（双）、行间（双）。

（2）电针：进针得气后加电针，疏密波。

（3）TDP：照射腹部。

二诊：2013年4月2日，连针3次后，患者外阴瘙痒明显好转，白带转清亮，外阴不干，能勉强性交，继之如前法再针3次，患者无外阴瘙痒，白带正常，夫妻生活正常。

心得体会：本患者素体脾虚，气血较弱，脾虚不能运化水湿，游泳后湿浊不化，下注为患日久伤津耗液，致外阴瘙痒干涩，牢牢抓住脾虚湿浊之病机，以阴陵泉、带脉等清热利湿经验穴配合调冲任、通血脉而收效。

赖新生教授评语：以阴痒白带色黄为主症诊为湿热下注，所用针灸处方及方法均符合临床实际，若湿热已清，可加服柴胡疏肝散或知柏地黄丸以善其后。另此案慎用火灸，正如《伤寒论》所言"微细之脉，慎不可灸"，即津液虚而有虚热之症一般不灸以免加重证候。其次外阴痒可用下髎、蠡沟、血海三穴，效果明显。

（三）月经失调

◆ 案例一 ◆

董某，48岁，2013年1月18日初诊。

主诉：月经失调半年余。

现病史：月经数月未行，本月月经来潮，淋漓不尽20余天，伴烘热汗出，腰酸胀，纳可眠差，胃时胀，大便2天1次，小便调，舌淡红，苔白腻，脉滑。

既往史：子宫肌瘤、甲状腺瘤、双膝关节炎。

体格检查：双侧甲状腺多发结节。

辅助检查：2012年7月16日彩超示子宫明显增大伴多发肌瘤声像（53 mm×52 mm），右附件囊肿。彩超示双侧甲状腺多发结节（49 mm×48 mm）。

西医诊断：①多发子宫肌瘤；②甲状腺瘤；③双膝关节炎。

中医诊断：①月经不调；②瘿病；③痹证。

证型：阴虚夹痰湿。

治法：滋阴降火，健脾除湿。

处方：

针刺：天突、扶突、水突、期门（双）、中脘、天枢（双）、气海、关元、中极、归来（双）、内关（双）、合谷（双）、血海（双）、梁丘（双）、犊鼻（双）、足三里（双）、三阴交（双）、太溪（双）。

二诊：2013年6月25日复诊，患者自觉月经期缩短，甲状腺瘤缩小，双膝关节疼痛减轻。

心得体会：妇科病是中医治疗的优势病种。该患者由甲状腺瘤引发的月经不调，从四诊来看，属虚实夹杂，患者气虚导致湿聚成痰，下注冲任，从而引起月经失调。故选气海、关元、足三里大补元气以运化痰湿。甲状腺结节属中医瘿病范畴。患者阴虚炼液成痰，气滞痰凝，遂血瘀，气、痰、瘀三者互结于颈部而发为本病，涉及肝、心、脾、胃、肾，与肝关系尤为密切。所以局部选三突（天突、扶突、水突）治疗，体穴选期门、内关疏肝行气化痰；三阴交、太溪滋阴降火；血海、梁丘调节气血，月经不调、瘿病两者兼顾。

赖新生教授评语：本病的月经失调除瘿气内分泌原因

外，尚有更年期综合的情况，其烘热汗出、眠差、腰酸胀可确立滋阴降火的治疗为法，以上针灸取穴略显太多，可适当精简以使患者更易坚持。配合中药可加一贯煎或逍遥散，有是病用是药，中病即止。

◆ **案例二** ◆

黄某，18岁，2013年6月28日初诊。

主诉：月经量过多1月余。

现病史：患者2013年5月18日月经来潮，至2013年6月2日仍淋漓不尽，2013年6月14日于妇科门诊就诊，服药后经止，3天后复来潮，至今未尽，量少，色黑伴痛经，尿黄，大便调。

既往史：无。

过敏史：无。

体格检查：面色㿠白，体形瘦小。舌淡，苔薄，脉细涩。

辅助检查：妇检未见异常。

西医诊断：月经过多。

中医诊断：月经病。

证型：气虚血瘀。

治法：补气活血。

处方：

（1）针刺：血海（双）、地机（双）、三阴交（双）、太冲（双）、阳陵泉（双）、天枢（双）、内关（双）、头维（双）、百会、气海、关元，隔天1次，共治疗3次。

（2）温针灸：气海、关元穴。

二诊：2013年7月5日，患者月经已尽。

三诊：第2个月随访，月经6天尽。

心得体会：患者平素体弱，又兼劳累，平时爱吃寒凉食物，终致脾气受损，中气虚弱，气不摄血，以致月经经量过多。又兼血瘀，故见痛经。处方针血海以补血活血，余多针脾经、肝经腧穴以行气补气，又加灸气海、关元升发阳气，助行气摄血。

赖新生教授评语：此案属崩漏中的漏下，为下丘脑-垂体-卵巢轴紊乱所致。中医属"天癸"，为冲任失调，肾气不固。气海、关元加灸升发阳气是十分有效的方法。从治病求本考虑治疗月经病时，月经后期或经前症状我主张"针灸并用，温经和血"的治疗为法。本案行经后半月未止其势虽无崩证之猛，但半月之久淋漓不尽，量少而冷痛应为脾虚，符合虚证月经后期温补为主的治法。关元、气海补元调气，温通下焦，百会、头维升阳举陷以壮元固摄，内关、血海配合天枢调理冲任以益封藏。

（四）多囊卵巢综合征

魏某，女，35岁，2013年4月16日初诊。

主诉：结婚同居10年，未避孕未孕。

现病史：患者较为肥胖，15岁初潮，经期7～8天，周期30～50天，痛经（＋），月经量少，色黑，血块（－），LMP：2013年2月28日，量、色、质同前。舌淡，脉弦沉滑。

既往史：乳腺增生病史15年。

过敏史：无。

体格检查：心肺腹部检查未见明显异常。

辅助检查：2013年4月12日本院B超示多囊卵巢，子宫内膜厚5 mm，左侧卵巢（LOV）37 mm×24 mm，右侧卵巢（ROV）36 mm×19 mm，内见多个液暗区，最大6 mm×5 mm。

西医诊断：①原发性不孕；②乳腺增生。

中医诊断：不孕症。

证型：肾虚痰瘀。

治法：补肾活血、祛痰化瘀。

处方：

（1）中药：黄芪30 g、淫羊藿15 g、菟丝子15 g、胆南星15 g、当归15 g、法半夏10 g、丹参12 g、桃仁12 g，共7剂，每天1剂，水煎至250 mL，饭后温服。

（2）针刺：选用天枢（双）、三阴交（双）、子宫（双）、太溪（双）、中极、关元。

（3）电针：得气后接电针仪，取疏密波，频率3.3 Hz，治疗30分钟。

（4）TDP：照小腹部治疗，每次30分钟，隔天1次。

二诊：2013年4月21日复诊，法守原方，针药结合治疗，另予滋肾育胎丸2瓶，每次6 g，每天3次，口服。

三诊：2013年4月23日复诊，仍未行月经，舌淡，脉沉细，守初诊方，加泽兰、茺蔚子各12 g，7剂，如法煎服。

四诊：2013年5月7日复诊，月经已至（第7天），仍有少量血，腹中痛，咽不适，余正常未予针灸治疗，并暂停服中药汤剂，嘱月经干净后复诊。

五诊：2013年5月12日复诊，月经已干净，舌偏红，边有齿印，脉细迟无力，中药汤剂在初诊方基础上加苍术15 g，7剂，如法煎服，并结合原方针刺治疗及口服中成药。

六诊：2013年7月2日复诊，已早孕6周。

心得体会：针刺处方为赖教授治疗不孕症的经验方，中极为任脉与足三阴之会，可调节任脉和足三阴之气，治绝嗣不生。《针灸甲乙经》云"经闭不通，中极主之"。《医学入门》说：中极主妇人下元虚冷，月事不调关元为强壮要穴。三阴交是足三阴经的交会穴，主女子阴血，有培补肾气，调理三阴经气的作用，《针灸大成》云："天枢穴主妇人女子癥瘕，血结成块，漏下赤白，月事不时"，此穴既为腹部局部穴位，又为足阳明胃经经穴，可理气健脾，养血提胞，益后天之本以养先天之精而成孕。太溪固肾藏精，使精血充足，摄精成孕。赖教授认为，不孕症是本虚标实的疾病，重用补肾活血法，结合具体辨证分型用药。该患者有15年乳腺增生病史，且较为肥胖，"肥人多痰湿"；平素痛经（+），月经量少，色黑；舌淡，脉弦沉滑。四诊合参，患者证属肾虚痰瘀型，故中医以补肾活血为法。

赖新生教授评语：补肾活血为中医治疗不孕的主要治则之一。通元针法中的引气归元，针对月经闭止的中极穴为通经要穴，曾用中极及开四关（合谷、太冲）针刺一位闭经2月余的患者，针刺1次，次日即喜告行经！自此知中极为治闭经、活血通行的特效穴。天枢在调经时主治月经先后不定而非气虚者，而是月经先后不定兼气滞血瘀者，故天枢可治疗月经有块、痛经及血滞不行之胞衣不下、第二产程过长之宫内窘迫等症，对改善子宫内环境有明显疗效。

附录二：团队相关学术成果

文章汇总

1. 《赖新生教授通元针法治疗不孕不育经验》，中国针灸，2015.03.

2. 《"通元针法"改善枸橼酸氯米芬促排卵周期妊娠结局的回顾性分析》，中国针灸，2018.08.

3. 《"通元针法"分期施治对薄型子宫内膜反复种植失败患者妊娠结局的影响》，中国针灸，2021.10.

4. 《"通元针法"改善反复种植失败妊娠结局51例》，中国针灸，2022.02.

5. 《90例通元针法联合体外受精-胚胎移植助孕患者临床资料回顾性分析》，广州中医药大学学报，2020.12.

6. 《李月梅"通元针法"辅助卵巢储备功能下降患者IVF-ET经验》，中医学报，2020.06.

7. 《李月梅教授通元针法IVF-ET分期应用经验》，按摩与康复医学，2020.05.

8. 《李月梅教授以通元针法治疗反复种植失败的经验》，广西中医药大学学报，2020.01.

9. 《李月梅教授治疗多囊卵巢综合征不孕经验》，中医学报，2018.12.

10. 《李月梅应用"通元针法"辅助体外受精-胚胎移植经验》，中医药导报，2020.07.

11. 《李月梅运用通元针法治疗巧克力囊肿合并顽固性不孕验案1则》，中医药导报，2020.08.

12. 《通元针法介入CC周期排卵障碍性不孕的机制探究》，时珍国医国药，2020.06.

13. 《通元针法联合药物治疗排卵障碍性不孕结局指标观察》，吉林中医药，2018.12.

14. 《通元针法联合药物治疗顽固性多囊卵巢综合征不孕临床观察》，上海针灸杂志，2017.06.

15. *HindawiEvidence-Based Complementary and Alternative Medicine Volume* 2021，Article ID 6661235，11 pages. https：//doi.org/10.1155/2021/6661235.

16. 《"通元针法"联合毫火针对轻度宫腔粘连反复种植失败患者妊娠结局的影响》，重庆医学，2022.22.

17. 《李月梅教授辨证论治多囊卵巢综合征临床经验举隅》，四川中医，2022.Vol.11

357